VERÄNDERE DEIN GENETISCHES SCHICKSAL

Verändere DEIN genetisches Schicksal

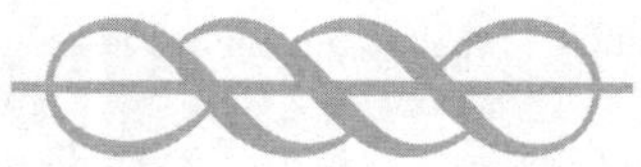

Dr. Peter J. D'Adamo

mit Catherine Whitney

edition punktuell.

Dieses Buch beabsichtigt nicht, an die Stelle einer medizinischen Beratung durch einen ausgebildeten medizinischen Fachmann zu treten. Leserinnen und Lesern wird empfohlen, einen Arzt oder eine andere qualifizierte Gesundheitsexpertin für die Behandlung ihrer gesundheitlichen Probleme aufzusuchen. Weder der Herausgeber noch der Autor übernehmen Verantwortung für mögliche Folgen einer Behandlung, Maßnahme oder Anwendung von Medizin, Kräutern oder einem Präparat bei einer Person, die die Informationen in diesem Buch liest oder befolgt.

Published in the United States by Broadway Books, an imprint of
The Doubleday Broadway Publishing Group, a division of Random House, Inc.,
New York. www.broadwaybooks.com

Library of Congress Cataloging-in-Publication Data
D'Adamo, Peter.
The Genotype diet / Peter D'Adamo with Catherine Whitney.—1st ed. p. cm.
1. Nutrition—Genetic aspects. 2. Human genetics. I. Whitney, Catherine. II. Title.
QP144.G45D36 2007 / 612.3–dc22 / 2007029467 / ISBN 978-0-7679-2524-2

Die vorliegende Übersetzung erfolgt mit freundlicher Genehmigung
von Harmony Books, einem Imprint der Crown Publishing Group,
einer Division der Penguin Random House LLC.

Umschlaggestaltung: Daniela Saravo
Gesetzt in Janson Text und MetaPlus
Satz: edition punktuell., Schwellbrunn
ISBN: 978-3-905724-50-9
www.editionpunktuell.ch

Dieses Buch widme ich Martha,
die mir auf dieser Reise zur Seite stand.

«Anatomie ist Schicksal.»

– SIGMUND FREUD

Inhaltsverzeichnis

Danksagungen

An einer solchen Arbeit sind zahlreiche Menschen beteiligt, die im gesamten Verlauf Zeit, Talent, Verständnis, ein offenes Ohr oder Geduld beigetragen haben. Meine Reise vom Bluttyp zum Genotyp war eine außergewöhnliche Recherche, und ich bin vielen Menschen, die ein Teil dieses Prozesses waren, zu Dank verpflichtet.

Zuallererst möchte ich Martha Mosko D'Adamo danken, die mir weise Ratschläge zur Gestaltung dieses Werkes gegeben hat und die während des ganzen Projekts als Beichtvater und Testperson gedient hat. Martha übernahm auch während der Redaktionsphase des Buches die Führung und ermöglichte mir, dass ich neues Material fast bis zur allerletzten Minute einfügen konnte.

Ein herzliches Dankeschön an Catherine Whitney, die mir intellektuellen Raum und Verständnis während der Anfangsphase zur Verfügung gestellt hat, als der Inhalt noch nicht ganz Gestalt angenommen hatte; Rachel Kranz, die bei der Kapitelgestaltung und der Programmierung des Materialflusses geholfen hat; Chris Fortunato und seinem Team für ihre Detailtreue; Paul und Laura Mittman vom Institute for Human Individuality (IfHI) für ihre großzügige Unterstützung meiner Arbeit, ihre Freundschaft und ihr Wohlwollen; Dr. Tom Greenfield, dass er bei so vielen meiner anfänglicheren Ideen Beta-Testing durchgeführt hat; Ani Hawkinson, eine hervorragende

Lektorin; alle Leute bei North American Pharmacal, Inc., vor allem Javier Caceres, Carol Agostino und Ann Quasarano; die Moderatoren und hilfsbereiten Seelen von www.dadamo.com; an meine Mit-Herausgeber von The Individualist; alle Patienten beim New England Center for Personalized Medicine; Beena Kamlani, Susan Petersen-Kennedy, Denise Silvestro und alle meine Freunde bei Penguin Putnam; Amy Hertz, die das Potenzial in diesem Stoff vor allen anderen gesehen hat; Jenny Frost, die Herausgeberin von Crown Books; und an meine Kollegen bei Broadway Books, besonders Diane Salvatore, die Herausgeberin, und Annie Chagnot, die Herausgeberin des Taschenbuchverlags; Super-Agentin und Freundin Janis Vallely, die das gesamte Projekt unzählige Male vor dem Zerfall rettete.

Danke auch an meine Eltern, Christl und James* D'Adamo dafür, dass sie mich dazu ermuntert haben, anders zu denken; meinen Bruder und besten Freund, James D'Adamo, sowie Robert Messineo, dass er im Verlauf der Jahre so ein großartiger Berater war.

Zum Schluss sende ich einen Strauß voller Liebe an Claudia und Emily, die Tee, Snacks und Sonnenschein an allen grauen, müden Morgen gebracht haben.

---

* s. Anmerkung Seite 21.

Vorwort

Tom Greenfield, ND, DO, MIFHI

Die meisten Mediziner, die Blutgruppen eine Zeit lang als Teil ihres Therapiekonzepts einsetzen, haben gelernt, die Merkmale zu erkennen, die sich aus der Blutgruppe eines Patienten ergeben: Es ist möglich, eine fundierte Vermutung bezüglich der Blutgruppe einer Person anzustellen, sogar bevor sie getestet wurde. Es liegt in der Art und Weise, wie ein Individuum auftritt und sich verhält, dass wir es einer Kategorie von Menschen zuordnen können, die bestimmte Ähnlichkeiten haben und die auf besondere Art und Weise auf die Umwelt reagieren. Diejenigen, die das Konzept von Dr. Peter D'Adamos Bluttypen-Ernährung in ihrer ganzheitlichen medizinischen Praxis verwenden, haben auch Patienten erlebt, die die tiefgreifendsten Verbesserungen der Gesundheit nur dadurch erfahren haben, dass sie bewusste Entscheidungen bezüglich Nahrungsmitteln und Lebensstil getroffen haben. Die Einfachheit dieses Ansatzes hat auch Menschen bestärkt, sich selbst zu helfen. Und zwar nicht, indem sie eine oberflächliche «Eine Ernährung für alle»-Formel angewendet haben, die nur für wenige gut funktioniert, sondern indem sie realistische Ratschläge befolgt haben, die sich je nach begründeten naturheilkundlichen Prinzipien verändern und die die speziellen Bedürfnisse der Person umfassen.

Seit der Veröffentlichung von *Eat Right for Your Type* sind elf Jahre vergangen, und seitdem ist viel passiert: Die Untersuchung der Geschichte der Menschheit hat mit dem Humangenomprojekt und seiner Erforschung der inneren Funktionsweise unserer Gene eine neue Richtung eingeschlagen. Diese wissenschaftliche Revolution versprach sowohl eine Individualisierung der medizinischen Behandlung als auch einen Türöffner für die Rückverfolgung unserer Wurzeln mithilfe unseres Genotyps. Dennoch sind gentechnische Tests immer noch komplex, teuer und für Verbraucher unerschwinglich. Obwohl es die Theorie gibt, wird es lange dauern, bis das Geno-Typing (Genotypisierung) ein praktischer Teil der Verschreibung konventioneller pharmazeutischer Produkte sein wird oder bis die genetische Ahnenforschung bezahlbar wird.

Es gibt eine Fülle von medizinischen Forschungen, auf klinischer Beobachtung basierend, über die Art und Weise, wie wir uns voneinander unterscheiden, sowie leicht zugängliche wissenschaftliche Testmethoden. Mit dem Aufkommen der DNA-Analyse wurden viele dieser vergangenen Informationen auf einen Schlag vom Tisch gefegt: Durch politische Korrektheit und historische Ereignisse wurde es unmodern, sich auf offensichtliche Unterschiede zwischen Menschen zu fokussieren. Das Konzept der Rasse wurde unpopulär und für wissenschaftlich falsch erklärt. Ressourcen wurden von der Messung äußerlicher Anzeichen, die Menschengruppen unterscheiden, abgezogen, um Platz für neue analytische Techniken zu machen. Zu diesen gehören gentechnische Tests, eine Wissenschaft, die noch ganz am Anfang steht. Die Daten aus der Erforschung der menschlichen Vielfalt, die gesammelt wurden, bevor wir wussten, wie DNA-Analyse funktioniert, beinhalten verschiedene Bluttypen, Körper- und Kopfform, Fingerabdruckmuster, Beinlänge und viele andere äußerliche Merkmale. Diese Forschung ist heute noch genauso gültig wie damals. Zusammen sagen diese sichtbaren Zeichen mehr über uns aus, als wir mithilfe eines individuellen Gentests erfahren können, da manche Gene dazu tendieren, in Gruppen zusammenzuhängen, die vielfache Auswirkungen auf unsere Gesundheit haben. Unsere Umgebung trägt zu diesem Bild bei, indem sie die Art und Weise verändert, wie diese Gene arbeiten. Wir alle haben sichtbare äußerliche Ausprägungen dieser Gene, etwas, was die antike Medizin auf andere Art seit Generationen gesagt hat.

Peter D'Adamo führt nun die Leserinnen und Leser einen Schritt weiter: Das Konzept der Ernährung gemäß Deines Bluttyps hat eine eigene Revolution erfahren. Was etwas mehr als eine Fußnote im Buch *Eat Right for Your Type* war, ist nun ein eigenes Buch, das uns noch mehr über uns als Individuen erzählt. Die GenoTypen-Ernährung informiert uns über die Beantwortung der grundlegenden Frage hinaus «Woher kommen wir?» auch darüber, was es heißt zu einem bestimmten GenoTyp zu gehören und wie dieses Wissen uns persönlich dabei helfen kann, gesund zu bleiben. Das Forschungsergebnis dieser Art komplexer Wissenschaft ist normalerweise Spezialisten vorbehalten. Peters Analyse wird jedoch in Form eines einfachen Handbuchs zur Selbstentdeckung der Öffentlichkeit präsentiert. Die Wissenschaft, die hinter dem Konzept steckt, steht Medizinern zur Verfügung, die sie studieren und lehren, die Grundlagen jedoch sind für jeden da und können direkt aus dem Buch angewendet werden.

Es war jedoch keine einfache Aufgabe: Nahrungsmittel sind zu allen Zeiten ein emotionales Thema, und Menschen zu sagen, was sie gemäß ihren Genen essen können oder nicht, bedeutet, dass jede Veränderung in der Ernährung keine kurzfristige Maßnahme ist. Dies hat zu Meinungsverschiedenheiten bezüglich *Eat Right for Your Type* geführt, vor allem bei denjenigen, die die Konzepte hinter dem Buch nicht verstanden haben oder die es grundsätzlich abgelehnt haben.

Peter D'Adamo blieb standhaft, indem er den Menschen einen einzigartigen Einblick in die Entwicklung seines Konzepts via Internet und mithilfe von Bildungsprogrammen am Institute for Human Individuality ermöglichte. Wir haben die Funktionsweise einer analytischen Denkweise beobachtet, die zu einer sehr selten Art Mensch gehört, der sowohl Menschen als auch Computerprogramme versteht. Es war eine neue Entdeckungsreise dahin, warum einige von uns auf Heilung anders reagieren oder sich auf eine bestimmte Art und Weise verhalten, während sie dem ursprünglichen, auf Bluttypen basierenden Konzept treu bleiben. Das Ergebnis ist eine Synthese alter Weisheit, anthropometrischen Techniken aus dem letzten Jahrhundert und moderner, topaktueller genetischer Wissenschaft, die eine neue Ära naturheilkundlicher Medizin einläutet.

Im Namen von Millionen von Menschen, deren Leben schon für immer verändert worden ist, und derjenigen, deren Leben sich zum Besseren wenden wird, wenn sie dieses Buch gelesen haben, möchte ich Peter dafür danken, dass er dieses Konzept in die Welt gebracht hat.

Juni 2007
Canterbury, Kent,
United Kingdom

Nachtrag zum Vorwort von 2007

Von Tom Greenfield, ND, DO, MIFHI

Nun, da *The GenoType Diet: Change Your Genetic Destiny* mit dieser deutschsprachigen Ausgabe sein neunjähriges Bestehen seit der Veröffentlichung feiert, bereitet sich *Eat Right for Your Type* auf eine speziell überarbeitete englische Ausgabe anlässlich seines zwanzigsten Geburtstags vor. Basierend auf fundierten naturheilkundlichen Prinzipien sind beide Bücher heute noch genauso relevant wie damals, als sie zum erstenmal veröffentlicht wurden. Dies ist ein unglaublicher Erfolg für Ernährungsbücher, die eine wissenschaftliche Grundlage haben. Wie die meisten inzwischen bemerkt haben sollten, ist das keine Modeerscheinung. Diese Ausgabe von *Change Your Genetic Destiny* wurde von Karl B. Rietmann MD IfHI sorgfältig begleitet. Er hat dafür gesorgt, dass sie originalgetreu ist. Da er Erfahrungen in der Arbeit mit dem GenoTypen-Ernährungskonzept hat, hat er die Gelegenheit genützt und sichergestellt, dass alle Details technisch korrekt und auf dem neuesten Stand mit der gegenwärtigen Praxis sind.

Dr. Peter D'Adamo hat seit der Verfassung dieses Werkes keine Pause eingelegt oder sich auf seinen Lorbeeren ausgeruht. Vielmehr waren seine Leistungen in den vergangenen Jahren spektakulär: Zuerst bedeutete die Entwicklung einer Online-Software-Version des GenoTypen-Rechners, dass die Menschen davon profitieren konnten, alle Methoden zur Berechnung ihres GenoTyps anzuwenden, während die Software die ganze Arbeit leistet. Er hat das Konzept der Generativen Medizin entwickelt, das die naturheilkundliche Medizin in das aktuelle wissenschaftliche Paradigma einbringt, während es gleichzeitig die traditionelle Philosophie und die traditionellen Methoden bewahrt.

Er wurde angesehener Professor in klinischen Wissenschaften an der University of Bridgeport, CT. und gründete dort sein eigenes Kompetenzzentrum im Bereich der Generativen Medizin. In dieser Ausbildungsklinik schult Dr. Peter D'Adamo neben seinem Team von naturheilkundlichen Ärzten die nächste Generation naturheilkundlicher Medizinstudenten darin, generativ zu denken. Nun entwickelt er die Opus 23 Pro Software, die genetische Testdaten auswertet, und meine Frau Jacqueline und ich sind in der glücklichen Lage, mit ihm an diesem Projekt zu arbeiten. Während ich dieses Vorwort schreibe, entwirft Dr. Peter D'Adamo gerade den Lehrplan für den Doktortitel in Ernährung an der Maryland University of Integrative Health, immer von seiner Inspiration über die Zukunft für das menschliche Wohlergehen angetrieben.

Auch die Wissenschaft ist in dieser Zeit nicht stillgestanden. Kaum hatte ich in meinem Vorwort geschrieben «es wird lange dauern, bis das Geno-Typing ein praktischer Teil der Verschreibung von konventionellen pharmazeutischen Produkten sein wird oder bis die genetische Ahnenforschung bezahlbar wird», da begannen Firmen zu konkurrieren, niedrigpreisige, unmittelbare Verbraucher-Gentests sowohl für Vorfahrens- als auch Gesundheitsmerkmale anzubieten. Die Zukunft mit Gewissheit vorherzusagen, wird genauso unwahrscheinlich, wie das Wachstum der Molekularbiologie exponentiell wird, also mache ich hier keine weitere Vorhersage.

Obowhl die US-amerikanische FDA (Food and Drug Administration) beschlossen hat, den Zugang für den Verbraucher zu seinen Auswertungen über das genetische Krankheitsrisiko einzuschränken, ist es immer noch möglich, sich zu einem erschwinglichen Preis auf mehrere Hundertausende genetische Varianten testen zu lassen. Für diejenigen, die wissen, was sie damit machen können, sind die Informationen über die Möglichkeit, wie Du bestimmte Medikamente und Chemikalien entgiftest, hilfreich. Dr. Peter D'Adamo arbeitet daran, diese mit der naturheilkundlichen Medizin, mit Kräutern und Nährstoffen sowie dem persönlichen GenoTyp auf einem neuen Level zu verbinden.

Die grosse Einsatzfähigkeit dieser genetischen Informationen hat gezeigt, dass die Konzepte hinter der GenoTypen-Ernährung wirklich zutreffen. Als Mediziner haben wir häufig erkannt, dass Patienten Gengruppierungen haben, die in dieselbe Richtung wie ihr GenoTyp weisen: Ganz gleich, ob sie entzündliche, sparsame, altruistische oder schlechte Entgifter sind, sind die sechs GenoTypen eine großartige Möglichkeit und Entscheidungshilfe, welcher Weg bei jeder individuellen Person am besten zur Erhaltung ihres idealen Gesundheitszustands führt.

Der wahre Geniestreich war, diese genetischen Informationen mit den Bluttypen zu kombinieren: Dein Bluttyp befindet sich entweder überall im Körper oder nur in Deinem Blut, in beiden Fällen legt er jedoch Deine persönliche Beziehung zu Deiner Umgebung fest. Mit den Bluttypen gehen auch eine Fülle benachbarter Gene mit ihren Einflüssen auf andere Gene einher. Zusammen mit den Mustern, die während der Schwangerschaft auf Dich wirken, kommt so eine weitere beeinflussende Ebene hinzu. Deine Umgebung, zu der auch Deine Ernährung gehört, vervollständigt das Bild, wer Du bist und wie die Genexpression bei Deinen Kindern sein wird. Die Idee, die kein anderer Autor oder Wissenschaftler so erfolgreich und so detailliert umsetzen konnte, ist die, wie all diese Faktoren gemeinsam beeinflussen, was Du essen solltest, um gesund zu bleiben.

Und wieder muss ich Dr. Peter D'Adamo herzlich dafür danken, dass er mir mit leuchtendem Beispiel für meine persönliche Entwicklung vorangeht. Und ich glaube, dass es den anderen Millionen Menschen, die dieses Werk gelesen haben, genauso geht. Dieses Buch schenkt denen, die sich selbst kennenlernen wollen, die Gabe des Verstehens und ich bin froh, dass *Change Your Genetic Destiny* nun für deutschsprachige Menschen erhältlich ist, damit sie die Vorteile dieser Weisheit empfangen und genießen können.

März 2016
Canterbury, Kent
United Kingdom

Ein weiterer Dank für die deutsche Erstausgabe geht an die Appenzeller Verlag AG als Eigentümer des Verlags edition punktuell, der für die Verbreitung im deutschsprachigen Raum verantwortlich ist, an das Übersetzungsteam von Iris Loehrke in Reutlingen, Deutschland, und an die Herausgeber von NutriGenomics/Epigenetics in Herisau, Schweiz.

Anmerkungen

Nachfolgendes nimmt Stellung zu Veränderungen, Entwicklungen und speziellem Sprachenverständnis bei dieser deutschen Ausgabe im Vergleich zur Originalausgabe 2007.

Seite 12
Dr. James L. D'Adamo wirkte bis zu seinem Tod 2013 in Kanada und gilt als Pionier der Komplementär- und Alternativmedizin in Nordamerika.

Seite 33, 127
Im Jahr 2001 wurde im Rahmen des sogenannten Humangenomprojekts erstmals die Zahl der menschlichen Gene mit 27 000 bis 30 000 beziffert. Im Jahr 2010 wurde letztmals die Zahl der kodierten Gene im menschlichen Genom mit 22 000 angegeben (Genome Biol. 2010; 11(5): 206. doi: 10.1186/gb-2010-11-5-206.)

Seite 39, 83
Den Sekretorstatus können Sie mit einem zusätzlichen Bluttypen-Test, dem Lewis a-b+/- abklären lassen. Seit 2014 gibt es auch einen DNA-Speichel-Labortest (Secretorstatus COLLECTION KIT anfordern).

Seite 107
Bei der Fingermessung gibt es oft Fragen, die nur die geschulten Therapeuten im Detail beanworten können. Kontaktieren Sie www.genotyping.ch und einen der Therapeuten im deutschsprachigen Raum.

Seite 93, 126, Glossar (360, 362)
Andric und *Gynic* sind die englischen Bezeichnungen für sekundäre morphologische Komponenten. Im Deutschen gibt es zurzeit keine Entsprechungen. Wir haben somit die Begriffe Andrisch und Gynisch für die Beinöffnung verwendet. (Gynisch weist auf weiblich und andrisch auf männlich hin.)

Seite 178
«Do's and Don'ts»: Dieser englische Begriff beinhaltet in diesem Kontext viel mehr als die deutsche Übersetzung «Tu es und tu es nicht» und ist deshalb so stehen geblieben. Do's: Fördern Sie das richtige Essen, Bewegung, Nahrungsmittelergänzungen und Ihr positives Denken. Don'ts: Beschreibt das Gegenteilige und zu Meidende, also lassen Sie die Finger davon.

Seiten diverse
Es gibt Nahrungsmittel, die in Europa nicht bekannt sind und für die es in der deutschen Sprache keinen Begriff gibt. Sie werden deshalb englisch belassen.

Prolog: Möglichkeiten, die Dein Leben verändern

Als Forscher, Komplementär- und Alternativmediziner hatte ich immer ein tiefes Vertrauen in unsere Fähigkeit, die Kontrolle über unseren Körper und unser Leben zu übernehmen. Ich habe jeden Tag Patienten behandelt, die Gesundheit, Vitalität und Freude in ihrem Leben entdeckten, indem sie die Art und Weise veränderten, wie sie sich ernährten, welche Nahrungsergänzungsmittel sie einnahmen und wie sie sich bewegten. Seit der Veröffentlichung meines erstens Buches *Eat Right for Your Type* vor elf Jahren hatte ich die Ehre, die erfreulichsten Geschichten von Menschen zu hören, deren Leben sich verändert hatte, weil sie das für sie am besten geeignete Ernährungs- und Bewegungsprogramm gefunden hatten.

Dennoch gebe ich zu, dass es einen weißen Fleck gab, und ich könnte mir vorstellen, dass es vielen von Euch auch so geht. Ich bin immer davon ausgegangen, dass der genetische Teil unserer Geschichte schon festgeschrieben ist. Ich dachte, dass die Gene, die wir von unseren Eltern geerbt haben, Karten sind, die wir ausgeteilt bekommen haben. Ich wusste, dass wir einen großen Spielraum haben, wie wir diese Karten spielen – und ich habe zahlreiche Bücher geschrieben, die vielen Menschen geholfen haben, besser mit ihnen zu spielen. Aber ich war mir ziemlich sicher, dass die Karten, die wir im Augenblick unserer Empfängnis erhalten haben, die waren, die wir unser Leben lang behalten sollten.

Stellt Euch vor, wie erfreut ich damals war, als ich anfing zu entdecken, dass wir eine ungeheure Kraft haben, unser Leben zu verbessern, sogar hinsichtlich unserer Gene. Freilich können wir nichts dagegen tun, welche Chromosomen wir von unseren Eltern erhalten haben; wir können weder neuen Gene hinzufügen noch alte auslöschen. Aber die Gene, die wir bei der Empfängnis erhalten haben, sind nur der Anfang der Geschichte. Von unserer Zeit im Mutterleib über unsere Kindheit und Jugend bis hin zum Erwachsenenalter ***haben wir die Fähigkeit, die Lautstärke mancher Gene aufzudrehen und andere stumm zu schalten und dadurch unsere Fähigkeit eines gesunden und glücklichen Lebens erheblich zu verbessern.*** Wir können den Verlauf unseres Lebens und unserer Gesundheit verstehen – welchen körperlichen Herausforderungen wir wahrscheinlich begegnen, für welche Erkrankungen wir am anfälligsten sind – und wir können erfolgreich darauf reagieren. Und das Beste daran ist, dass wir keine Labortests, Medikamente, Operationen oder medizinischen Eingriffe brauchen, um dieses wunderbare Kunststück zu vollführen. Wir müssen lediglich das Ernährungs- und Bewegungsprogramm verstehen, das für unseren jeweiligen GenoTyp richtig ist – die einmalige Art und Weise, wie unsere Gene und Zellen interagieren.

Auch wenn das Wort *Genotyp* in der traditionellen wissenschaftlichen Praxis nur verwendet wird, um die tatsächliche genetische Ausstattung einer Person zu beschreiben, habe ich beschlossen, den Begriff auf eine besondere Art zu verwenden, da ich glaube, dass wir uns mit dieser engen, linearen Definition zu sehr einschränken. Die Standarddefinition bezieht sich nur auf Chromosomen, meine Verwendung des Wortes *Genotyp* beinhaltet auch Deine Beziehung zur Umwelt, den Einfluss Deiner Familiengeschichte in der jüngsten Vergangenheit und die Auswirkungen Deiner fötalen oder pränatalen Geschichte.

Ein Archetyp ist ein idealisiertes Modell einer Person oder eines Konzepts. Archetypen sind zeitlos und in unserem Leben allgegenwärtig. Wenn wir zum Beispiel an den archetypischen «Kumpel eines Helden» denken, fällt uns vielleicht Robin Hoods Freund Little John oder Han Solos Copilot Chewbacca ein. Jeder Charakter stammt aus einer anderen Zeit in der Geschichte, aber beide entsprechen dem zeitlosen Archetyp.

In unserem kleinen Universum treffen also Wörter und Konzepte zusammen, um etwas Neues und völlig Anderes zu bilden: einen Genetischen Archetyp – einen GenoTyp.

Ich habe das Konzept des GenoTyps entwickelt und sechs GenoTypen bestimmt, indem ich statistische Analysen darüber gemacht habe, wie Gene, Erkrankungen und körperliche Merkmale miteinander in Verbindung stehen. Meine Arbeit habe ich auf die bekannten Zusammenhänge zwischen solchen Merkmalen gestützt wie beispielsweise die von Fingerabdruckmustern und bestimmten Erkrankungen, die der Beinlänge und dem Risiko für Prostatakrebs sowie die von schaufelförmigen Zähnen und der Ernährung unserer Vorfahren. Aus den statistischen Analysen dieser bereits bekannten Zusammenhänge entstanden sechs verschiedene, fundierte Kategorien, die ich als die sechs GenoTypen bezeichnet habe. Für den Leser, der mehr über die wissenschaftliche Grundlage der GenoTypen erfahren will, finden sich auf der Internetseite www.genotypediet.com weitere Informationen.

Deine Gene und Du: Eine dynamische Partnerschaft

Dieses Buch basiert auf einer einfachen, aber fundamentalen und überraschenden Erkenntnis: ***Wir haben die Macht, das Verhalten unserer Gene zu verändern.*** Einen Teil dieser Macht haben unsere Mütter während der neun Monate, die sie uns vor der Geburt tragen. Doch den Großteil erhalten wir, sobald wir geboren werden.

Ob Du es erkennst oder nicht, Dein ganzes Leben hast Du schon damit verbracht, Deine Gen-Regulation zu verändern. Beim ersten Schluck Wein oder Bier hast Du Deine genetische Fähigkeit Alkohol zu entgiften erhöht. Wenn Du im Sommer eine tolle Bräune kriegst, dann aktivierst Du die Gene, die die Melaninproduktion steuern. (Melanin ist das Pigment, das Deine Haut vor der Sonne schützt, indem es die Haut dunkler macht.) Wenn Du Dir einen Infekt einfängst, auch wenn es sich nur um einen leichten wie eine Erkältung oder eine

Grippe handelt, dann steigerst Du die Gen-Regulation des Knochenmarks, in dem weiße Blutkörperchen produziert werden. Diese brauchst Du, um gesund zu werden. Deine Gene sind keine fixe Anzahl an vorprogrammierten Anweisungen. Sie sind ein dynamischer, aktiver Teil Deines Lebens, die Tag für Tag auf Deine Umgebung, Deine Geschichte und Deine Ernährung reagieren.

Die Versammlung der Gene

Viele von uns stellen sich Gene in der Regel als Diktatoren vor, zelluläre Tyrannen, die darauf bestehen, etwas so und nicht anders zu machen. Diese Auffassung wurde durch über mehrere Jahrzehnte erscheinende Berichte unterstützt, die Entdeckungen über die Rolle von Genen hinsichtlich Gesundheit, Immunfunktion und Anfälligkeiten gegenüber bestimmten Erkrankungen kund taten. So konnten wir über Brustkrebs-Gene, die Vererbung von Depression und neue Test für «genetische» Krankheiten wie Chorea Huntington und das Tay-Sachs-Syndrom lesen. Einige aktuellere Berichte behaupteten sogar, dass Gene für Persönlichkeitsmerkmale wie Schüchternheit oder Sensibilität verantwortlich seien. Man bekommt daher leicht den Eindruck, dass Gene unser Schicksal seien, unerbittliche Tyrannen, die keine Beschwerde dulden.

In Wirklichkeit arbeiten Deine Gene, Dein Körper und Deine Umgebung aber alle miteinander, also weniger wie in einer Diktatur als vielmehr wie in einer Bürgerversammlung.

Da gibt es die städtischen Vertreter, deren Aufgabe es ist, Probleme zu verkünden, die gelöst werden müssen. Dann gibt es die lauten, aggressiven, aufmerksamkeiterheischenden Leute, die ans Mikrofon drängen, lange Reden halten und ihren Standpunkt beharrlich vertreten. Und dann gibt es die ruhigen, gediegenen Bürgern, die im Publikum sitzen, zuschauen und abwarten.

Du weißt, dass diese Versammlung gut verläuft, solange Du Dich gesund und vital fühlst. Du hast Normalgewicht, jede Menge Energie und wehrst Erkältungen, Grippe und schwerere Infekte, die Dich gelegentlich befallen, erfolgreich ab.

Aber was ist, wenn Du übergewichtig bist und mit wenig Energie, einer blassen Hautfarbe und kraftlosem Haar zu kämpfen hast? Wie sieht es aus mit jenem Winter, in dem es so schien, als ob Du eine Erkältung nach der anderen gekriegt hast? Und wie mit der Warnung Deines Arztes, dass Du eventuell ein Kandidat für Herzerkrankungen, Diabetes oder einige andere schlimme Krankheiten bist?

In diesem Fall musst Du Deine Versammlung ein bisschen aufrütteln. Du solltest dann Deine entzündungsfördernden Gene davon abhalten, zum Mikrofon zu stürmen und gleichzeitig Deine ruhigeren, entzündungshemmenden Gene ermuntern, zu Wort zu kommen. Vielleicht ist es an der Zeit, die heilenden Gene zu aktivieren, die mehr weiße Blutkörperchen produzieren, um Infekte zu bekämpfen. Vielleicht musst Du auch die «sparsamen» Gene stumm schalten, die jede Kalorie, die Du zu Dir nimmst, horten wollen. *Diese* denken nämlich, dass sie Dich vor der Hungersnot im nächsten Jahr schützen, und sie würden gerne lauter sprechen und Dir das mitteilen. *Du* jedoch weißt, dass Du durch sie nur zunimmst und Diabetes bekommst, also schalte sie aus.

Jeder von uns hat ein riesiges Repertoire an potenziellen Reaktionen, die in unserem genetischen Erbe kodiert sind. Unser Ziel ist es, einen Teil dieses Erbes zum Sprechen zu bringen und den anderen dazu aufzufordern, sich im hinteren Teil des Raumes ruhig hinzusetzen. Dieses Buch wird Dir zeigen, wie das geht.

Wie Du vermutlich richtig erraten hast, hat die beste Strategie mit Ernährung und Bewegung zu tun. Wenn man richtig isst und sich richtig bewegt, dann werden die richtigen Gene zum Sprechen und die falschen zum Schweigen gebracht. Da Du jedoch ein einmaliges genetisches Erbe hast – eine einzigartige Anzahl an Charakteren, die zu *Deiner* Bürgerversammlung erscheinen – benötigst Du das Ernährungs- und Bewegungsprogramm, das für *Dich* richtig ist. Die Strategien, die bei Deinem Ehepartner, einem Freund oder sogar Deinen Eltern funktionieren, sind für Dich möglicherweise schädlich, genauso wie eine Ernährungsweise, die Dich schlank macht und Deine Gesundheit fördert, Deine Lieben aber zunehmen lassen und sie ihrer Vitalität berauben kann. Eine Mode mit Einheitsgrößen steht selten jedem gut, dasselbe gilt für eine Einheitsernährung. Um zu erreichen, dass *Deine* Bürgerversammlung perfekt funktioniert, musst Du im Einklang mit Deinem GenoTyp das Richtige essen.

Genetische Medizin und Zellreparatur

Wer also nimmt an dieser genetischen Bürgerversammlung teil, und wie werden dort Entscheidungen getroffen? Diese Fragen werde ich in Teil 1 dieses Buches ausführlicher beantworten, an dieser Stelle gebe ich allerdings eine kurze Antwort.

Anwesend sind bei der Versammlung natürlich die Gene, mit denen Du geboren wurdest. Diese Gene legen eine Fülle von Faktoren fest, darunter die Art und Weise, wie Du auf Umweltbedrohungen reagierst, ob Du zu Allergien und Asthmaanfällen neigst und ob Du Kalorien eher als Fett speicherst oder sie schnell verbrennst. Das sind Deine Stadtbewohner – sie sind jedoch nicht die einzigen bei der Versammlung.

Ein anderer wichtiger Anwesender ist Deine Umwelt. Du denkst möglicherweise an diese als städtischen Vertreter, der die Agenda festlegt. Je nachdem was für eine Art von Bedrohung Deine Umgebung darstellt, reagieren Deine Gen-Bürger wahrscheinlich sehr unterschiedlich.

Um dafür ein sehr einfaches Beispiel zu geben: Eine sonnige Umgebung stellt die Versammlung vor eine neue Herausforderung: *Beschütze uns alle davor, dass wir verbrennen!* Wenn Du eine angeboren helle Haut hast, nimmst Du eine grelle, heiße Sonne als unmittelbare Bedrohung wahr. Wenn Deine Gene nichts unternehmen, könnte die Sonne bei Dir problemlos eine zweitgradige Verbrennung verursachen.

Zum Glück gibt es hierfür eine genetische Option: Fordere Deine Hautzellen auf, mehr Melanin zu produzieren, welches Deiner Haut dann ein schöne, schützende Bräune verleiht. Wenn also die Umgebung diese neue Bedrohung verkündet, legt sie auch die Agenda fest – und Deine Gene reagieren dementsprechend. Die melaninproduzierenden Gene kommen ans Mikrofon und haben das Sagen. Sie sprechen so lange, wie die Bedrohung – die Sonne – anwesend ist. Sobald die Sonne in eine weniger gefährliche Position wandert, legt die Umgebung eine neue Agenda fest: *Hol Dir mehr Vitamin D aus dem Sonnenlicht!*

Da dieser Auftrag leichter mit einer hellen Haut zu erfüllen ist, verstummen Deine Melanin-Gene. Deine «helle Haut»-Gene kehren zurück ans Mikrofon, und Deine Haut nimmt wieder ihren ursprünglichen Farbton an.

Natürlich gibt es auch einige unter uns, die nicht viele melaninproduzierenden Gene haben. Sie gehören zu denen, die selten braun werden und immer einen Sonnenbrand kriegen. Egal wie laut ihre melaninproduzierenden Gene sprechen, sie werden nie richtig vernommen. Andere wiederum haben eine angeboren dunkle Haut – ihre melaninproduzierenden Gene sprechen die ganze Zeit laut. Unsere Bürgerversammlung kann also nicht *alles* tun, was sie will. Oft hat sie jedoch einen gewissen Spielraum. ***Um uns vor Umweltbedrohungen zu schützen, haben unsere Gene häufig die Wahl, ob sie laut oder leise werden.***

Ein weiterer Faktor an der Versammlung ist Deine Ernährung. Stell sie Dir als einen weiteren städtischen Vertreter vor, der oben auf dem Podium sitzt und die Gene im Publikum zu verschiedenen Reaktionen ermuntert. Um es noch einmal zu erwähnen: Wir haben keine unbegrenzte Macht, eine Reaktion zu wählen – wir müssen mit den Merkmalen kooperieren, mit denen wir geboren wurden. Was die Ernährung vom Podium aus sagt, kann jedoch einen großen Einfluss darauf haben, welche Gene laut werden und welche leise bleiben.

Zum Beispiel wird ein Teil von uns mit einer «sparsamen» Genetik geboren – mit Genen, deren Funktion es ist, an jeder zusätzlichen Kalorie festzuhalten und sie als Fett zu speichern. Wir wollen, dass diese Gene laut werden, wenn Nahrung knapp ist – das ist in der Tat der Grund, warum wir sie entwickelt haben, nämlich damit sie uns vor einer Hungersnot schützen. Wenn Nahrung jedoch reichlich vorhanden ist, wäre es schön, wenn sie leise wären, damit wir nicht mehr an Gewicht zulegen, als unser Körper tatsächlich benötigt. Eine Ernährungsweise, die reich an Kohlenhydraten und einfachen Zuckern ist, lädt diese Gene dazu ein, den Platz am Mikrofon in Beschlag zu nehmen und so laut zu sprechen, dass keine anderen Stimmen mehr zu hören sind. Wenn man jedoch vermehrt magere Eiweiße isst und damit die Körperreaktion auf ein Hormon namens Insulin erhöht, ermutigt man diese «sparsamen» Gene dazu, zurückzutreten und ihre Stimmen zu senken, so dass wir abnehmen und das Gewicht auch halten können.

Ebenso werden einige von uns mit «reaktiven» Genen geboren, die unser Immunsystem dazu anhalten, bei der kleinst möglichen Bedrohung auf Hochtouren zu laufen. Diese Gene verursachen bei der geringsten Herausforderung Entzündungen – Hitze, Schwellungen, Schmerz und zusätzliche weiße Blutkörperchen. Sie können Allergien, Asthmaanfälle, Rheumatoide Arthritis und eine Fülle anderer Erkrankungen hervorrufen. Eine Ernährung, die reich an «reaktiven Proteinen» wie Gluten (in vielen herkömmlichen Getreidesorten wie Weizen, Roggen und Gerste) oder Lektinen ist (in bestimmten Getreidesorten, Samen, Nüssen und Gemüsesorten), ermutigt diese entzündungsfördernden Gene, das Mikrofon an sich zu reißen. Eine Ernährung, die die Einnahme dieser reaktiven Nahrungsmittel einschränkt, ermuntert sie hingegen dazu, sich zu setzen und mit dem Schreien aufzuhören. Wir kommen dann besser mit unserem Asthma zurecht, unsere Gelenkschmerzen lassen nach, und wir können nun Erkrankungen ertragen, bei denen wir einst vor Schmerzen nach Luft schnappen oder uns krümmen mussten.

Unser Ziel ist es also zunächst, die Bürgerversammlung wieder auf Kurs zu bringen. Wir wollen sicher gehen, dass wir von den richtigen Teilen unserer genetischen Ausstattung hören und die Gene stilllegen, die schädlich sind. Die Gene, die uns für bestimmte Krankheiten und Beschwerden prädisponieren, sollten aufgefordert werden, sich vom Mikrofon fernzuhalten. Die Gene, die uns dabei helfen, dass wir uns gesund und glücklich fühlen, die uns ein langes Leben und ein vitales hohes Alter ermöglichen, sollten ermuntert werden, das Sagen zu haben.

Genau das ist es, was ich ***genetische Medizin*** nenne. Es ist die erste Komponente des GenoTyp-Programms, da es buchstäblich dazu konzipiert wurde, Deine Genreaktionen neu zu programmieren. Dementsprechend habe ich individualisierte Ernährungspläne für jeden GenoTyp entwickelt und dabei die Nahrungsmittel und Nahrungsergänzungsmittel betont, die am besten geeignet sind, manche Gene stumm zu schalten und die Lautstärke anderer aufzudrehen und somit einen idealen Gesundheitszustand, ein normales Gewicht und eine perfekte Vitalität zu erschaffen. Da jede unserer Körperfunktionen letzten Endes bei unseren Genen beginnt, ist genetische Medizin die größte und nachhaltigste Kraft für Veränderung. Sie ist der schnellste Weg, um die positiven Veränderungen in Gang zu bringen, und der zuverlässigste Weg, um Deine Errungenschaften zu sichern.

Aber was ist nun mit all dem Schaden, der entstanden ist, als unsere Bürgerversammlung aus dem Lot geraten ist? Was ist mit den Gelenkschmerzen, die durch die Überreaktion unserer reaktiven Gene verursacht wurden oder der Alterung unseres Gewebes als Folge der Speicherung von Zucker durch unsere sparsamen Gene? Glücklicherweise kann die Ernährung auch dabei helfen, diese Folgen rückgängig zu machen. Das ist die zweite Komponente des GenoTypen-Programms, die ich ***zelluläre Medizin*** nenne. Nahrungsmittel und Nahrungsergänzungsmittel, die Deine Zellen nähren und reinigen, gewährleisten die Gesundheit Deiner Organe oder stellen die Fähigkeit der Zelle wieder her, auf angemessene Weise auf die hormonellen Botschaften des Körpers zu reagieren. Sie sind zelluläre Medizin. Mithilfe dieser zellulären Medizin kannst Du anfangen, den Schaden wiedergutzumachen, der sich durch schlechtes Benehmen der Gene bei den genetischen Bürgerversammlungen über die Jahre angesammelt hat.

Hier kommt die gute Nachricht. Hast Du Deine Gene erst einmal neu programmiert, sich auf gesündere Weise zu verhalten, und den zellulären Schaden, der sich angesammelt hat, wiedergutgemacht, dann kannst Du Dich mit ein paar Einschränkungen entspannt zurücklehnen und ein breites Nahrungsangebot genießen. Vielleicht kannst Du nicht von allem so viel essen, wie Du willst – unsere Körper sind dafür einfach nicht gemacht. Du wirst Deine Ernährungsgewohnheiten jedoch höchstwahrscheinlich erweitern können und dabei Dein Gewicht, deine Vitalität und Deine Gesundheit behalten. Und es kommt noch besser: Du wirst wissen, wie Du Nahrungsmittel so einsetzt, dass sie Dich vor einer drohenden Krankheit schützen, oder vor einem stressbedingten erhöhten Risiko. In solchen Momenten kannst Du Deine GenoTypen-Ernährung strenger einhalten und, wenn die Gefahr gebannt ist, Deine Essgewohnheiten wieder lockerer handhaben.

Was ist ein GenoTyp?

Wie Du sehen kannst, interessieren wir uns sowohl für unsere Gene als auch für ihre Reaktion auf die Umgebung. Besonders interessant ist dabei ihre Reaktion auf die entscheidenden neun Monate im Mutterleib. Dieses Gesamtpaket – unser Erbgut und seine pränatale Resonanz – wird ***GenoTyp*** genannt.

Dein GenoTyp legt so scheinbar belanglose Details wie die Form Deiner Zähne fest, die Länge Deiner Beine und das Muster Deiner Fingerabdrücke. Noch wichtiger: Er entscheidet, welche Nahrungsmittel Dir dabei helfen, Gewicht zu verlieren und Vitalität zu erlangen – und für welche Krankheiten Du am meisten prädestiniert bist.

Ich habe sechs GenoTypen ermittelt: den Jäger, den Sammler, den Lehrer, den Explorer, den Krieger und den Nomaden. Diese GenoTypen haben sich vermutlich im Laufe der letzten 100 000 Jahre menschlicher Geschichte entwickelt. Sie sind älter als die Ethnie, und sie folgen nicht unbedingt Deinem Familienmuster. Anders gesagt: Du kannst der einzige Jäger in einer Familie mit lauter Sammlern oder der einzige Nomade in einer Familie voller Krieger sein. Ja, Dein GenoTyp ist das Produkt der Gene, die Du von Deiner Familie geerbt hast, aber er ist auch das Ergebnis Deiner pränatalen Erfahrung. Deine Gene und Deine ersten neun Monate im Mutterleib ergeben zusammen Deinen GenoTyp.

Wenn Du weißt, welcher GenoTyp Du bist – das erfährst Du, indem Du die einfachen Tests durchführst, die in Teil 2 dieses Buches beschrieben werden – dann weißt Du, welche Ernährung, welcher Bewegungsplan und welche Nahrungsergänzungsmittel Dir am besten ein Normalgewicht und eine maximale Gesundheit ermöglichen. Du wirst auch erfahren, welche Ernährung und Bewegung Dir helfen können, die Erkrankungen zu vermeiden, für die Du am anfälligsten bist.

GenoTyp und Bluttyp: Was ist der Unterschied?

An dieser Stelle werden sich diejenigen von Euch, die mit meiner Bluttypenernährung vertraut sind, vielleicht fragen, wie diese mit der GenoTypen-Ernährung zusammen hängt. Schließlich sind beide Ernährungsweisen individualisierte Gesundheitspläne, die auf Deine konkrete Biologie und Deine einzigartigen gesundheitlichen Bedürfnisse abgestimmt sind. Und beide hängen in gewissem Maße von Deinem genetischen Erbe ab.

Das ist richtig, und ich will nicht, dass diejenigen von Euch, die netterweise meine Bücher über die Bluttypenernährung gekauft haben, sie jetzt wegwerfen! Ich kann Euch versichern, dass sie immer noch korrekt sind. Aber in den zwölf Jahren, die vergangen sind, seit ich das erste dieser Bücher geschrieben habe, habe ich weiter geforscht und mehr über die Funktionsweise unserer Körper herausgefunden. Ich kann jetzt erkennen, dass GenoTypen eine noch differenziertere, vollständigere und genauere Methode sind, den menschlichen Körper zu verstehen als nur Bluttypen.

Natürlich kannst Du bei der Bestimmung Deines GenoTyps die Information über Deinen Bluttyp, wenn er Dir bekannt ist, verwenden.

Dein Bluttyp wird nur durch ein einziges Gen bestimmt – eines von über 30 000!* Diese einzelne Markierung liefert uns eine unglaubliche Menge an nützlichen Informationen, wie Millionen von Menschen, die sich nach der Bluttypenernährung richten, bezeugen können.

Die GenoTypen spiegeln jedoch auch die Aktivität vieler anderer Gene wieder, nicht nur die des einen, das den Bluttyp festlegt. Während der Bluttyp ein wichtiger Aspekt für den GenoTyp ist, ist das entsprechende Gen nicht das einzige, das von Bedeutung ist.

---

* s. Anmerkung Seite 21.

Im Gegensatz zu den Bluttypen spiegeln GenoTypen sowohl die Genetik als auch die *Epigenetik* wieder – die Interaktion zwischen Deinen Genen und der Umwelt. Auf Basis dieser umfassenden Informationen können wir detailliertere und flexiblere Ernährungsweisen entwerfen, die noch besser auf Deine individuelle Biologie und Dein Naturell abgestimmt sind.

Ich werde Dir die Wissenschaft, die den GenoTypen zugrunde liegt, in Teil 1 dieses Buches erläutern. Im Moment möchte ich die spannende Neuigkeit mit Dir teilen, dass ich Dir dank der GenoTypen ein viel größeres Angebot an Nahrungsmitteln liefern kann. In meinen vorherigen Büchern habe ich beispielsweise dargestellt, dass Menschen mit Bluttyp A generell rotes Fleisch vermeiden sollen. Das war bei so vielen Menschen mit dem Bluttyp A zutreffend, dass ich mich berechtigt fühlte, das zu sagen. Nun aber bin ich zur Erkenntnis gelangt, dass einige Leser mit dem Bluttyp A vielleicht einen GenoTyp haben – der «Explorer» genannt wird – der vom Verzehr bestimmter roter Fleischsorten profitieren kann. Andererseits sollten Menschen mit dem Bluttyp A, die der GenoTyp «Lehrer» oder «Krieger» sind, tatsächlich rotes Fleisch vermeiden, so wie ich es zuvor empfohlen habe. Die Arbeit mit sechs GenoTypen anstatt vier Bluttypen hat es mir ermöglicht genauer – und flexibler – zu sein.

Die Idee der Bluttypenernährung setzte auch voraus, dass man sein Leben lang dieselbe Ernährungsweise beibehalten hat. Schließlich ändert sich Dein Bluttyp ja nie! Natürlich wird sich auch Dein GenoTyp nie ändern, aber da er nicht nur Deine Gene widerspiegelt, sondern auch die Reaktion Deiner Gene auf Ernährung und Umwelt, ermöglicht er mehr Flexibilität. Sobald Du Deine Bürgerversammlung besser kontrollieren kannst – indem Du die richtigen Gene zum Sprechen und die falschen zum Schweigen bringst – kannst Du sie lockerer handhaben. Sobald sich die falschen Gene daran gewöhnt haben, ruhig auf ihren Plätzen zu sitzen, kannst Du ein paar Ernährungsgewohnheiten annehmen, die vorher nicht gut für Dich waren. Wenn der Schaden, der Deinen Zellen nach und nach zugefügt wurde, wieder in Ordnung gebracht wurde, kannst Du es Dir erlauben, ein paar Nahrungsmittel zu essen, die Dir zuvor vielleicht Probleme bereitet haben.

Ein revolutionärer neuer Weg zu Gesundheit und Gewichtsreduktion

Seit ich mein erstes Ernährungsbuch geschrieben habe, hatte ich die Gelegenheit, ein paar andere zu dem Thema zu lesen, und ich bin betroffen, wie oft darin für eine einheitliche Ernährung, die für alle gleich ist, geworben wird. «Jeder» sollte Proteine essen und Stärke meiden, so heißt es, oder «jeder» sollte mehr komplexe Kohlenhydrate essen und alle tierischen Fette vermeiden.

Es ist ja nicht so, dass diese Ansätze wirkungslos wären. Es ist nur so, dass sie nicht für jeden gelten. Die Schulmediziner scheinen die Notwendigkeit gespürt zu haben, ihre Behandlungen zu personalisieren. Sowohl die traditionelle chinesische Medizin als auch Ayurveda, die antiken indischen Heilsysteme, erkennen, dass nicht alle Menschen gleich sind. Beide Ansätze passen Ernährungsempfehlungen an verschiedene körperliche, mentale und emotionale Unterschiede einzelner Menschen an. Unser westliches medizinisches System scheint pauschale Lösungen zu suchen. Wer Kopfschmerzen hat, nimmt ein Aspirin. Wer einen Infekt hat, nimmt ein Antibiotikum. Und wer abnehmen will, lässt Getreide weg und erhöht die Proteinzufuhr. Dieser Ansatz hat bei der Behandlung vieler Krankheiten Wunder bewirkt. Aber für Gesundheit, Vitalität und Wohlbefinden war er nicht so förderlich. Er ist nicht unbedingt falsch – aber er ist definitiv nicht ausreichend.

Mit der Bestimmung der sechs GenoTypen habe ich die Grundlage für ein wissenschaftliches Verständnis unserer individuellen Bedürfnisse hinsichtlich Nahrungsmitteln, Bewegung und Nahrungsergänzungsmitteln geschaffen. Indem Du Deinen GenoTyp bestimmst und Deinem Ernährungs- und Bewegungsplan folgst, kannst Du ideale Zustände von allgemeinem Wohlbefinden, Vitalität und Gewicht erreichen.

Das Tolle an der GenoTypen-Ernährung ist, dass sie so genau auf Deine individuellen Bedürfnisse eingeht. Wenn Dein Hauptinteresse der Gewichtsreduktion gilt, solltest Du wissen, dass der schnellste, effektivste und dauerhafteste Weg abzunehmen, die Beachtung der GenoTypen-Ernährung ist. Jeder GenoTyp hat verschiedene Themen, die bezüglich Gewicht und Stoffwechsel zur Sprache kommen, deshalb braucht jeder GenoTyp seine eigene Ernährung. Wenn Du *Deiner* GenoTypen-Ernährung und Deinem Bewegungsplan folgst, wird Dein Körper jegliche Unterstützung bekommen, die er braucht, um Dein ideales Gewicht zu erreichen und zu halten – und das nahezu ohne Anstrengung.

Dieses Buch wird Dir alles zeigen, was Du wissen musst, um die GenoTypen-Ernährung zu verstehen und zu befolgen. In Teil 1 erfährst Du mehr über die spannende neue Wissenschaft, die die Entdeckung der sechs GenoTypen möglich gemacht hat. In Teil 2 findest Du heraus, wie Du Deinen persönlichen GenoTyp bestimmst. Teil 3 informiert Dich über die Stärken und Schwächen jedes GenoTyps, einschließlich Gesundheits- und Gewichtsfragen sowie Fragen der Persönlichkeit. Zum Schluss findest Du in Teil 4 Deine individualisierte GenoTypen-Ernährung.

Fangen wir also an! Ich fühle mich geehrt, dass ich diese wichtige Entdeckung gemacht habe – und freue mich sehr, dass ich sie mit Dir teilen kann.

VERÄNDERE DEIN GENETISCHE SCHICKSAL

TEIL 1

GenoTyp

Der Schlüssel zum Verständnis, wer Du bist

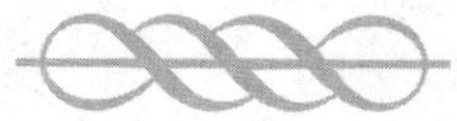

KAPITEL 1

Deine genetische Autobiographie

Kehren wir zurück zu jener Bürgerversammlung und den lebhaften Diskussionen Deiner Gene, Deiner Ernährung und Deiner Umgebung. Wir wissen, woher Deine Ernährung und Deine Umgebung gekommen sind, aber wie sieht es mit den Genen aus? Wie sind sie zu Deiner Bürgerversammlung gelangt?

Bei Deiner Geburt erbst Du einen einfachen Satz an Genen – von jedem erhältst Du jedoch zwei Varianten, ***Allele*** genannt, einen Satz von Deinem Vater und einen von Deiner Mutter. Also wird gleich von Beginn an, bei Deiner Zeugung, die Unterhaltung von einem Teil der Gene dominiert, während der andere Teil sich höflich zurückhält.

Auf gewisse Weise ist es ein Rätsel, wie das funktioniert. Das ist der Grund, warum zwei Elternteile mehrere Kinder haben, die ganz verschieden und alle auch anders als ihre Eltern aussehen. Wer die lockigen Haare der Mutter, die große Nase des Vaters – oder Omas grüne Augen und Opas rote Haare – bekommt, ist gewissermaßen reine Glücksache.

Es gibt jedoch ein paar Regeln, die die Genverteilung ordnen. Manche Allele sind *dominant*, das bedeutet, dass sie sich durchsetzen, auch wenn andere gleichwertig sind. Andere wiederum sind *rezessiv*: Sie müssen sich mit anderen Allelen, die so sind wie sie, zusammentun, um zum Ausdruck zu kommen. Zum Beispiel werden braune Augen durch dominante Allele für braune Augen festgelegt. Als mein Vater, der blaue Augen hat, meine braunäugige Mutter geheiratet hat, entstand ich, ein braunäugiges Kind. Allerdings hatte meine Mutter ein blauäugiges Gen von ihrer Mutter geerbt, ein Gen, das sie weitervererben konnte, auch wenn es sich bei ihr nicht manifestierte. Es gab also immer eine Chance von eins zu vier, dass das nicht ausgedrückte Gen für blaue Augen mit dem passenden Gen meines Vaters zusammen traf, deshalb hat mein Bruder blaue Augen.

Trotzdem haben Gene für braune Augen eine Chance von drei zu vier, sich durchzusetzen. Warum «sprechen diese Gene lauter» als die für blaue Augen? Die Antwort liegt in einem Prozess, der ***Methylierung*** genannt wird, hierbei werden Bereiche des Allels für blaue Augen von Molekülen bedeckt, Methylgruppen genannt, die den DNA-Bereich, auf dem sie liegen, veranlassen, sich fest zuzudrehen. Wenn die DNA zugedreht ist, kann sie nicht gelesen werden, wird also im Grunde genommen ausgeschaltet. Methylierung ist eine der Möglichkeiten, wie die Natur die Botschaften mancher Gene zum Schweigen bringt. Dieser Prozess, der die DNA bedeckt, verhindert an der Stelle der DNA, wo sich das Gen befindet, dass sie «gelesen» wird und da das Ablesen der DNA entscheidend für die Fähigkeit des Gens ist, sich auszudrücken, wird das Gen zum Schweigen gebracht.

Im Moment der Empfängnis sowie nach rund acht Wochen der embryonalen Entwicklung und circa einen Monat vor der Geburt findet Methylierung in großem Maßstab statt. Danach geht es ziemlich abwärts; wenn wir älter werden, verliert unsere DNA sukzessive Methylgruppen. Bislang können wir nicht steuern, was bei der Empfängnis passiert: Wir wissen noch nicht, wie wir sicherstellen können, dass unsere Augen braun statt blau sind. Die Forschung hat jedoch gezeigt, dass wir die korrekte Mehtylierung bestimmter Gene *nach* der Empfängnis, hauptsächlich durch Ernährung, anregen können. Die richtige Ernährung kann dabei helfen, alle Arten von Genen, die wir vom Mikrofon fernhalten wollen, zu demethylieren, darunter auch die sparsamen Gene, die unsere Zellen so programmieren, dass sie jede einzelne zusätzliche Kalorie als Fett speichern, oder die reaktiven Gene, die in einem staubigen Zimmer einen Asthmaanfall hervorrufen, oder die toleranten Gene, die uns anfällig für eine Erkältung nach der anderen machen. (In Teil 4 dieses Buches wirst Du erfahren, wie Du die Ernährung nutzt, um einen größtmöglichen Erfolg damit zu erzielen.)

Aber hierzu später mehr. Wir sind immer noch bei diesem rätselhaften Moment der Empfängnis, in dem Du einen bestimmten Satz an Genen erhältst, die sich in Deiner Einzigartigkeit ausdrücken. Das sind Deine Voraussetzungen, die Gene, die für den Rest Deines Lebens einen Teil Deiner Bürgerversammlung darstellen werden.

Deine pränatale Umgebung und Du

Im Moment der Empfängnis wird aus Dir ein Fötus mit einem ganz speziellen Satz an Genen. Deine Bürgerversammlung füllt sich und Du bist bereit, die nächsten neun Monate im Mutterleib zu verbringen, wo Du mit Deiner pränatalen Umgebung im Austausch stehst – mit dem Fruchtwasser, der Plazenta und einer ganzen Reihe von anderen Einflüssen. Du reagierst auch auf Deine pränatale «Ernährung» – die Nährstoffe, die Du durch das Essen Deiner Mutter aufnimmst, das sie Dir zur Verfügung stellt. Also ist Deine Bürgerversammlung von Anfang an im Gange und die Ernährung, die Umgebung und die Gene beginnen mit ihrer lebhaften Debatte.

Diese Debatte hat eine enorme Bedeutung für das Lebewesen, das neun Monate später auf die Welt kommt. Zum Beispiel hat Dein genetisches Potential bei der Empfängnis ein bestimmtes Spektrum hinsichtlich der Flexibilität der Arterien kodiert. Wie fest werden Deine Arterien sein, wie flexibel? Viele der Antworten auf diese Fragen hängen davon ab, was im Mutterleib geschieht.

Das ist also eine Deiner ersten Bürgerversammlungen. Es erscheinen die Gene, die die feine verästelte Architektur Deiner Nerven und Arterien kodieren und bereit sind mitzureden. Und oben auf dem Podium sitzen Deine Freunde, Deine Umgebung und Ernährung, dort werden sie Dein Leben lang sein und Deinen «Herz-Kreislauf-Genen» und Deinen «Nerven-Genen» helfen zu entscheiden, was zu tun ist. Eine gute Ernährung mit vielen Proteinen und gesunden Fetten wird Deine Arterien-Gene dazu ermuntern, Deine Arterien stabil und elastisch zu machen. Dagegen werden Deine

«Arterien-Gene», wenn Deine Mutter unglücklicherweise zu Zeiten einer Hungersnot gelebt hat, im Wettbewerb um die knappen Nährstoffe mit den Genen stehen, die das Wachstum anderer Organe und Gewebe kontrollieren. Als Folge davon kann eine erhöhte Tendenz zu Herzerkrankungen oder Bluthochdruck entstehen. Wie Du erkennst, sind zwar immer die gleichen Gene bei der Versammlung, sie reagieren jedoch sehr verschieden auf die Information, die die Ernährung und Umgebung liefern.

Selbstverständlich ist die Gesundheit Deiner Arterien nur ein Beispiel, wie Deine Gewebe und Organe von Deiner Zeit im Mutterleib beeinflusst werden. Diese entscheidenden neun Monate bestimmen, ob Du sofort zu- oder viel zu leicht abnimmst. Sie geben Dir den Anstoß zu einer sehr reizbaren Immunreaktion, die die ganze Welt als ihr Feind ansieht, oder zu einer einladenden Immunreaktion, die vielleicht nicht immer weiß, welche Eindringlinge sie abwehren soll.

Sie prädisponieren Dich zu bestimmten Nahrungsmitteln, die Du problemlos verdauen kannst, und halten Dich von anderen fern, die zu Deinem spezifischen Stoffwechsel und Deinem Verdauungstrakt nicht passen. Von Anfang an interagieren Deine Gene mit der Ernährung (in diesem Fall der Mutter) und der Umgebung (der Gebärmutter), um festzulegen, wer Du bist.

Und dann wirst Du geboren. Zu diesem Zeitpunkt steht Dein GenoTyp fest. Er stellt Deine Überlebensstrategie dar, die Entscheidungen, die gemeinsam von Deinem genetischen Potential, Deiner pränatalen Ernährung und Deiner Umgebung getroffen wurden. Auch wenn die Bürgerversammlung mit den Genen, die als Antwort auf Ernährung und Umwelt lauter und leiser werden, für den Rest Deines Lebens weitergehen wird, sind bestimmte Elemente dieser Versammlung jetzt festgelegt. Sie haben bestimmte Muster gebildet – eines von sechs Mustern, um genau zu sein, die ich als die sechs menschlichen GenoTypen definiert habe.

GenoTypen: Eine menschliche Überlebensstrategie

Bislang haben wir die Geschichte aus einer individuellen Sichtweise erzählt – der Deinen, um genau zu sein. Da aber jeder Mensch auf der Erde einem der sechs GenoTypen zugeordnet werden kann, sollten wir für einen Augenblick einen Schritt zurück zum Ursprung der GenoTypen gehen.

Ganz am Anfang war die Umgebung – ein schwieriger Ort für unsere Vorfahren, so viel steht fest. Die Menschen mussten dafür sorgen, dass sie genug zu Essen zu sich nehmen und überleben konnten, egal was für Temperaturen da herrschten, wo sie geboren wurden oder wohin sie gewandert waren, und dass sie Erkrankungen durch Mikroben, Bakterien und Viren bekämpfen konnten.

Das genetische Erbe spielte für das Überleben eine wichtige Rolle. Menschen mit nützlichen Genen überlebten; Menschen mit weniger nützlichen Genen starben. Dieser besondere Aspekt der Evolution ist Dir wahrscheinlich als «das Überleben des Stärkeren» bekannt.

Eigentlich ist «das Überleben des Stärkeren» eher Phantasie als Realität. Wären wir Menschen das optimale Beispiel unserer Spezies, dann wären wir alle viel gesünder und ich wahrscheinlich arbeitslos! Tatsächlich ist Evolution eher ein Glücksspiel als ein echter Wettbewerb. Manchmal gewinnen die guten Spieler; manchmal überleben einfach die, die mehr Glück hatten.

Selbstverständlich ist uns entgegen aller Erwartungen vieles unseres genetischen Erbes hilfreich, es gibt jedoch auch einen großen Teil, der uns behindert oder überhaupt keine nützliche Rolle spielt:

1. Manchmal haben die «guten Gene», die unser Überleben ermöglichen, auch ihre schlechten Seiten. Die Gene, die unser Immunsystem anweisen, bakteriellem Befall schnell entgegenzuwirken, reagieren auch über und verursachen Allergien, Asthma und Rheumatoide Arthritis. Die Gene, die unsere Fettzellen anleiten, jede Kalorie zu speichern, um eine Hungersnot zu überleben, tragen auch zu Fettleibigkeit und

Diabetes bei. Die Gene, die unser Immunsystem so programmieren, dass es mit Bedacht auf Umwelteinflüsse reagiert, so dass wir eine Vielzahl von Bedingungen tolerieren können, ohne dabei krank zu werden, befehlen diesem auch, den einen oder anderen tödlichen Eindringling zu dulden, der eigentlich abgewehrt werden sollte.

2. Manchmal «passieren» Mutationen einfach. Unsere Gene sind so konzipiert, dass sie sich mithilfe genauer Kopien reproduzieren, aber natürlich funktioniert das nicht immer. Manchmal reproduziert sich ein Gen in eine leicht abweichende Variante, die dann Teil unseres genetischen Erbes wird. Die Hautfarbe ist wahrscheinlich genau so entstanden, als Mutation des Gens, das die Hautpigmentierung festlegt. Obwohl wir ursprünglich alle eine dunkle Hautfarbe hatten, konnten diejenigen unter uns, die in nördlichen Breitengraden lebten, Vitamin D aus dem spärlichen Sonnenlicht besser absorbieren, wenn ihre Haut heller war; sie hatten auch weniger Bedarf an der Schutzfunktion der dunkleren Pigmente. Eine hellere Haut war also eine Mutation, die fortbestehen konnte, weil sie tatsächlich zu unserem Überleben beigetragen hat.

Auf gewisse Weise waren diese Mutationen jedoch nur willkürlich, so wie die Mutationen, die Krankheiten wie Chorea Huntington oder Tay-Sachs verursachten. Manchmal stellten sie auch einen Konflikt zwischen dem größeren und dem kleineren Übel dar. Zum Beispiel scheint jemand, der unter Sichelzellenanämie leidet, einen gewissen Schutz gegen Malaria zu haben, das heißt Menschen, die eine genetische Veranlagung für eine Krankheit haben, sind gleichzeitig vor einer anderen geschützt.

Wie Du siehst, verbessern manche Mutationen also unser Leben, andere hingegen verschlechtern es, und manche machen wahrscheinlich gar keinen Unterschied. Die «schlechten» oder «neutralen» Mutationen sterben nicht notwendigerweise aus, und wie wir gleich sehen werden, überleben die guten nicht unbedingt.

3. Manchmal entscheidet nur ein Glücksfall, wer überlebt. Wenn alle starken jungen Männer in einer riesigen Schlacht fallen, sind die männlichen Überlebenden nicht unbedingt die gesünderen – aber sie haben länger gelebt. Wenn eine Lawine drei Viertel eines Dorfes zerstört, hat das verbleibende Viertel, das den Berg hinunterwankt, eher Glück als körperliche Leistungsfähigkeit gehabt. Es gibt auch das, was Wissenschaftler den «Gründereffekt» nennen: Wenn sich eine kleine Gruppe von einer größeren Gruppe abspaltet und in ein weitentferntes Gebiet umsiedelt, trägt sie vielleicht nur einen Bruchteil des genetischen Potentials der ursprünglichen Bevölkerungsgruppe in sich. Welche Gene sie von der größeren Gruppe auch mitgenommen hat, es sind die Gene, die überleben – und es sind nicht unbedingt «die stärkeren». Nichtsdestotrotz sind die Überlebenden diejenigen, die ihr genetisches Erbe an uns weitergeben.

Warum sollte Dich das alles interessieren? Weil dieser ganze Prozess in unseren sechs GenoTypen resultiert, die äußerst nützliche, aber sehr unvollständige Überlebensstrategien sind. Jeder GenoTyp hat Vor- und Nachteile. Ich persönlich kann mir gut vorstellen, wie jeder einzelne von ihnen verbessert werden kann, und wenn Du sie erst einmal besser kennst, kannst Du das sicherlich auch. Eigentlich ist das der Kern dieses Buches: Was die GenoTypen angefangen haben, können wir zu Ende bringen, indem wir mithilfe von Ernährung, Nahrungsergänzungsmitteln und Bewegung ihre Stärken maximieren und ihre Schwächen minimieren.

Denk daran, Deine Gene sind nicht konstant. Stattdessen verändern sie sich und auch Dich, genau so, wie sie es im Mutterleib taten. Deine Zellen studieren permanent die Umgebung, in der sie sich befinden, und verändern ihre Funktionen dementsprechend: Ist die Umgebung giftig oder gefahrlos? Reichhaltig oder karg? Bedrohlich oder einladend? Diese äußeren Umstände veranlassen Deine Zellen, verschiedene Gene an- und auszuschalten, je nachdem wie die Umgebung sie beeinflusst. Die Anweisungen werden bei der Bürgerversammlung umgesetzt, wo die Lautstärke einzelner Gene aufgedreht und die von anderen zugedreht wird.

Das Endergebnis sind unsere sechs GenoTypen, von denen jeder seine eigenen Muster an «lauten» und «leisen» Genen hat. Dementsprechend ist jede unserer sechs GenoTypen-Ernährungsweisen so konstruiert, dass sie dieses Muster verändern, um Deine optimale Gesundheit und Dein ideales Gewicht zu fördern.

Lerne die GenoTypen kennen

Schauen wir uns die GenoTyen einmal genauer an. Welche Möglichkeiten für das menschliche Überleben sind in diesen genetischen und pränatalen Mustern kodiert?

Bevor ich Euch die GenoTypen vorstelle, möchte ich Euch vor zwei häufigen Missverständnissen warnen.

Erstens, diese GenoTypen entsprechen in keiner Weise ethnischen Mustern. Sie scheinen sich vor Zehntausenden von Jahren vor dem Entstehen der Ethnizität entwickelt zu haben, und mit Ausnahme des GenoTyps Nomade, zu dem ein hoher Anteil an Rothaarigen gehört, folgen sie keinem der statistischen Muster, die sich auf Ethnizität, Hautfarbe, Augenfarbe, Haarstruktur, Haarfarbe, Markerinformationen der Herkunft, mitochondriale DNA, Y-Chromosomen-DNA und eine Fülle anderer Merkmale mit weitaus technischeren Bezeichnungen beziehen. Letztendlich konnte ich nur ein paar schwache Zusammenhänge mit einem Teil der angestammten DNA-Marker finden, aber absolut keine mit der Ethnizität. Genauso wie jeder cholerisch oder optimistisch sein kann, kann jeder irgendeiner der GenoTypen sein, unabhängig von seiner rassischen und ethnischen Identität oder seinen Vorfahren. (Und nur um das klar und deutlich zu machen, diese Theorie kann nicht dazu verwendet werden, zu «beweisen», dass irgendeine ethnische Gruppierung einer anderen überlegen ist!)

Zweitens, auch wenn ich es für sinnvoll erachte, darüber nachzudenken, wie die GenoTypen entstanden sind, so habe ich doch keine wirklichen archäologischen oder anthropologischen Beweise, um diese Geschichte zu erzählen. Ich weiß, dass es nunmehr sechs GenoTypen gibt und ich kann herleiten, wie sie entstanden sind, aber für diesen Teil der Geschichte spielen die Beweise größtenteils noch eine untergeordnete Rolle. Aus diesem Grund bin ich rückwärts vorgegangen – ich habe die sechs GenoTypen bestimmt, die derzeit existieren und dann darüber nachgedacht, wie sie hierhergekommen sind. Jemand anderes wird den Rest ergänzen müssen. Alles, was Du wissen musst, ist unterdessen, dass Du Deine Chancen für Gesundheit, Vitalität und die Erhaltung eines idealen Gewichts exponentiell steigern kannst, wenn Du Dich an die für Deinen GenoTyp richtige Ernährungsweise hältst.

Lernen wir also die GenoTypen kennen! In Teil 2 wirst Du ausführlich über jeden einzelnen lesen können, an dieser Stelle folgt eine Vorschau, die verdeutlicht, inwiefern jeder GenoTyp eine einmalige Überlebensstrategie darstellt. Ich stelle mir GenoTypen gerne als leicht erkennbare Archetypen vor, die durch das unwegsame Gelände der paläolithischen und neolithischen Erde schritten. Jeder GenoTyp hat einzigartige Stärken, die ihm Vorteile verschafften, wenn er mit Nahrungsmittelknappheit, Klimawandel und ansteckenden Krankheiten fertig werden musste, aber auch spezifische Schwächen.

GenoTyp 1: Der Jäger. Er verkörpert eine der frühesten Reaktionen auf die Herausforderungen des menschlichen Überlebens. In Bedrängnis geraten von einer scheinbar erdrückenden Anzahl an Umweltherausforderungen – Hunger, Klima, ansteckende Krankheiten – veranschaulicht der Jäger eine ***reaktive*** Vorgehensweise, eine schnelle und wuchtige Antwort auf jede mögliche Bedrohung. «Handle erst, stelle später Fragen» könnte ihr Motto lauten. Der Vorteil: Ihr Immunsystem reagiert schnell und greift Mikroben, Viren und Bakterien an, die versuchen, sie zu töten. Jäger können Fleisch, das ihre Hauptnahrungsquelle ist, hervorragend verstoffwechseln. Der Nachteil: Ihre schnelle Immunreaktion kann manchmal zu einer Überreaktion in Form von Allergien, Asthmaanfällen und anderen Entzündungszuständen führen. Mitunter können ihre Immunreaktionen, wie bei der Magen-Darm-Grippe, für die sie auch anfällig sind, auch ihr eigenes Gewebe ins Visier nehmen. Im Rahmen ihrer Bemühungen, Eindringlinge abzuwehren, werden dann sozusagen «die eigenen Truppen beschossen», was mehr Gesundheitsprobleme schaffen als lösen kann. Ein anderer Nachteil ist die Unfähigkeit des Jägers, Getreidekörner und einige andere Nahrungsmittelgruppen zu verdauen – ihr System ist einfach nicht dafür gemacht. Unsere GenoTyp1-Ernährung hilft Jägern dabei, ihr Immunsystem zu beruhigen und hält sie von den «reaktiven Proteinen» – Lektinen und Gluten – fern, die wahrscheinlich eine Reaktion auslösen.

GenoTyp 2: Der Sammler. Wenn Du eine Hungersnot überleben musst – und das mussten viele unserer Vorfahren – dann ist der GenoTyp 2 wie dafür gemacht, Dich am Überleben zu halten. Sammler haben

sparsame Gene, deren vorrangiges Ziel es ist, verzweifelt jede Kalorie zu speichern – und das wortwörtlich. Wenn das Motto des Jägers «Handle erst, stelle später Fragen» ist, lebt der Sammler nach dem Motto «Gewonnen hat, wer am Ende seines Lebens am meisten besitzt». Sammler haben im Mutterleib gelernt, dass es nicht viel zu essen geben wird, wenn sie auf die Welt kommen. Ihre Bürgerversammlung hat also schnell ein System entwickelt, bei dem die Nahrungsmittelsicherung oberste Priorität hatte. Der Vorteil dieser Weltsicht ist klar: Sie erhielt die Sammler am Leben und ermöglichte es, dass sie Kinder gebären oder zeugen konnten. Der Nachteil ist ebenso ersichtlich: In einer wohlhabenderen Gesellschaft neigen Sammler zu Fettleibigkeit und Diabetes. Viele meiner Patienten, die Sammler sind, versichern mir, dass sie ihre Kalorienaufnahme fast auf ein Hungerniveau heruntergefahren haben – und doch können sie immer noch nicht abnehmen. Kein Wunder: Je mehr sie hungern, desto mehr beharrt ihre Bürgerversammlung darauf, Nahrung zu speichern! Unsere GenoTyp-2-Ernährung hilft Sammlern dabei, den schwerfälligen Stoffwechsel auf Touren zu bringen und ihr Idealgewicht wiederzuerlangen, wodurch das Risiko für Diabetes reduziert wird und die negativen Folgen von Fettleibigkeit aufgehoben werden.

GenoTyp 3: Der Lehrer. Der Lehrer stellt die dritte grundlegende Antwort auf eine Welt voller Herausforderungen dar: ***Altruismus.*** Das Motto von Lehrern lautet «Alles, was Du brauchst, ist Liebe», und ihr Immunsystem spiegelt das wider. Lehrer können vielleicht aufgrund der Annahme, dass dieser GenoTyp in einer Zeit entstanden ist, als Menschen mehr gewandert sind und in vielfältigeren Rahmenbedingungen gelebt haben, eine große Bandbreite von unbekannten Bakterien, Viren und Mikroben tolerieren und dabei die heftigen Symptome vermeiden, die den Jäger plagen. Leider heißen sie manchmal infektiöse Elemente willkommen, die sie besser abwehren sollten. Lehrer können lange Zeit ohne jegliche Symptome leben und dann herausfinden, dass Verdauungsprobleme, Lungenerkrankungen oder sogar Krebs schon seit Jahren in ihnen wachsen. Unser Ziel für Lehrer ist es, ihre Mägen, ihre Dickdärme und ihre Lungen vor den Einflüssen der Umwelt zu schützen. Wir wollen ihre «guten Bakterien» glücklich machen und ihre Anzahl stabil halten, damit sie krankheitsverursachende «schlechte» Bakterien, Pilze und Viren verdrängen. Wir wollen auch ihre Immunabwehr effizienter machen, indem wir ihnen durch Nahrungsmittel, Nahrungsergänzungsmittel und die richtige Lebensweise «beibringen», sich besser zu schützen und kritischer zu sein.

GenoTyp 4: Der Explorer. Die drei ersten GenoTypen wurden von unseren Vorfahren vor etwa 50 000 bis 70 000 Jahren entwickelt. Der Explorer ist ein neueres Modell, ungefähr zwischen 20 000 und 30 000 Jahre alt. Wie Jäger sind auch sie ein reaktiver GenoTyp, aber anders als diese sind Explorer sehr eigenwillig. Sie reagieren auf einige Umweltbedrohungen sehr heftig, auf andere hingegen gar nicht. Wenn Du beispielsweise zu den Menschen gehörst, die keinen Kaffee trinken können, weil er Dich die ganze Nacht wach hält, bist Du mit höchster Wahrscheinlichkeit ein Explorer. Ich habe keine Ahnung, ob Frank Sinatra ein Explorer war, aber er hat ihr Motto, das «I did it my way» («Ich hab's auf meine Weise getan») lautet, populär gemacht. Meine Theorie ist die, dass man in jeder Bevölkerung Menschen braucht, die Dinge ganz anders machen, damit es immer jemanden gibt, der eine alternative Lösung anbieten kann, falls sich die Mehrheit geirrt haben sollte. Explorer können das – manchmal scheinen sie aber einfach grundsätzlich dagegen zu sein. Sie sind überwiegend Linkshänder, Rhesus-negativ und asymmetrisch: Ihre linke und ihre rechte Körperseite stimmen nicht überein. Diese Asymmetrie reicht bis zu ihren Fingerabdrücken. Sie haben anscheinend ihre ganz eigene Art, Nahrungsmittel zu verdauen, auf Krankheiten zu reagieren und ansonsten mit einer sich ständig verändernden, unberechenbaren Umwelt fertig zu werden. Ich stelle sie mir als eiszeitliche Flüchtlinge vor, die auf ihrer Flucht vor dem Eis ständig von einem Zuhause zum nächsten getrieben wurden. Sie hatten nie die Möglichkeit, eine stabile Beziehung mit ihrer Umgebung aufzubauen und Fuß zu fassen, sie konnten sich die pauschale Reaktivität des Jägers also nicht leisten. Dementsprechend haben sie ihre Reaktionen genau abgestimmt – jedoch auf unvorhersehbare und manchmal unerklärliche Weise. In neuerer Zeit scheinen sie sich in einer sehr instabilen pränatalen Umgebung (wofür Asymmetrie normalerweise ein Anzeichen ist) entwickelt zu haben und fanden noch im Mutterleib heraus, dass sie sich an stark verändernde Verhältnisse anpassen werden müssen. Ihr Vorteil ist, dass sie das können. Ihr Nachteil ist, dass beispielsweise Koffein sie stundenlang wach hält. Unser Ernährungsziel für sie ist, ruhigere, stabilere Reaktionen auf die Umgebung zu entwickeln, die sie vor ihrer eigenwilligen, aber sehr verletzlichen Achillesferse schützen.

GenoTyp 5: Der Krieger. Wie die Sammler sind auch die Krieger ein sparsamer GenoTyp. Ich gehe jedoch davon aus, dass auch sie ein neuerer GenoTyp sind. Sie stammen in etwa aus der Zeit zwischen der neolithischen Revolution (cirka 11 000 vor unserer Zeitrechnung) und der Eisenzeit (die vor rund 2000 Jahren v. u. Z. begann). Anstatt wie die Sammler, die quasi jede Kalorie horten, die sie kriegen können, auf extreme Sparsamkeit zu setzen, sind Krieger wählerischer. Wenn sie körperlich aktiv sind, läuft ihr Stoffwechsel auf Hochtouren; wenn sie viel sitzen, neigen sie dazu, mit alarmierender Geschwindigkeit Pfunde anzusetzen. Ich habe sie «Krieger» genannt, die Bezeichnung «Kriegsüberlebende» würde es vielleicht noch besser treffen: Oft war ich der Ansicht, dass sich dieser GenoTyp als Reaktion auf den Nahrungsmangel der postneolithischen Zeit entwickelt hat, als die landwirtschaftliche Technologie noch nicht so weit entwickelt, der Handel eingeschränkt war und es zahlreiche Umbrüche durch Krieg und die Verbreitung der «Zivilisation» gab. Vor dieser Zeit waren die meisten Katastrophen natürlicher Art; dann begannen wir Menschen von uns verursachte Katastrophen wie Krieg und Eroberung zu schaffen – Krieger gehörten meiner Meinung nach zu den ersten Überlebenden dieser Katastrophen. Die Überlebenden in diesen kriegerischen Gesellschaften mussten oft sehr viele Kinder bekommen, die frühzeitig erwachsen werden mussten. In gewisser Hinsicht gleicht ihr genetisches Erbe den vielen Kopien einer Kopiermaschine, die mit jeder Kopie immer unschärfer werden und schlechter zu lesen sind. Dagegen haben die schwierigen Bedingungen dieses durch «Überleben» geprägten Lebens den Kriegern einige beachtliche Stärken verliehen: Geduld und Ausdauer. Ihr Motto könnte lauten «Wenn man Spaß hat, vergeht die Zeit wie im Flug» – zum Glück können sie mit der Geno-

Typen-Ernährung viel tun, um ihr Leben zu verlängern und ihre Gesundheit und Vitalität zu verbessern. (Ich habe ein persönliches Interesse an dieser Thematik, da ich selbst ein Krieger bin!)

GenoTyp 6: Der Nomade. Der Nomade gehört auch zu den neueren GenoTypen. Seine Überlebensstrategie spiegelt ein Leben voller Aufbrüche wider, in dem er verschiedene Umgebungen antraf und mit vielen verschiedenen Herausforderungen zurechtkommen musste. Nomaden gehörten zu den ersten Menschen, die ein Wanderleben mit Pferden als Fortbewegungsmitteln führten. Auf diese Weise bewegten sie sich zügig durch große Gebiete und passierten dabei eine Vielzahl von Klimazonen und Landschaften. In einem derartigen Leben hatte wahrscheinlich jegliche individuelle Überlebensstrategie nur einen geringen Wert, und es lohnte sich vermutlich nicht, auf jeden einzelnen Umweltfaktor sofort zu reagieren. Man musste sich wahrscheinlich in Toleranz üben – aber eine eingeschränkte Toleranz, bei der man nur einen bestimmten Teil seiner Umgebung wahrnahm und zumindest zeitweise auf der Hut war. «Eine neue Karriere in einer neuen Stadt» ist das Motto des Nomaden, und wie beim Lehrer ist seine Reaktion auf die Umwelt eher von eigenwilliger und toleranter Art. Nomaden sind jedoch etwas wählerischer als Lehrer und ein wenig besser darin, feindliche Eindringlinge wie Mikroben und Bakterien herauszufiltern. Den Preis, den sie für diese selektive Immunität zahlen, ist eine problematische Verbindung zwischen ihrem Immunsystem, ihrem Herz-Kreislauf-System und ihrem Nervensystem. Dadurch mangelt es an Koordination zwischen den Dreien. Das macht den Nomaden anfällig für sehr eigenwillige Gesundheitsprobleme wie chronische Virusinfektionen, lähmende langfristige Ermüdungserscheinungen und Gedächtnisprobleme. Obwohl dies natürlich körperliche Probleme der Nomaden sind, haben sie häufig eine viel tiefere Ursache, nämlich die Trennung zwischen ihrem Körper und ihrem Geist. Auch wenn Nomaden mit gut funktionierenden Organismen normalerweise die wunderbare Fähigkeit haben, ihren Körper mithilfe von Visualisierung, Meditation und Entspannung zu heilen, kann Stress ihre intakte Körper-Geist-Verbindung unterbrechen, so dass ihr physikalisches System außer Kontrolle gerät. Unser Ziel ist es hier, die wenigen Stellen, an denen das Immunsystem des Nomaden anfällig ist, zu verteidigen und die Kommunikation in seinem Körper zu verbessern.

Jetzt hast Du eine Vorstellung davon, wie sich die GenoTypen entwickelt haben und einen kurzen Abriss von jedem GenoTyp. Du fragst Dich vielleicht, wie Du bestimmen kannst, welcher GenoTyp Du bist. Ich empfehle Dir, folgendermaßen vorzugehen: Berechne Deinen GenoTyp in Teil 2, erfahre mehr über ihn in Teil 3 und beginne mit der richtigen Ernährung gemäß Deinem GenoTyp in Teil 4. Wenn Du jedoch mehr darüber wissen willst, worauf die Tests basieren, lies Kapitel 2.

KAPITEL 2

Eine Welt voller grenzenlosen Potenzials

Bis jetzt haben wir uns mit Veränderungen beschäftigt, die vor mehr als Zehntausenden von Jahren stattgefunden haben. Nun legen wir den Fokus auf eine viel kürzere Zeitspanne: Dein Leben im Mutterleib und im Hier und Jetzt. Sobald Du verstehst, wie drastisch Deine Ernährung und Umgebung Deine Gene beeinflussen können, hast Du die Macht, Deine Gene zu kontrollieren – die Macht, die beste Version Deiner selbst zu werden, die DU sein kannst.

Als Erstes musst Du besser verstehen, wie Deine Gene Deiner Umgebung «zuhören», sowohl im Mutterleib als auch außerhalb davon. Das ist das, was die wachsende Wissenschaft der Epigenetik genannt wird, die Art und Weise, wie Deine Zellen die Gen-Regulation verändern können – und dann an zukünftige Generationen weitergeben.

Gene und Epigenetik

Holen wir ein bisschen aus und erinnern uns daran, wo alles seinen Anfang nimmt: bei unseren Genen. Ich unterstütze selbstverständlich, dass unser genetischer Code eine wunderbare Sache ist – es ist das Material, das uns als Menschen ausmacht. Als eine Gruppe von Wissenschaftlern das Humangenomprojekt mit dem ehrgeizigen

Plan gründete, alle unsere Gene zu identifizieren, war ich genauso gespannt wie jeder andere auch. Viele Menschen dachten, dass das Genomprojekt den Schlüssel zur menschlichen Existenz finden werde, den wesentlichen Kern, der uns zu dem macht, wer wir sind. Auch wenn ich in meiner Erwartung nicht so weit ging, gebe ich zu, dass ich in den allgemeinen Enthusiasmus einstimmte. Die Identifizierung aller vorhandenen menschlichen Gene schien ein immenses Potenzial zu bergen, Gesundheit, Vitalität und die menschliche Natur selbst zu verstehen.

Aber dann stolperten die Wissenschaftler über eine unerwartete Entdeckung: Wir haben einfach nicht viele Gene. In der Tat schien es nicht annähernd genug Gene zu geben, um unser außergewöhnlich komplexes Wesen zu erklären. Und während wir alle einer Meinung sind, dass wir Menschen komplexer und vielschichtiger als andere Spezies sind, haben doch nicht wir die meisten Gene – bei Weitem nicht.

Tatsächlich haben wir Menschen nur 30 000 Gene. Freilich ist das mehr als die meisten Pilze (um die 6000) und viele Würmer (rund 19 000) besitzen. Aber es ist weniger als die meisten Fische (40 000) und die meisten Pflanzen (ungefähr 60 000) haben. Als sich das Humangenomprojekt im Jahr 2001 dem Ende zuneigte, bemerkte der Biologe David Baltimore: «Falls im menschlichen Genom nicht noch viele Gene vorhanden sind, die unsere Computer nicht erkennen können, müssen wir zugeben, dass wir unsere im Vergleich zu Würmern und Pflanzen zweifellos größere Komplexität nicht durch ein Mehr an Genen gewonnen haben.»

Nein? Nicht mehr Gene? Was *verleiht* uns also wirklich unsere unbestrittene Komplexität?

Aha! An dieser Stelle kommt nun die Epigenetik ins Spiel: die Wissenschaft der Genreaktionen auf unsere Umwelt. Sie macht die Unterschiede aus, welche wir dann an unsere Kinder weitergeben können. Oder aus einer ichbezogeneren Sichtweise: Unterschiede, die uns unsere Eltern vererbt haben. Unsere Gene sind wie die Tasten eines Klaviers – die Epigenetik jedoch ist der Komponist. Die Melodien und Klänge, die man für diese 88 Tasten schreiben kann, sind scheinbar endlos, auch wenn man nie über die reguläre Klangbreite des Klaviers hinausgehen kann. Das führt uns zurück zu den GenoTypen – sie sind die sechs grundlegenden Melodien, die wir Menschen uns ausgedacht haben, während unsere 30 000 Gene mit der Umgebung interagierten. Wir können also die folgende Formel aufstellen:

**30 000 Gene + pränatale Erfahrung +
die letzten 100 000 Jahre auf der Erde = 6 GenoTypen**

Ich denke, dass es Zeit für ein Geständnis ist. Wahrscheinlich gibt es nicht nur sechs GenoTypen sondern 7,5 Milliarden* – einen für jeden Menschen, der auf dieser Erde lebt. Genauso wie jeder von uns eine einmalige Person mit unverwechselbarem Aussehen und Persönlichkeit sowie einer Reihe an Begabungen ist, so hat auch jeder von uns einen einzigartigen GenoTyp – unsere ganz eigene Anzahl an Interaktionen zwischen unseren 30 000 Genen, unseren eigenen neun Monaten im Mutterleib und unserem eigenen Leben nach der Geburt. Diese Erfahrungen beeinflussen unseren Körper, unsere Gesundheit, unsere Vitalität und unser Gewicht. Sie wirken auch auf unsere Gene ein. Wenn wir fruchtbar sind und uns fortpflanzen, können einige Gene an unsere Kinder weitergegeben werden. Alle diese Interaktionen beeinflussen uns täglich – und werden auch weiterhin auf unsere Gene einwirken.

Wie Du erkennen kannst, handelt es sich um einen dynamischen, fortlaufenden Prozess, der erst mit Deinem Tod aufhört. Wenn Du bis dahin Kinder gehabt haben solltest, hält er bei ihnen, ihren Kindern und ihren Ururenkeln sogar noch über Deinen Tod hinaus an. Demzufolge ist «Dein» Selbst – die Interaktion zwischen Deiner Lebenserfahrung und Deinem genetischen Erbe – mit keinem anderen auf diesem Planeten vergleichbar. Deine Gene, Du und Deine Lebenserfahrung, ihr erfindet zusammen eine einzigartige Melodie, die von keinem anderen jemals vollständig kopiert werden kann. Lass Dir ruhig einen Moment Zeit, mein Erstaunen über diese Tatsache zu teilen.

Natürlich kann ich nicht 7,5 Milliarden individuelle Ernährungs- und Bewegungsprogramme erstellen – aber zum Glück muss ich das

* 2007 entsprach dies der Weltbevölkerung

auch nicht. Erinnerst Du Dich an unser Beispiel des Archetyps «der Kumpan eines Helden»? Ich bezweifle, dass viele Leute denken, Little John und Chewbacca könnten irgendwie miteinander verwechselt werden, sie sind beide jedoch eindeutig «Kumpane» in den Köpfen derer, die *Robin Hood* gelesen oder *Star Wars* angeschaut haben.

Wie der Zufall es will, fallen die Überlebensstrategien, die wir mit unseren 30 000 Genen, unserer pränatalen Erfahrung und unseren 100 000 Jahren auf der Erde ausgearbeitet haben, in sechs grundlegende Muster. Ich kann Dir nicht sagen, warum es genau sechs sind, genauso wenig wie ich Dir sagen kann, warum es vier Bluttypen gibt – so ist es einfach. Wer weiß, vielleicht entstehen noch mal sechs GenoTypen, wenn wir weitere 100 000 Jahre auf diesem Planeten leben, oder wir werden ein paar alte los und ersetzen sie durch neue? Fürs Erste haben meine statistischen Analysen gezeigt, dass es sechs GenoTypen gibt, ein jeder mit seinen spezifischen Stärken und Schwächen.

Schauen wir uns also genauer an, wie unsere Zellen und unsere Umgebung miteinander im Austausch stehen und so unsere GenoTypen erschaffen. Wir werden viel darüber lernen, wie wir entstanden sind. Viel wichtiger aber ist, dass wir die Epigenetik verstehen – die Art und Weise, wie unsere Zellen und unsere Umwelt interagieren und so Unterschiede ausmachen, die wir erben und weitergeben können. Das kann uns dabei helfen, besser zu entscheiden, wie unser Lebensweg aussehen soll.

Methylierung: Wie der Lautstärkeregler unserer Gene angepasst wird

In der Epigenetik ist die Methylierung ein sehr wichtiger Prozess und einer der Angelpunkte der GenoTypen-Ernährung. Schauen wir uns also genauer an, wie die Methylierung uns dabei hilft, die Lautstärke unserer Gene auf- oder herunterzudrehen.

In Kapitel 1 haben wir erfahren, dass unser genetisches Erbe durch Allele übermittelt wird – die zwei Varianten an genetischen Möglichkeiten, die wir von unseren Eltern erben. Manche Allele, wie die für braune Augen, dominieren andere, wie die für blaue Augen. Wenn ein braunäugiger Elternteil und ein Elternteil mit blauen Augen ihre Allele zu einem Gen für einen einzelnen Embryo kombinieren, hat das Allel für braune Augen eine Chance von vier zu eins, sich dominant auszuprägen.

An dieser Stelle kommt die Methylierung ins Spiel: Sie ist der Prozess, der das Allel für blaue Augen stilllegt. Natürlich existiert dieses Allel – das genetische Potenzial für blaue Augen – nach wie vor im Embryo und später, wenn dieser heranwächst und selber Kinder hat, kann er dieses Potenzial eventuell weitergeben. Einstweilen hat die Methylierung das Allel für blaue Augen jedoch stillgelegt und damit ermöglicht, dass die braunen Augen «sprechen» können.

Die Methylierung beeinflusst zwei Aspekte unseres genetischen Erbes: die Eigenschaften, die wir nicht ändern können, sobald sie einmal festgelegt wurden (wie zum Beispiel die Augenfarbe, die Hautfarbe und der Bluttyp) und die Eigenschaften, die wir ändern können (wie beispielsweise den Stoffwechsel, die Immunabwehr und die allgemeine Vitalität). Wenn zum Beispiel die Gene für Diabetes und Fettleibigkeit methyliert werden, während sich eine Person noch in der Gebärmutter befindet, werden diese Gene «stillgelegt». Dann entstehen diese Krankheiten bei der Person mit einer geringeren Wahrscheinlichkeit. Die Methylierung hilft dabei, solche Kernfragen festzulegen: ob Deine reaktiven Gene auf Pollen überreagieren, ob Deine sparsamen Gene an jedem Gramm Körperfett festhalten oder ob Deine toleranten Gene manche Eindringlinge willkommen heißen anstatt sie abzuwehren. Es ist also wichtig, dass wir verstehen, wie und warum das so funktioniert – vor allem weil die GenoTypen-Ernährung Dir hilft, Vorteile aus einer optimalen Methylierung zu ziehen, so dass Du einen idealen Gesundheitszustand, Vitalität und ein ideales Gewicht erreichen kannst.

Wie funktioniert die Methylierung? Zunächst möchte ich daran erinnern, dass jede Zelle in ihrem Zellkern eine genaue Kopie unserer DNA hat. Manchmal bindet sich eine Methylgruppe an einen der DNA-Stränge. Die Zelle kann dann diesen Teil der DNA, an dem die Methylgruppe hängt, nicht mehr lesen und ignoriert den genetischen Code, der in diesem Teil des Strangs enthalten ist. In der Tat ist eines oder auch mehrere Deiner Gene stillgelegt worden.

Natürlich hat jeder von uns Billionen von Zellen, alle mit identischen DNA-Anweisungen im Zellkern. Wenn ein Gen also wirklich stillgelegt werden soll, muss der Methylierungsprozess in sehr vielen Zellen stattfinden. Ansonsten kann die unerwünschte Botschaft – *Veranlasse Diabetes* oder: *Behalte das Fett* – doch durchdringen.

Denke auch daran, dass es sich um einen dynamischen Prozess handelt: Es passiert die ganze Zeit. In eben dieser Minute sterben in Deinem Körper einige Zellen ab, während andere sich reproduzieren. Letzte Woche wurde vielleicht ein Großteil Deiner Zellen methyliert und die betroffenen Gene saßen still im hinteren Teil Deiner Bürgerversammlung. Vielleicht ist die Anzahl Deiner methylierten Zellen diese Woche jedoch aufgrund einer anderen Ernährungsweise oder durch viel Stress gesunken und Deine krebsverursachenden oder fettspeichernden Gene sind zurück am Mikrofon. Falls sie sich dort lange genug aufhalten, könnte Deine Bürgerversammlung einige sehr gefährliche Entscheidungen treffen.

Gene können auf zwei Arten methyliert werden, global und lokal. Dieses Wissen kann Dir dabei helfen, Dir an manchen Stellen dieses Buches zu sagen: «Warte kurz. Ich dachte, er hat gesagt, Methylierung sei etwas Gutes. Aber hier klingt es eher wie etwas Schlechtes.» Wo Gene lokal methyliert werden, geschieht das normalerweise am Anfang eines Gens, besonders da, wo Gene der DNA sagen: «Das ist mein Anfang. Beginne hier mit dem Ablesen.» Eines der interessantesten und wohl traurigsten Beispiele für Methylierung sind Krebszellen, die mit ihrer Hilfe tumorunterdrückende Gene stilllegen – genau die Gene, die uns eigentlich schützen sollen. Dabei wird der vordere Teil des Gens methyliert und dadurch ausgeschaltet.

Die globale Methylierung ist das Methylierungsmuster im übrigen Teil des Gens. In unserer frühen Kindheit sind unsere Gene noch sauber methyliert, aber im Laufe der Zeit büßen wir immer mehr unserer genetischen Methylierungsfähigkeit ein. Das ist wahrscheinlich der Grund, warum viele Krankheiten mit zunehmendem Alter entstehen. Wir verlieren die Fähigkeit, die Gene zu kontrollieren, die für diese Krankheiten verantwortlich sind. Nebenbei bemerkt: Aus diesem Grund solltest Du auch grünen Tee trinken, während Du diesen Teil des Buches liest. Grüner Tee ist eines von nur ganz wenigen Nahrungsmitteln, die eine Art «Methylierungs-Jiu-Jitsu» auf unsere Gene ausüben: Er entfernt Methylgruppen vom vorderen Teil der Gene (wo sie fast immer Probleme bereiten) und remethyliert den Rest des Gens (wo sie meistens Gutes bewirken).

Wir wissen nicht genau, was den nützlichen beziehungsweise den schädlichen Methylierungsprozess auslöst. Wir wissen jedoch, dass Ernährung, Nahrungsergänzungsmittel und Bewegung bei der Stilllegung der Gene, die es am nötigsten haben, eine wichtige Rolle spielen. Mit der GenoTypen-Ernährung will ich unter anderem genau die Art von Ernährung und Bewegung optimieren, die am besten *Deine* genetischen und epigenetischen Muster ansprechen, so dass Du über alle Möglichkeiten verfügst, die schädlichen Gene stillzulegen und die nützlichen anzuregen.

Histon-Acetylierung: Wie wir unseren genetischen Code lesen können

Der zweitgrößte epigenetische Prozess ist die sogenannte ***Histon-Acetylierung. Histone*** sind spulenähnliche Moleküle, die die DNA dazu bringen, sich in engen Spiralen aufzuwickeln. Das ist wichtig, denn wenn Du einen Deiner DNA-Stränge ausbreiten würdest, würdest Du feststellen, dass er ungefähr 1,8 m lang ist (wenn auch mikroskopisch dünn). Histone sind wie kleine Spulen, mithilfe derer die DNA in Deine Zellen passt, weil sie sich um diese Spulen aufwickelt.

Wenn die DNA auf diese Weise aufgewickelt ist, kann sie nicht abgelesen werden. Jede DNA, die um ein Histon gewickelt ist, wurde also im Grunde genommen stillgelegt. Sie erscheint vielleicht zu Deiner Bürgerversammlung, wird aber nicht sprechen.

Selbstverständlich muss unsere DNA auch manchmal sprechen; ansonsten könnten sich unsere Zellen nicht reproduzieren. Unser Körper bringt die DNA dazu, sich abzuspulen, indem er Moleküle namens ***Acetylgruppen*** an die Histone heftet. Diese Acetylgruppen sorgen dafür, dass sich die DNA abspult – und sie spricht. Wenn sie dann wieder aufgespult und damit stillgelegt werden soll, entfernen

Enzyme die Acetylgruppen, und die DNA wickelt sich erneut um Deine Histone.

Tatsächlich ist der Prozess jedoch ein bisschen komplizierter. Jedes Mal, wenn Deine DNA um ihre kleinen Histone aufgespult ist, *ist* ein kleiner Teil von ihr doch zum Ablesen bereit, auch wenn der größte Teil von ihr stillgelegt ist. Wenn Du Dir also all die Billionen von Zellen in Deinem Körper vorstellst, jede mit ihrer eigenen DNA, können winzige Teile Deiner DNA in jeder Zelle abgelesen werden. Der Trick besteht wie auch bei der Methylierung darin, dass die «richtigen» Teile der DNA abgelesen werden können und die «falschen» auf der Spule aufgewickelt bleiben.

Dieser Prozess wird von zwei Enzymen kontrolliert. Das eine veranlasst unsere DNA sich abzuspulen, das andere bringt sie dazu, sich um die Histone aufzuspulen. Wie Dir inzwischen klar sein dürfte, wird die Menge dieser Enzyme durch Deine pränatale Erfahrung, Deine Umgebung, Deine Ernährung und Deinen Lebensstil beeinflusst. Darüber hinaus unterstützen viele der Nahrungsmittel und Nahrungsergänzungsmittel, die die richtige Methylierung anregen, auch die richtige Histon-Acetylierung. Diese ist also eine weitere Möglichkeit, wie Deine GenoTypen-Ernährung Deine Gen-Regulation beeinflussen kann (welche Deiner Gene sprechen und welche leise sind).

Wie Gene können auch Histone methyliert werden. Eigentlich ist es so gedacht, dass die Allele, die für längere Zeit stillgelegt werden (wie die für blaue Augen von meinem Vater) ihre Histone ganz ausschalten, und sie so für immer zum Schweigen bringen.

Wie wir epigenetische Muster erben

Du weißt bereits, dass Du Deine Gene geerbt hast. Gut, aber weißt Du was? Du hast auch Deine epigenetische Programmierung geerbt. Zum Zeitpunkt Deiner Empfängnis haben Dir Deine Eltern nicht nur ihre Gene, sondern auch ihren unverkennbaren Stil der epigenetischen Programmierung, also ihre ganz eigenen Muster weitergegeben, die festlegen, wie Gene stillgelegt oder zum Sprechen aufgefordert werden. Bei der Empfängnis bist Du also mit einem Erbe an epigenetischen Mustern ausgestattet – ab dem Zeitpunkt, an dem Dein Herz zu schlagen anfängt, beginnst Du auch Deine eigenen Muster zu entwickeln und so auf die Umstände im Bauch Deiner Mutter zu reagieren.

Wenn eine Mutter zum Beispiel mit Hungersnot, Unterernährung, Migration, Krieg und anderen Stressfaktoren konfrontiert wird, dann ist der Fötus in ihr wahrscheinlich auch mangelernährt und bekommt zu wenig Sauerstoff. In der Tat kann ein Fötus, der viel pränatalem Stress ausgesetzt ist, unter dem gleichen Sauerstoffmangel leiden wie ein Erwachsener, der ohne Sauerstoffmaske auf dem Gipfel des Mount Everest steht. Genauso bekommt ein Fötus, dessen Mutter sich schlecht ernährt oder ständig auf Diät ist – vor und vor allem während der Schwangerschaft – noch weniger, als er braucht. Wenn die Mutter raucht, Alkohol trinkt oder Drogen nimmt, werden die Bedingungen für den Fötus sogar noch schwieriger.

Die Zeit im Mutterleib erteilt Dir also eine wichtige Lektion, was Dich erwartet, wenn Du auf die Welt kommst. Je nachdem wie viel Sauerstoff und Nahrung verfügbar ist und wie viel pränatalem Stress und Schocks Du ausgesetzt bist, fängt Deine Bürgerversammlung an, frühzeitige Entscheidungen zu treffen, welche Überlebensstrategie nach Deiner Geburt die beste ist.

Du hast beispielsweise gelernt, dass Kalorien knapp und ungewiss sind, also musst Du Deine sparsamen Gene, die jede mögliche Kalorie als Fett für die unsichere Zukunft speichern, auf die volle Lautstärke drehen. Oder vielleicht hast Du gelernt, überzureagieren und so Dein Immunsystem gegen die verschiedenen Schocks und Gifte zu mobilisieren, die Dich angreifen. Vielleicht sind Deine Vorfahren auch in eine neue Umgebung gewandert und mussten ihr Immunsystem an eine neue lokale Ernährung anpassen. Diese alten reaktiven Immunsysteme wären nicht hilfreich gewesen, wenn sie nur dafür gesorgt hätten, dass Du verhungerst. Wie auch immer Deine Überlebensstrategie aussehen mag, Du beginnst sie schon bei der Empfängnis zu lernen und verbringst Deine ersten neun Monate damit, sie auszuarbeiten.

Was uns nach der Geburt erwartet, können wir schon vorher in Erfahrung bringen

Ich möchte etwas länger bei dieser pränatalen Zeit verweilen, auch wenn man nicht zurückgehen und sein Leben im Mutterleib verändern kann. Denn sie verdeutlicht, wie drastisch unsere Gene durch die Umwelt verändert werden können. Freilich ist unsere postnatale Erfahrung nicht ganz so extrem, und kein Ernährungs- und Bewegungsprogramm wird je den gleichen Einfluss auf uns haben wie diese neun Monate im Mutterleib. Ernährung und Bewegung können jedoch eine große Rolle dabei spielen, unsere Gene zu verändern, vor allem, wenn sie wie die GenoTypen-Ernährung auf unsere genetische und epigenetische Programmierung ausgerichtet sind.

Hier ein berühmtes Beispiel, wie die epigenetische Programmierung über Gene triumphiert. Die Agouti-Maus ist ein besonderes Tier, das in Labors entwickelt und absichtlich so gezüchtet wird, dass sie übergewichtig und zu Diabetes und anderen mit Adipositas zusammenhängenden Erkrankungen veranlagt ist. Wie der Zufall es will, haben Agouti-Mäuse auch ein goldenes Fell.

Man könnte annehmen, dass, wenn ihre epigenetische Programmierung erst einmal erfolgt ist, der Nachwuchs der Agouti-Mäuse so lange übergewichtig ist, bis irgendein anderer Faktor ihre Gene verändert. So ist es aber nicht! Fütterte man Agouti-Mäusen eine spezielle Nahrung, die große Methyl-Mengen enthält – vor allem Soja, das reich an der Aminosäure Methionin ist – dann war ihr Nachwuchs schlank ohne eine Veranlagung zu Diabetes und hatte, wie der Zufall es will, braunes Fell. (Die veränderte Fellfarbe ist ein Beispiel für die genetische Zufälligkeit, über die wir in Kapitel 1 gesprochen haben. Es gibt keinen mit dem Überleben irgendwie zusammenhängenden Grund, warum die dicken Mäuse ein goldenes Fell haben und die dünnen ein braunes; das neutrale Farb-Gen wird mit dem schädlichen Fettleibigkeits-Gen anscheinend einfach zusammen vererbt.)

Ein berühmtes Foto zeigt zwei Agouti-Geschwister: eine ältere dicke Maus mit goldfarbenem Fell und eine jüngere dünne Maus mit braunem Fell, beide der Nachwuchs ein- und derselben Mutter, nur mit einem Jahr Unterschied geboren. Beide Mäuse hatten das «fette» Agouti-Gen, doch das der jüngeren Maus wurde im Mutterleib infolge der mütterlichen Ernährung methyliert – stillgelegt.

Hier noch ein anderes, tragischeres Beispiel für pränatale epigenetische Programmierung. Es handelt sich eigentlich um das erste Mal, dass Wissenschaftler zu erkennen begannen, dass die pränatale Erfahrung unsere Gene wortwörtlich neu programmieren kann. In den letzten Jahren des Zweiten Weltkriegs setzten sich die Alliierten in Holland mit einer erfolglosen militärischen Operation ein, die als «Market Garden» bekannt ist. Diese Operation hatte aber nichts mit einem Garten oder Nahrung zu tun – ihre Auswirkungen jedoch schon. Als die Operation scheiterte, sprengten die Nazis alle Deiche und Dämme im westlichen Holland in die Luft, so dass die Holländer von jeglichem Zugang zu Nahrung abgeschnitten wurden. Der Winter 1944/45 wurde bekannt als der *Hongerwinter* (niederländisch für Hungerwinter), weil 30 000 Holländer verhungerten und sich die Überlebenden mit offiziellen Rationen von 400 bis 800 Kalorien pro Tag durchkämpften. Wenn man das mit der Empfehlung von 2000 Kalorien pro Tag für die meisten Erwachsenen und 2300 Kalorien für Schwangere oder stillende Mütter vergleicht, erhält man einen Eindruck, wie extrem die Situation damals war.

Trotzdem kamen während des Hungerwinters fast 40 000 Babys zur Welt – in den 60er-Jahren des 20. Jahrhunderts begannen Forscher zu untersuchen, was mit diesen Überlebenden der Hungersnot im Erwachsenenalter geschehen war. Es ist nicht verwunderlich, dass Föten, die auf dem Höhepunkt der Hungersnot im letzten Trimester ihrer Entwicklung waren, mit Untergewicht geboren wurden. Später wuchsen diese Kinder jedoch normal heran, als mehr Nahrung zur Verfügung stand. Als Erwachsene waren hingegen sehr viele von ihnen Diabetiker.

Derweil kamen Föten, die auf dem Höhepunkt der Hungersnot in den ersten sechs Schwangerschaftsmonaten waren, mit Normalgewicht zur Welt – anscheinend hatten sie während des letzten Trimesters aufgeholt. Allerdings waren ihre Babys, als sie selber erwachsen waren und Kinder bekamen, ungewöhnlich klein. Diese pränatalen Hungerleidenden hatten im Mutterleib gelernt, dass Nahrung knapp sein würde – und ihre Gene haben sich dementsprechend verändert.

Föten, die während der Schwangerschaft einer Hungersnot ausgesetzt waren, entwickelten später auch eher obstruktive Lungenerkrankungen und Nierenleiden, einschließlich erhöhter Raten an Arteriosklerose oder verstopften Arterien. Sie hatten auch eine höhere Tendenz für Bluthochdruck und Fettleibigkeit sowie eine Verdreifachung an Herzerkrankungen. Mädchen wuchsen mit deutlich höheren Raten an Diabetes und Adipositas im mittleren Alter auf, Jungen litten vermehrt an Schizophrenie und an extremen biologischen Stressreaktionen, wie etwa einer erhöhten Produktion von Stresshormonen, Herzrasen und Bluthochdruck.

Offensichtlich hatte das Hungern im Mutterleib weitreichende Auswirkungen für die spätere Gesundheit der Kinder, obwohl sie im Laufe ihrer gesamten Kindheit und des Erwachsenenlebens ausreichend Nahrung bekommen konnten. Die pränatale Erfahrung beeinflusste die Kinder nicht nur in ihrem späteren Leben, sondern wiederum auch ihre Kinder – zumindest diejenigen, deren Eltern sich während der Hungersnot im ersten Trimester ihrer pränatalen Entwicklung befanden.

Eine Theorie, die diese Auswirkungen erklärt, stammt von David Barker, einem britischen Forscher, der in den 80er-Jahren an der Universität Southampton arbeitete. Barker hatte ähnliche Effekte in der britischen Bevölkerung untersucht, und er kam zu dem Schluss, dass der Körper einer schwangeren Frau die Entwicklung ihres ungeborenen Kindes verändern konnte, um dessen Überlebenschancen zu erhöhen.

Der Schwerpunkt von Barkers Arbeit war «Überleben in Knappheit» – wie man seinem Kind helfen konnte, eine Hungersnot zu überleben. Wie wir jedoch in Teil 3 sehen werden, nehme ich an, dass alle GenoTypen auf einer mütterlichen Programmierung beruhen, die den Kindern hilft zu überleben. Manche wie der GenoTyp 2, der Sammler, sind auf den Schutz vor einer Hungersnot ausgerichtet. Andere wie der GenoTyp 1, der Jäger, sind dazu bestimmt, uns vor einer Umwelt voller ansteckender Krankheiten zu schützen. Was auch immer das potenzielle Problem ist, die Zellen der Mutter identifizieren es und schicken entsprechende Anweisungen an die «Bürgerversammlung» des Fötus. So werden unsere ersten Muster festgelegt – und so werden sie unser ganzes Leben lang aussehen, wenn wir sie nicht mithilfe eines Ernährungs- und Bewegungsprogramms, das genau auf diese Muster abgestimmt ist, neu programmieren.

Epigenetik und der Alterungsprozess

Die Epigenetik kann uns auch dabei helfen, eine gewisse Kontrolle darüber auszuüben, wie wir altern. Wenn wir älter werden, neigen unsere Zellen zu einem weniger leistungsfähigen Stoffwechsel und unser Gewebe sammelt eher altersbedingte Abfallprodukte an. Dadurch arbeiten unsere Organe nicht mehr so gut, und wir verlieren unsere Vitalität. Wenn wir die Fähigkeit unserer Zellen zu verstoffwechseln bewahren könnten – das heißt, wenn wir unsere Gene dazu bringen könnten, unseren alternden Zellen bessere Anweisungen zu geben – dann könnten wir unser Leben und unsere Vitalität verlängern.

Die Methylierung scheint auch für den Alterungsprozess eine entscheidende Rolle zu spielen. Bei Mäusen, die nur wenige Jahre lang leben, funktioniert sie schlecht. Bei Menschen, die bis zu siebzig, achtzig Jahre oder sogar älter werden, funktioniert sie gut. Es ist eindeutig, dass uns eine optimale Methylierung ein noch längeres Leben ermöglichen würde.

Außerdem kann auch die richtige Art von Histon-Acetylierung die Langlebigkeit steigern. Eine berühmte Studie hat gezeigt, dass Mäuse, die eine kalorienreduzierte Ernährung erhielten – welche ihre Histon-Acetylierung beeinflusste – bis zu 50 Prozent länger lebten als gewöhnliche Mäuse. Erfreulicherweise ist die GenoTypen-Ernährung *nicht* kalorienarm – sie ist «kalorienintelligent». Die Studie hat jedoch gezeigt, wie einflussreich Ernährung sein kann, indem sie unsere «Langlebigkeits-Gene» zum Sprechen ermuntert.

Ein anderer epigenetischer Aspekt hinsichtlich des Alterungsprozesses betrifft unsere ***Telomere.*** Du kannst sie Dir wie Kunststoffkappen vorstellen, die einen Schnürsenkel vor dem Ausfransen schützen. Telomere sitzen am Ende unsere Chromosomen und bewahren sie vor

Abnutzung, so dass unsere Chromosomen keine genetische Information verlieren, wenn sich unsere Zellen teilen und reproduzieren.

Denk daran: Unsere Zellen regenerieren sich andauernd. Irgendwann muss sich jede Zelle teilen und zwei neue Zellen entstehen, jede von ihnen mit einer perfekten DNA-Kopie der Ausgangszelle. Im Laufe dieses Prozesses beeinflusst die Methylierung, welche Gene sprechen und welche still sind. Wir wollen jedoch, dass sich die Gene perfekt kopieren, auch wenn einige von ihnen umwickelt sind. Ansonsten würden wir unsere Fähigkeit verlieren, Haut, Blut, Knochen und Organe neu zu bilden. Das wäre so, als ob sich alles in unserem Körper abnutzt und wir die Fähigkeit verloren hätten, es zu ersetzen. In der Tat können sich unsere Zellen im Durchschnitt 52 Mal teilen, bis sich unsere Telomere abnutzen.

Wenn unsere Telomere länger halten, sind natürlich auch unsere Gene besser geschützt und so bliebe uns mehr Zeit, vielleicht bis zu fünf Jahren. Also lautet eines meiner Ziele mit der GenoTypen-Ernährung, die Telomere in gutem Zustand zu halten – das gilt besonders für den GenoTyp 5, die Krieger, die anscheinend dazu neigen, schnell zu altern und zu «verschleißen».

Wie also verbessern wir die epigenetische Kontrolle über unseren Alterungsprozess? Die Antwort hast Du wahrscheinlich schon parat: mithilfe einer GenoTypen-spezifischen Ernährung, die auf unsere besondere Körperchemie und unseren individuellen Stoffwechsel abgestimmt ist.

Bei manchen GenoTypen funktioniert die Metyhlierung besser, wenn sie mehr Soja, Nüsse und Samen verzehren. Andere haben einen Bedarf an Eiern. Und wieder andere sind mit Käse richtig beraten. Manche GenoTypen müssen sich auf die Telomerreparatur konzentrieren, andere darauf, ihre DNA eng um die Histone gewickelt zu halten. Und weil jeder GenoTyp häufig verschiedene Schwächen und Stärken hat, haben sie auch verschiedene Ziele und können von verschiedenen Nahrungsergänzungsmitteln profitieren. (Es gibt jedoch auch Nahrungsergänzungsmittel, die für jeden gut sind. Ich habe bereits den Grünen Tee genannt, aber auch Folsäure und Vitamin B_{12} scheinen die Methylierung bei allen sechs GenoTypen verbessern zu können.)

Betrachten wir zum Schluss einen Alterungsprozess namens ***Glykierung***. Glykierung ist eine Art Karamelisierungsprozess, der in unserem Körper stattfindet und der Ähnlichkeiten mit dem Karamelisieren einer Zwiebel oder eines Apfels hat. Dazu kommt es, wenn sich ein Zuckermolekül – wie Fruktose in Obst oder Glukose in raffiniertem Mehl – an ein Protein bindet und es beschädigt. Das beschädigte Protein beeinträchtigt die Organfunktion, die Blutmenge, die Aufnahmefähigkeit für Hormone, die Nierenfunktion und kann auch Grauen Star und eine Nervenschädigung verursachen.

Das Protein-Plus-Zucker-Molekül ist bekannt als Fortgeschrittenes Glykierungsendprodukt, kurz AGE («advanced glycation end product»). AGEs produzieren fünfzigmal mehr freie Radikale als nichtglykierte Proteine, und sie haben das Potenzial, in Deinem Körper großen Schaden anzurichten. Sie stehen in Zusammenhang mit Atherosklerose (Verhärtung der Arterien), Bluthochdruck, Diabetes, Arthritis und Alzheimer. Erhöhte Mengen an AGE-Molekülen verursachen auch Entzündungen sowie allgemeine Alterserscheinungen: eine reduzierte Organfunktion, geschwächte Lungen, verengte Blutgefäße, eine allgemein verringerte Durchblutung und der Verlust von Kollagen unter der Haut – also Falten.

Ich muss Dir leider sagen, dass AGE-Moleküle sehr schwer loszukriegen sind und dass unser Körper sie nur sehr langsam auszuscheiden scheint. Die gute Nachricht ist jedoch, dass Du, wenn Du Dich gemäß Deinem GenoTyp richtig ernährst, die natürliche Fähigkeit Deiner Gene steigern kannst, einen Schutz durch Antioxidantien zu schaffen, der sowohl AGE-Moleküle vorbeugt als auch bei ihrer Entfernung behilflich ist.

Wie Du Deine pränatale Geschichte liest

Nun, da Du verstehst, warum Deine pränatale Geschichte so wichtig ist, wird es Zeit herauszufinden, was während dieser neun entscheidenden Monate geschehen ist. Ich will damit nicht sagen, dass Du Deine Mutter anrufen sollst. Alles, was Du wissen musst, erfährst Du in den nächsten Kapiteln.

KAPITEL 3

Das Warum und Weshalb des GenoTyps

An dieser Stelle denkst Du vielleicht: «Ich verstehe, warum ich mehr über meine Gene wissen muss. Schließlich ist es für mich ja von Interesse, ob ich das Gen für Brustkrebs oder eine genetische Veranlagung zu Alzheimer habe. Und wenn mir Deine Ernährungsweise hilft, diese Gene stillzulegen, umso besser. Warum brauche ich aber Deine Berechnungen? Warum sollte ich mich nicht einfach auf gentechnische Labore verlassen?»

Erstens: Genetische Labortests sind teuer und zeitaufwendig. Du kannst immer nur ein Gen untersuchen lassen, und es gibt sie nur für bestimmte Erkrankungen – nicht für die Art von Veranlagungen, über die wir gesprochen haben (Gewichtszunahme, Reaktivität oder eine unangemessene Toleranz von «Eindringlingen»). Du wirst nicht nur sehr eingeschränkte Informationen über nur ein Gen erhalten, sondern wahrscheinlich auch nicht daran denken, Dich auf Krankheiten zu untersuchen lassen, von denen Du noch gar nicht weißt, dass Du eine Veranlagung für sie hast.

Zweitens: Es gibt nicht für alle genetischen Erkrankungen, die wir kennen, Labortests. Zum Beispiel gibt es keinen direkten Test für Alzheimer. Das sogenannte APO E4 Gen wird positiv mit Alzheimer korreliert, aber nur mit einer 35-prozentigen Wahrscheinlichkeit. Anders gesagt: Nur ungefähr jeder Dritte, der auf dieses Gen positiv getestet wird, wird diese Krankheit später einmal bekommen. Wie der Zufall es will, liefert eine sorgfältig studierte Familiengeschichte ungefähr dieselbe Menge an Informationen wie ein Labortest: Wenn Du zwei oder mehr Familienangehörige mit dieser Erkrankung hast, hast Du auch ein ungefähr 35-prozentiges Risiko, daran zu erkranken. Oder Du nimmst einen der drei GenoTypen-Rechner (einfach, mittel oder fortgeschritten) und findest heraus, ob Du zu einem der GenoTypen gehörst, die das höchste Risiko für diese Erkrankung haben. Die zwei letztgenannten Möglichkeiten sind genauso effektiv wie der Labortest – und günstiger. Der Geno-Typen-Rechner hat einen weiteren Vorteil: Wenn Du Deinen GenoTyp erst einmal kennst, kannst Du mit Deiner eigenen individualisierten GenoTypen-Ernährung daran anknüpfen und so diese Erkrankung besser vermeiden.

Drittens – und das ist der wichtigste Punkt – ***werden die meisten Erkrankungen, die wir kennen, nicht durch ein einzelnes Gen verursacht, sondern durch die Interaktion mehrerer Gene.*** Diese Art von Interaktion können wir mithilfe von Labortests noch nicht messen. GenoTypen vermitteln ein klares Bild, zu welcher der sechs grundlegenden Interaktionen Du neigst und für welche Erkrankungen Du demzufolge veranlagt bist. GenoTypen-Rechner können Dir also im Gegensatz zu Labortests einen Eindruck von einigen der wichtigsten Risikofaktoren geben – und das anhand einer Reihe von einfachen Techniken, die Du zu Hause in einer halben Stunde mühe- und kostenlos durchführen kannst.

Wie funktioniert der GenoTypen-Rechner?

Für welchen GenoTypen-Rechner Du Dich auch entscheidest (ich führe Dich gleich Schritt für Schritt durch), Du sollst bestimmte Teile Deines Körpers ausmessen oder testen – Bein- und Oberkörperlänge, Länge der Zeige- und Ringfinger und weitergehend auch Deinen Bluttyp. Später führst Du noch ein paar zusätzliche Messungen und Beobachtungen durch, wie die Form Deiner Zähne, Fingerabdrücke und einige andere – diese brauchen wir, um zu bestimmen, wie genau Du Deinem GenoTyp entsprichst.

Denk daran, Dein GenoTyp entspricht einer Überlebensstrategie, die von Deinen Genen und Deinen Zellen als Reaktion auf Deine pränatale Umgebung ausgearbeitet wurde. Wir können Deine pränatale Umgebung an der Länge Deiner Beinknochen (die auf die Anwesenheit von Wachstumsfaktoren hinweist), an Deinen Fingerabdruckmustern (die den Hormonspiegel anzeigen) und anderen grundlegenden Merkmalen ablesen. An und für sich bedeuten diese körperlichen Merkmale nichts: Sie bereiten Dir im späteren Leben keine Probleme, und sie haben keinen Einfluss auf Deine Gesundheit und Dein Wohlbefinden. Sie sind jedoch Symptome für Interaktionen, die im Mutterleib stattfanden – Interaktionen, die Dich für bestimmte Erkrankungen und für bestimmte Formen der Gewichtsabnahme prädisponieren.

Viele der körperlichen Merkmale, die durch die Berechnungen erfasst werden, gleichen dem goldfarbenen Fell der Agouti-Maus, über die Du in Kapitel 2 gelesen hast. An sich bedeutete das goldfarbene Fell nichts. Es korrelierte jedoch zufällig mit Genen, die tatsächlich eine Bedeutung hatten – den Genen für Fettleibigkeit, die diese Mäuse für eine Gewichtszunahme, Diabetes und viele andere Erkrankungen, die mit Fettleibigkeit zusammenhängen, prädisponierten. Sobald die Fettleibigkeits-Gene im Mutterleib stillgelegt wurden, indem der Mutter eine metyhlreiche Ernährung verfüttert wurde, kamen die Mäuse schlank und gesund zur Welt – und ihr Fell war braun. Es gibt keinen vernünftigen Grund, warum ein braunes Fell mit Schlankheit assoziiert wird und ein goldenes für Fettleibigkeit stehen sollte. Diese Gene waren einfach zufällig miteinander verbunden, so wie es viele Deiner Gene sind. Wenn wir also verdächtige körperliche Anzeichen entdecken, können wir daran die Interaktion des genetischen Erbes mit der pränatalen Erfahrung ablesen – und dadurch Deinen GenoTyp bestimmen.

Auf den ersten Blick erscheinen die Fragen bei diesem Test etwas abschreckend, besonders die, die Teile Deines Körpers betreffen, über die Du Dir noch nie viele Gedanken gemacht hast. So hast Du wahrscheinlich noch nie Deine eigenen Fingerabdrücke genommen oder Dich gefragt, ob Deine Beine länger als Dein Oberkörper sind. Du hast sicherlich auch noch nie zur Kenntnis genommen, ob die Innenseite Deiner zwei vorderen Schneidezähne «schaufelförmig» (ausgehöhlt) ist oder ob Du auf Deinem ersten Backenzahn einen extra Höcker hast. Wenn Du also zum ersten Mal die Liste an Fragen durchgehst, stellst Du wahrscheinlich fest, dass Du Dich etwas überwältigt fühlst.

Keine Sorge. Die Messungen sind eigentlich ganz leicht und mithilfe eines Freundes innerhalb von dreißig Minuten durchzuführen. Wenn Du gleich mit dem Test starten willst, gehe direkt zu Teil 2, wo ich Dich durch jede einzelne Messung führe. Du brauchst nur ein paar einfache Gegenstände, die Du wahrscheinlich sowieso schon im Haus hast, und Du wirst überrascht sein, wie einfach alles ist.

Wenn Du jedoch wissen willst, warum ich all diese Messungen in den Test einbezogen habe – und welche faszinierenden Informationen sie über Dich und Dein genetisches Potenzial liefern – dann lies weiter. Du wirst gleich mehr über jene entscheidenden neun Monate erfahren, die das einzigartige Wesen geschaffen haben, das Du bist. Und es kommt noch besser, Du bekommst die Werkzeuge an die Hand, mit denen Du herausfinden kannst, wie Du die beste Version Deiner selbst werden kannst.

Den Rest dieses Kapitels werde ich erläutern, warum diese Messungen und Tests unverzichtbar sind, um Deinen GenoTyp zu definieren. Wenn Du eher zu den «Machern» gehörst, dann gehe ruhig weiter zu Kapitel 4 und fange direkt an. Du musst die Wissenschaft nicht unbedingt verstehen, um Deinen GenoTyp zu bestimmen oder die GenoTypen-Ernährung zu befolgen – auch wenn Du wahrscheinlich den Kopf vor Verwunderung darüber schütteln wirst, wie so anscheinend unwesentliche Informationen etwas Wichtiges über Deinen Körper, Deine Gesundheit und die Erhaltung Deines optimalen Gewichts preisgeben können. Keine Sorge: Hinter jeder Frage steckt eine solide wissenschaftliche Begründung. Dieses Kapitel ist für die Leser gedacht, die das Warum und Weshalb kennen wollen, bevor sie etwas machen.

Welche Wahl Du auch immer triffst, ich möchte Dich wissen lassen, wie ich diese Rechner entworfen habe. Zuallererst wollte ich, dass jede Frage einfach und zu Hause gut zu beantworten ist. Auf der elementarsten Ebene (dem Einfachen GenoTypen-Rechner), wird nur ein Lineal, ein Maßband und etwas Tinte und Papier für den Stärketest-Teil benötigt. Wenn Du Deinen Bluttyp kennst, kannst Du gleich zum Mittleren GenoTypen-Rechner gehen und dort diese zusätzliche Information eingeben. Um Deinen GenoTyp auf dem Niveau des Fortgeschrittenen GenoTypen-Rechners zu bestimmen, musst Du Deinen AB0- und Rhesus-Bluttyp sowie Deinen Sekretorstatus kennen. (Diesen Rechner werden vor allem Leser der Bluttypen-Ernährung verwenden.)

Zweitens wollte ich, dass es auf jede Frage eine klare, objektive Antwort gibt. Du wirst keine Antworten auf ungenaue Fragen erraten müssen, wie die, ob Du «einen aktiven, vitalen Lebensstil vorziehst» oder ob Du «lieber einen ruhigen Abend zu Hause verbringst». Die Antworten auf jede einzelne Frage sollten klar und unmissverständlich sein. Das bedeutet, dass Du diesen Test nicht «falsch» verstehen und keine Fehler machen kannst. Da die Informationen jedes GenoTyps dazu neigen, sich in erkennbare Muster zu gruppieren, gibt es viele integrierte Doppelungen – Menschen mit bestimmten Fingerabdruckmustern neigen auch dazu, gewisse Körperformen zu haben, Menschen mit bestimmten Familiengeschichten tendieren dazu, gewisse Verhältnisse der Fingerlängen zu haben, und so weiter. Die Fragen, die Du beantworten kannst, werden also die wenigen ausgleichen, bei denen Du Dir unsicher bist.

Letztendlich steht jede Frage in direktem Zusammenhang mit einem einflussreichen genetischen Prozess, auf den sich die Ernährung und die Lebensart auswirken können. Jedes körperliche Merkmal, nach dem ich Dich frage, ist ein Anzeichen für einen biologischen Prozess, wie das goldene Fell der Agouti-Maus, den Du durch Deine GenoTypen-Ernährung verändern kannst. Jede Information, die dieser Test aufdeckt – von einer Tendenz zu Gewichtszunahme bis hin zum erhöhten Risiko für eine Herzerkrankung – hilft Dir dabei, informierte, produktive Entscheidungen zu treffen. Du wirst nichts über Untergangsprognosen erfahren, die Du nicht kontrollieren kannst. Stattdessen informierst Du Dich über Tendenzen und potenzielle Bedrohungen, die Du mithilfe Deiner GenoTypen-Ernährung und dem Bewegungsplan angehen kannst.

Natürlich kann keine Ernährung Dir dabei helfen, für immer zu leben oder eine unendliche Jugend zu bewahren – zumindest muss diese erst noch erfunden werden. Aber wenn Du auf der Suche nach einer Ernährung bist, die Deine Chancen auf ein langes Leben, Vitalität und optimales Gewicht verbessert, wirst Du in Teil 4 fündig. Der Weg zu dieser Ernährung führt über die GenoTypen-Rechner.

Jetzt wird es aber Zeit, dass wir uns mit den Rechnern befassen. Und das wird Dich erwarten: Der GenoTypen-Rechner besteht aus zwei Teilen: ***dem Rechner selbst*** und einem Abschnitt, der ***die Stärken Deines GenoTyps testet***.

Als Erstes musst Du Dich nur für einen Rechner (einfach, mittel oder fortgeschritten) entscheiden.

Wähle Deinen GenoTypen-Rechner

Der erste Schritt für die Bestimmung Deines GenoTyps ist die Entscheidung, welcher Rechner am besten für Dich geeignet ist. Die GenoTypen-Ernährung kann mit Dir wachsen. Vielleicht entscheidest Du Dich heute zu Beginn für den einfachen Rechner, um in Gang zu kommen. Oder Du bist einer meiner Leser der Bluttypen-Bücher und kannst die elementare Ebene auslassen und Deine Reise mit einem etwas genaueren Diagnosewerkzeug beginnen. Egal auf was für einem Level Du mit Deinem GenoTypen-Ernährungsprogramm beginnst, Du kannst immer zum Ausgangspunkt zurückkehren, sobald Du über mehr Informationen verfügst, und dann einen komplexeren Rechner benutzen.

Jeder Rechner erfordert einen bestimmten Informationsstand. Der Einfache GenoTypen-Rechner bedarf zweier einfacher Körpermessungen, während der Fortgeschrittene GenoTypen-Rechner zusätzlich zu diesen zwei Messungen noch Deinen Bluttyp und Deinen Sekretorstatus benötigt.

Beginnen wir also mit einer kurzen Anleitung, wie Du entscheidest, welcher GenoTypen-Rechner der richtige für Dich ist:

- Wenn Du Deinen AB0- und Rhesus-Bluttyp nicht kennst, absolvierst Du den Einfachen GenoTypen-Rechner.
- Wenn Du Deinen AB0-Bluttyp kennst, verwendest Du den Mittleren GenoTypen-Rechner.
- Wenn Du sowohl Deinen AB0- und Rhesus-Bluttyp als auch Deinen Sekretorstatus kennst, benützt Du den Fortgeschrittenen GenoTypen-Rechner.

Unabhängig davon, für welchen Rechner man sich entscheidet, führt jeder die zwei grundlegenden Messungen durch und beantwortet eine Reihe von Fragen, führt Messungen und Beobachtungen durch, die es möglich machen, festzustellen, wie genau man dem Gesamtbild des GenoTyps entspricht. Ich nenne das «die Stärke des GenoTyps testen», es vermittelt uns einen guten Eindruck davon, wie man seine GenoTypen-Ernährung strukturieren und seine Nahrungsergänzungsmittel in einem Protokoll erfassen kann.

Der Einfache GenoTypen-Rechner

Auf diesem elementaren Level kannst Du Deinen GenoTyp bestimmen, indem Du folgende Anweisungen ausführst:

- Miss die Länge Deines Oberkörpers und Deiner Beine.
- Miss die Länge Deines Zeige- und Deines Ringfingers an beiden Händen.
- Erfülle die Anforderungen für den Stärketest Deines Geno-Typs.
- Fülle den Einfachen GenoTypen-Rechner aus, um Deine vier Top-Kandidaten unter den GenoTypen zu bestimmen.
- Teste die Stärke beider Kandidaten, um den GenoTyp zu bestimmen, der am besten auf Dich zutrifft.

Die geeigneten Methoden für diese Messungen bringe ich Dir im nächsten Kapitel bei. Jetzt möchtest Du bestimmt etwas über die Wissenschaft hinter diesen Messungen und ihren Einbezug in den GenoTypen-Rechner erfahren.

Messung Nr. 1

Was ist länger, Dein Oberkörper oder Deine Beine?

In Teil 2 führe ich Dich durch das tatsächliche Messverfahren. Zunächst möchte ich erwähnen, dass das Verhältnis der Beine zum Oberkörper ein Anzeichen für Wachstumshormone ist, besonders für die insulinähnlichen Wachstumsfaktoren 1 und 2 (IGF-1, IGF-2), mit denen Du im Mutterleib und in der frühen Kindheit in Berührung gekommen bist. Insulinähnliche Wachstumsfaktoren sind deshalb so wichtig, weil sie eng mit dem Wachstum und der Körpergröße verbunden sind.

Und jetzt wird es interessant. Die Beinlänge und Körpergröße korrelieren im Allgemeinen mit dem Risiko für verschiedene Krankheiten. Zum Beispiel scheinen eine kleine Körpergröße und kurze Beine das Risiko für Übergewicht und Diabetes Typ 2 im mittleren Alter zu erhöhen. Eine kurze Beinlänge wird generell mit dem Risiko für koronare Herzerkrankungen in Verbindung gebracht.

Andererseits scheint eine große Körperlänge das Risiko für Krebs zu erhöhen, vor allem für hormonell bedingte Krebsarten wie Brust- und Prostatakrebs, die mit einer großen Menge an IGF-1 assoziiert werden. Es könnte sein, dass große Menschen früher in die Pubertät kommen und so länger adulten Konzentrationen von Sexualhormonen ausgesetzt sind, was zu Prostatakrebs bei Männern und Brustkrebs bei Frauen führen kann.

Beine, die gleich lang oder kürzer als Dein Oberkörper sind, sind Indikatoren für die GenoTypen Lehrer und Explorer, die zu einem sehr niedrigen Schwerpunkt neigen. Da diese Leute den Acker bestellen mussten, bevor die landwirtschaftliche Technologie entwickelt wurde, die ihnen diese Arbeit erleichtern sollte, waren sie vielleicht so gebaut, damit sie schaufeln, heben und andere schwere Arbeit verrichten konnten.

Als eine Patientin von mir vernahm, dass kleine Menschen eine Veranlagung für Herzerkrankungen und große Menschen eine für Krebs haben, fragte sie mich etwas traurig, ob es nicht eine ideale Körpergröße gebe, die weniger Gesundheitsrisiken darstelle. Ich habe ihr mit den Worten meines Lieblings-Onkologieprofessors geantwortet, der vielleicht Jim Morisson zitiert hat: «Keiner kommt hier lebend raus.» Wir sterben alle irgendwann – das kann die beste Ernährung der Welt nicht verhindern. Die richtige Ernährung für Deinen GenoTyp kann jedoch Dein Leben und Deine Vitalität verlängern und Dein Risiko für Erkrankungen, für die Dein GenoTyp anfällig ist, senken.

In dieser Hinsicht ist es gut zu wissen, dass dieses Verhältnis dabei hilft, Deinen GenoTyp vorauszusagen, weil Dich das zu einer möglichst gesunden Ernährung anleiten wird.

Wenn wir bei den tatsächlichen Messungen in Teil 2 angelangt sind, bringe ich Dir auch bei, wie Du bestimmen kannst, ob Dein Oberschenkel länger als Dein Unterschenkel ist. Für den Einfachen GenoTypen-Rechner brauchst Du diese Angabe nicht, jedoch für die Beantwortung der Fragen, die die Stärke testen. Also erledige diese Messung, solange Dein Freund da ist und Du alles parat hast. Längere Oberschenkel sind ein Kennzeichen für die GenoTypen Sammler und Nomade, während längere Unterschenkel ein Schlüsselfaktor für die Genotypen Krieger und Jäger sind.

Für diejenigen unter Euch, die sich fragen, was passiert, wenn beide gleich lang sind, Ihr könnt Euch entspannen: Die Entscheidung fällt dann immer für den Oberkörper oder den Unterschenkel.

Messung Nr. 2

Welcher ist länger, Dein Ringfinger oder Dein Zeigefinger?

Dieses scheinbar triviale Detail – das Zeige- zu Ringfinger-Verhältnis, oder wissenschaftlich ausgedrückt D2:D4 (das «D» steht für Finger, engl. digit) – ist tatsächlich ein hervorragendes Zeichen für die Einwirkung von Sexualhormonen. Ein längerer Ringfinger bedeutet, dass Du im Mutterleib mit mehr Androgenen in Berührung gekommen bist (Androgene sind eine Vorstufe von Testosteron); ein längerer Zeigefinger bedeutet, dass Du mit höheren Östrogenmengen in Kontakt warst.

Die Messergebnisse beider Hände zu vergleichen, gibt einen Hinweis auf Symmetrie, auf den Grad der «Gleichheit» einer Körperseite zur anderen. Asymmetrie ist ein deutliches Anzeichen für entwicklungsbedingten Stress im Uterus. Die Verhältnisse von D2 und D4 wurden auch mit der Funktion einer wichtigen Gruppe von Genen, die als Hox-Gene bekannt sind, in Verbindung gebracht. Hox-Gene kommen bei fast allen Spezies vor, sie kontrollieren die Art und Weise, wie der Körper seine «Segmente» erschafft wie beispielsweise Kopf, Hals, Brustkorb und Bauchraum. Die Fingerlänge kann Dir also viel über Dich selbst sagen.

Längere Ringfinger an beiden Händen sind ein Grundgedanke für den GenoTyp Jäger, obwohl auch Menschen anderer GenoTypen dieses Muster haben, darunter die GenoTypen Explorer und Nomade. Mehr männliche Hormone tragen tendenziell zu einer eher männlichen («andric») Figur bei: größer, schlanker, muskulöser. Beim Explorer jedoch sind diese Muster normalerweise ***asymmetrisch zum Geschlecht*** – mit anderen Worten, Du wirst längere Ringfinger vor allem bei weiblichen Explorern vorfinden. Der GenoTyp 6, der Nomade, ist normalerweise ***symmetrisch zum Geschlecht***, das heißt, dass Du längere Ringfinger bei männlichen und längeren Zeigefingern bei weiblichen Nomaden finden kannst.

Längere Zeigefinger an beiden Händen ist ein Kennzeichen des GenoTyps Sammler, obwohl sie auch bei weiblichen Nomaden und gelegentlich bei Lehrern vorkommen. Das ist wahrscheinlich der Grund, warum Sammler eher eine weibliche («gynic»), rundliche Figur haben.

Ein unterschiedliches Ergebnis an jeder Hand (das heißt, ein längerer Ringfinger an der einen und ein längerer Zeigefinger an der anderen Hand) ist ein Kennzeichen des GenoTyps 3, Lehrer, obwohl dies auch beim GenoTyp 2, dem Sammler, vorkommt.

Wenn also der Einfache GenoTypen-Rechner der Rechner Deiner Wahl ist, kannst Du gleich zu dem Abschnitt weitergehen, der die Tests beschreibt, die Du für den Stärketest Deines GenoTyps brauchst. Wenn Du vorhast, den Mittleren oder Fortgeschrittenen GenoTypen-Rechner anzuwenden, lies weiter.

Der Mittlere GenoTypen-Rechner

Auf dieser Stufe kannst Du Deinen GenoTyp so bestimmen:

- Miss die Länge Deines Oberkörpers und Deiner Beine.
- Miss die Länge Deines Zeigefingers und Deines Ringfingers an beiden Händen.

- Erfülle die Anforderungen für den Stärketest Deines GenoTyps.
- Teste Deinen AB0-Bluttyp (oder finde eine Information darüber).
- Fülle den Mittleren GenoTypen-Rechner aus, um Deinen GenoTyp zu bestimmen.
- Teste die Stärke beider Kandidaten, um den GenoTyp zu bestimmen, der am besten auf Dich zutrifft.

Jetzt verfügen wir über die ersten der «klassischen» Gene – die einzelnen Gene, die uns so viel darüber verraten, wer wir sind und was wir brauchen. Diese Gene sind klassisch, weil sie seit dem Augenblick ihrer Entdeckung Teil der genetischen Landschaft waren und weil sie trotz aller Innovationen in den letzten Jahren immer noch einen bedeutenden Einfluss auf unser Verständnis der Auswirkungen von Genen und Gesundheit haben.

Test Nr. 1

Welchen AB0-Bluttyp hast Du?

Beim Mittleren GenoTypen-Rechner kannst Du Deinen GenoTyp mit Deinem Bluttyp in Beziehung setzen, besonders dann, wenn Du aus meinem früheren Buch *Eat Right for Your Type* schon etwas über Deinen Bluttyp erfahren hast. Menschen mit der Blutgruppe 0 sind höchstwahrscheinlich die GenoTypen Jäger oder Sammler und ein paar sind Explorer. Menschen mit der Blutgruppe A gehören sehr wahrscheinlich zu den GenoTypen Lehrer oder Krieger, obwohl einige auch Explorer sind. Menschen mit der Blutgruppe B sind höchstwahrscheinlich der GenoTyp Nomade, obwohl es auch einige gibt, die entweder Sammler oder Explorer sind. Und Menschen mit der Blutgrupp AB sind aller Wahrscheinlichkeit nach Nomaden oder Krieger, einige sind aber auch Explorer und ein paar Lehrer.

Wie Du sehen kannst, sind Explorer die alles umfassende Gruppe, das Schweizer Taschenmesser unter den GenoTypen: Sie sind der einzige GenoTyp, der Mitglieder aller vier Bluttgruppen hat. Andererseits gehörst Du höchstwahrscheinlich auch dann zu den Explorern, wenn Du Rh-negativ bist.

Wenn Du *Eat Right for Your Type* gelesen hast, dann weißt Du bereits, dass viele Erkrankungen mit manchen Bluttypen eher korrelieren als andere. Der Bluttyp 0 ist anfälliger für Cholera und die Pest, Typ A für Pocken, Typ B für viele Arten von Grippe, und Typ AB für Malaria. Bluttypen hängen auch mit dem Magensäurespiegel, der Reaktion auf Lektine und Gluten (in Weizen und anderen Getreidesorten enthalten) und mit den Bakterienarten zusammen, die in Deinem Verdauungstrakt angesiedelt sind. Demzufolge passen verschiedene Ernährungsweisen zu verschiedenen Bluttypen, dabei braucht man bei Typ 0 eine eher fleischhaltige Ernährung, Typ A hat tendenziell einen vegetarischen Ansatz und Typ B liegt irgendwo dazwischen. Wenn Du neugierig geworden bist, welche Rolle Bluttypen dabei spielen könnten, dass Du für bestimmte Krankheiten anfällig bist, empfehle ich Dir meine Bücher *The Complete Blood Type Encyclopedia* und *Live Right for Your Type*.

Wie wir in meinen früheren Büchern über Bluttypen erfahren haben, verursacht Dein Bluttyp keine Immunreaktionen oder Verdauungsprobleme. Wie bei dem goldfarbenen Fell der Agouti-Maus steht er einfach in Zusammenhang mit ihnen. Anstatt also selbst einen epigenetischen Einfluss auszuüben, beeinflusst der Bluttyp die Umgebung, in der diese epigenetischen Entscheidungen getroffen werden. Zum Beispiel ist Dein Bluttyp, wenn Du erst eine Woche alt bist, damit beschäftigt festzulegen, wann Dein angehendes Kreislaufsystem mit der Anlegung der Arterien beginnen sollte, so wie ein Vermessungsingenieur, der immer dem Team von Arbeitern vorangeht und ihnen sagt, wo die Straße gebaut werden soll.

Wie wir gesehen haben, stellen die sechs GenoTypen sechs verschiedene Überlebensstrategien dar. Einige Ausprägungen dieser Strategien haben einen offensichtlichen Zweck, wie beispielsweise ob Dein System reaktiv (so ausgerichtet, dass es gegen ansteckende Krankheiten schützt), sparsam (darauf ausgerichtet, an Kalorien festzuhalten) oder altruistisch (darauf ausgerichtet, verschiedene Umgebungen zu tolerieren) ist. Einige haben eindeutige Ursachen, wie beispielsweise die Anwesenheit von Wachstumsfaktoren, die Deine Knochen wachsen lassen oder das Vorhandensein von Sexualhormonen, die die Länge verschiedener Finger beeinflussen.

Der Bluttyp gehört zur letzten Kategorie. Er beeinflusst nicht Deine Gesundheit an sich. Niemand stirbt, weil er einen bestimmten Bluttyp hat. Aber als Anzeichen der Vorgänge in Deinem System, hängt er mit so vielen anderen wichtigen Informationen zusammen, dass er eines der bedeutendsten körperlichen Merkmale ist, die wir besitzen.

Wenn Deine Wahl also auf den Mittleren GenoTypen-Rechner fällt, kannst Du zu dem Abschnitt weitergehen, der die Tests beschreibt, die Du für das Stärketesten Deines GenoTyps benötigst. Wenn Du vorhast, den Fortgeschrittenen GenoTypen-Rechner zu verwenden, lies weiter.

Der Fortgeschrittene GenoTypen-Rechner

Auf dieser Stufe kannst Du Deinen GenoTyp anhand folgender Angaben bestimmen:

- Miss die Länge Deines Oberkörpers und Deiner Beine.
- Miss die Länge Deines Zeigefingers und Deines Ringfingers an beiden Händen.
- Erfülle die Anforderungen für den Stärketest Deines GenoTyps.
- Teste Deinen AB0- und Rhesus-Bluttyp (oder finde Informationen darüber).
- Teste Deinen Sekretorstatus.
- Fülle den Mittleren GenoTypen-Rechner aus, um Deinen GenoTyp zu bestimmen.
- Teste die Stärke der Kandidaten, um den GenoTyp zu bestimmen, der am besten zu Dir passt.

Auf der Fortgeschrittenen Stufe berücksichtigst Du zusätzlich zu den Messungen und Tests des Einfachen und des Mittleren Rechners Deinen Sekretorstatus.

Test Nr. 2
Welchen Rh-Bluttyp hast Du?

Auch wenn es klinisch relevant ist, ist das Rhesus- (oder Rh)-Blutgruppensystem in den Körperflüssigkeiten und -geweben nicht so weit verteilt wie die AB0-Blutgruppen. Dennoch ist es ein wichtiger genetischer und anthropologischer Marker. In der GenoTypen-Ernährung kommt es als Teil des Stärketests für den GenoTyp Explorer sowie auch beim Fortgeschrittenen GenoTypen-Rechner zum Einsatz.

Test Nr. 3
Welchen Sekretorstatus hast Du?

Dieser Test wird für den Fortgeschrittenen GenoTypen-Rechner benötigt.

Wenn Du den Fortgeschrittenen GenoTypen-Rechner verwenden willst und dafür Deinen Sekretorstatus bestimmen musst, dann schlage bitte im hinteren Teil des Buches nach, dort findest Du Informationen, wie Du ein Kit für die Bestimmung des Sekretorstatus erwerben kannst. Der Test für den Sekretorstatus gestaltet sich nicht so leicht wie der für Deinen AB0- oder Rh-Bluttyp; Du musst eine Speichelprobe* im Labor analysieren lassen. Der Test ist im Vergleich zu den meisten genetischen Tests jedoch nicht teuer und die Information, die Dir Dein Sekretorstatus liefert, kann wirklich Dein Leben verändern und sogar lebensrettend sein. Beachte bitte, dass es ungefähr drei Wochen dauert, bis Du die Ergebnisse Deiner Speichelprobe erhältst.

Der Sekretorstatus ist eng mit Deinem AB0-Bluttyp verbunden, da das Sekretor-Gen kontrolliert, ob Du Dein AB0-Bluttypen-Antigen in Deine Körperflüssigkeiten absonderst («sekretierst») oder nicht.

Während der Bluttyp von uns allen anhand eines Tropfen Blutes unter dem Mikroskop bestimmt werden kann, sondern ungefähr 85 Prozent von uns den Bluttyp in ungebundener Form ab, dabei wird er in unsere Körperflüssigkeiten wie Schweiß, Sperma, Schleim, Speichel

---

* s. Anmerkung Seite 21.

und so weiter gepumpt. Diese Menschen werden Sekretoren genannt, und wenn wir wollten, könnten wir ihren Bluttyp vermutlich auch mithilfe einer Speichel- oder Spermaprobe bestimmen. Cirka 15 Prozent der Weltbevölkerung fehlt das Sekretorallel, sie werden folglich *Nicht-Sekretoren* genannt.

Der Sekretorstatus hat bedeutende Auswirkungen auf unseren Stoffwechsel und unsere Immunfunktion. Nicht-Sekretoren beispielsweise verfügen über eine geringere Anzahl an fettabbauenden Enzymen, und sie haben eine Veranlagung für Entzündungsprobleme wie Arthritis.

Wie Du die Stärke Deines GenoTypes überprüfst

In diesem Abschnitt werde ich einige der Messungen beschreiben, die Du eventuell in Kapitel 5 durchführen musst, um festzustellen, wie genau Dein errechneter GenoTyp auf Dich zutrifft. Der Stärketest liefert Dir nicht nur einige faszinierende Einblicke in das, was Dich so einzigartig macht, er hilft Dir auch dabei, den Grad der Übereinstimmung mit Deinem GenoTypen-Programm zu bestimmen. Wenn Du den Einfachen GenoTypen-Rechner verwendest, kannst Du mithilfe der Informationen in diesem Abschnitt die finale Auswahl aus den vier GenoTypen-Kandidaten treffen, die der Einfache Rechner vorgeschlagen hat.

Ich werde Dir die genauen Methoden für diese Messungen und Beobachtungen im nächsten Kapitel erklären. Für den Moment dachte ich mir, dass Du gerne etwas über die Wissenschaft im Hintergrund erfahren willst und warum sie dabei helfen kann, Deinen GenoTyp zu bestimmen.

Die fünf grundlegenden Fragen

Im Gegensatz zu ein paar anderen Ernährungsweisen macht die GenoTypen-Ernährung keinen Gebrauch von «fragebogenartigen» Fragen, um Deinen GenoTyp zu bestimmen. Diese Arten von Fragen sind offensichtlich subjektiv, das heißt, sie haben für verschiedene Menschen eine unterschiedliche Bedeutung. Die fünf grundlegenden Fragen, die für den Stärketest Deines GenoTyps verwendet werden, sind einfach Ja-Nein-Fragen, die sehr wenig Raum für Interpretationen lassen – entweder sie treffen auf Dich zu oder nicht.

Frage Nr. 1

- **Reagierst Du sensibel auf Koffein? Würde eine Tasse Kaffee Dich die ganze Nacht wachhalten? Oder bist Du unempfindlich?**

Koffeinempfindlichkeit ist ein klassisches Merkmal des GenoTyps Explorer. Der Grund dafür ist ein Gen, das der Explorer hat und das aus ihm einen sogenannt langsamen Acetylierer macht. Du musst Dir diesen technischen Begriff nicht merken. Aber Du willst vielleicht wissen, dass unter ***Acetylierung*** der chemische Prozess verstanden wird, den Deine Leber anwendet, um alle Fremdkörper, die in Deinen Körper eindringen, zu entgiften. Drogen, Alkohol und sogar verschriebene Medikamente werden alle von Deiner Leber als Toxine gedeutet, die aus Deinem System entfernt werden müssen. Menschen mit «schnellen Acetylierungs»-Genen führen diese Entgiftung rasch und wirkungsvoll durch. Das sind dann die Menschen, die Alkohol wirklich vertragen können, die auf Medikamente nicht so sensibel reagieren und die normalerweise keine Lebensmittelvergiftung kriegen oder heftige Reaktionen auf Zigarettenrauch zeigen. Der GenoTyp Krieger ist normalerweise ein schneller Acetylierer. Schnelle Acetylierer haben ihre ganz eigenen Probleme – zum Beispiel können sie die Karzinogene in gekochtem Fleisch nicht so gut abbauen, was ihr Risiko für Darmkrebs erhöhen kann.

Langsame Acetylierer hingegen können ihren Körper nicht so gut von fremden Substanzen reinigen. Ein Drink ist schon zu viel für sie; die Medikamentendosis, die die meisten Leute einnehmen, bewirkt bei ihnen Schwindel, Übelkeit, eine Reizüberflutung und Schläfrigkeit. Während es bei jedem GenoTyp ein paar langsame Acetylierer geben kann, kommen sie doch überwiegend bei Explorern vor.

Fragen Nr. 2, 3, 4, 5

- **Gab es bei Euch, Deinen Eltern, Großeltern und Geschwistern zwei oder mehr Fälle von klinischer Depression oder kognitiven Störungen wie Alzheimer?**
- **Gab es bei Euch, Deinen Eltern, Großeltern und Geschwistern zwei oder mehr Fälle von Herzerkrankungen, Herzinfarkten oder Diabetes?**
- **Gab es bei Euch, Deinen Eltern, Großeltern und Geschwistern zwei oder mehr Fälle von Krebs?**
- **Gab es bei Euch, Deinen Eltern, Großeltern und Geschwistern zwei oder mehr Fälle von Autoimmunkrankheiten (Lupus, Rheumatoide Arthritis, Multiple Sklerose)?**

Um es noch einmal zu betonen, diese Krankheiten können Menschen jedes GenoTyps treffen, doch sie stehen tendenziell mit bestimmten GenoTypen in Zusammenhang. Einiges davon ist statistisch erwiesen: Ich kann belegen, wie die Krankheitsbilder verlaufen. Einiges ist biologischen Ursprungs: Ich kann erklären, warum manche Eigenschaften eines GenoTyps Menschen für bestimmte Erkrankungen prädisponieren können.

Beispielsweise neigt der GenoTyp Jäger zu einem extrem reaktiven Immunsystem, das auf Anhieb Entzündungen verursacht. Entzündungen (die erhöhte Produktion von weißen Blutkörperchen, die normalerweise mit Symptomen wie Hitze, Schmerz, Schwellungen und Rötungen einhergehen) sind die Reaktion des Körpers auf ein erkanntes Gift oder eine Bedrohung. Wenn der Körper mit einer aktuellen Bedrohung konfrontiert wird – beispielsweise dem Virus für eine gewöhnliche Erkältung oder dem potenziellen Infekt von einem Schnitt oder einer Wunde – sind Entzündungen äußerst nützlich, um den Eindringling zu bewältigen. Wenn der Körper überreagiert – auf das Staubkorn, das einen Asthmaanfall oder die Erdnuss, die einen anaphylaktischen Schock auslöst – dann ist die Reaktivität des Jägers kontraproduktiv. Das häufige Auftreten von Autoimmunkrankheiten in Deiner Familie, kann ein Hinweis für Jäger in Deiner Familie sein, was es wahrscheinlicher macht, dass Du deren reaktive Tendenzen geerbt hast.

Andererseits sind die GenoTypen Lehrer genau das Gegenteil: Ihr altruistisches Immunsystem heißt tendenziell alles in ihrer Umgebung willkommen – sogar Zellen, die sich zu Krebszellen entwickeln, oder bakterielle Eindringlinge, die es besser abwehren sollte. Eine familiäre Krebs-Historie könnte also ein Anzeichen für den GenoTyp Lehrer sein.

Die GenoTypen, die am anfälligsten für Herzerkrankungen, Schlaganfall und arterielle Störungen sind, sind die so genannten sparsamen GenoTypen: Sammler und Krieger. Krieger scheinen ein Blut zu haben, das normalerweise viskoser (dickflüssiger) ist und Arterien, die naturgemäß anfälliger für degenerative Veränderungen sein können. Sammler haben häufig Familienlinien mit vielen Fällen von Altersdiabetes. Die Achillesferse des GenoTyps Nomade ist die Verbindung zwischen seinem Nervensystem und seinem Immunsystem. Wie Lehrer sind auch Nomaden altruistisch, sie können jedoch bestimmte potenzielle Gefahren viel besser identifizieren als Lehrer. Dieser GenoTyp scheint Schwierigkeiten bezüglich der Kommunikation zwischen den verschiedenen Körpersystemen zu haben. Er hat dabei weniger Probleme mit dem Immunsystem oder dem Nervensystem, sondern vielmehr mit der Kommunikation zwischen diesen beiden.

In der Folge weisen sie eine eigentümliche Reihe von Abwehrmaßnahmen auf: Obwohl sie unempfindlich für die meisten Krankheiten sind, haben sie einige Schwachstellen, die tückische Räuber ausnützen können.

Fingerabdrücke: ein Abbild Deiner Entwicklung

Wir erinnern uns, Epigenetik ist die Wissenschaft der Geschehnisse bei Deiner Bürgerversammlung: die Interaktion zwischen den Genen, Deiner Umgebung und Deiner Ernährung. Ein wichtiges Kapitel in der Geschichte Deiner Bürgerversammlung findet im Mutterleib statt. Du kannst Dir Deine Fingerabdrücke als die einzelnen Minuten in dieser Versammlung vorstellen, Deine Aufzeichnung der Vereinbarungen, die von Deinem genetischen Erbe, Deiner pränatalen Ernährung und den Umweltsignalen, die Du im Mutterleib erhalten hast, getroffen wurden.

Fingerabdrücke gehören zu den Kennzeichen, die an sich keine Bedeutung haben – sie «machen» keinen Krebs oder setzen Dich einem Risiko für Herzerkrankungen aus. Da sie jedoch so stark mit Deiner epigenetischen Geschichte verbunden sind, können sie verwendet werden, um mögliche Gefahren für Deine Gesundheit wie Rheumatoide Arthritis, Herzerkrankungen, Diabetes und Krebs zu bestimmen. Sie können auch für die Identifizierung Deines GenoTyps eingesetzt werden.

Der technische Begriff für Fingerabdrücke ist ***Dermatoglyphen,*** Du brauchst Dir dieses Wort aber nicht zu merken, außer Du willst in einem kriminaltechnischen Labor arbeiten. Du kannst es jedoch hilfreich finden, um Dir vorzustellen, wie Deine Fingerabdrücke gebildet wurden, da Dir das ein besseres Bild Deiner epigenetischen Geschichte vermittelt.

Wenn Du ein kleiner, gerade einmal sechseinhalb Wochen alter Fötus bist, hast Du noch keine Fingerkuppen, sondern volare Polster, die bis zum Ende des ersten Trimesters weiterwachsen. Dann schrumpfen sie und die Knochen, die zu Deinen Fingern werden, sind bald mit Muskelfleisch und Haut bedeckt, die durch einzigartige Erhebungen gekennzeichnet sind, welche sich bis zur einundzwanzigsten Woche zu vollständig geformten Fingerabdrücken entwickeln.

Folglich hinterlässt jedes größere Ereignis zwischen der sechsten und der einundzwanzigsten Woche seine Spur in Deinem einzigartigen Muster von Schlaufen und Wirbeln. Tatsächlich ist das der Grund, warum eineiige Zwillinge keine identischen Fingerabdrücke haben.

Obwohl ihr genetisches Erbe genau gleich ist, unterscheidet sich ihre pränatale Erfahrung voneinander: Der eine Zwilling erhält mehr Nahrung, der andere kommt vielleicht mehr mit den Stresshormonen der Mutter in Kontakt, oder vielleicht ist sie in dieser Zeit ausgerutscht und hingefallen. Epigenetik ist der Grund, warum eineiige Zwillinge üblicherweise nicht identisch sind.

Du fragst Dich vielleicht, ob Deine Fingerabdrücke tatsächlich auf bestimmte Vorfälle hinweisen können, die sich während der Schwangerschaft Deiner Mutter ereigneten. Das können sie nicht, da sie keine Reihe einzelner Geschehnisse aufzeichnen, sondern vielmehr einen ganzen Prozess. Denk wieder an diese Bürgerversammlung. Angenommen, es wird ein Thema vorgestellt: «Wir müssen auf den Nährstoffmangel reagieren» oder «Wir müssen auf die Flut von Stresshormonen reagieren». Deine Gene, Umgebung und Ernährung eröffnen eine Diskussion: Sollen wir unsere Reaktion reaktiver machen? Sparsamer? Altruistischer? Vielleicht sollten wir lernen, Koffein schneller zu entgiften. Vielleicht bleiben wir dabei, es nur langsam zu entgiften.

In der Zwischenzeit bringen die Ernährung und Umgebung neue Informationen in die Diskussion ein und beeinflussen sie dementsprechend. Schließlich steht ein Ergebnis fest. Dieses Ergebnis, der Beschluss, der letzten Endes bei der Versammlung getroffen wurde, wird mithilfe der Muster Deiner Fingerabdrücke aufgezeichnet. Aus der Lektüre des Beschlusses kann man erschließen, welche Ernährungs- und Umweltfaktoren im Spiel waren und welche epigenetischen Entscheidungen getroffen wurden, die Dich in Richtung Deines gegenwärtigen GenoTyps gesteuert haben. Du kannst ermitteln, für welche Erkrankungen Du anfälliger bist und welche biologischen Stärken Du entwickelt hast. Und dann kannst Du diese Informationen dazu nutzen, um herauszufinden, welche Ernährungsweise Dir am meisten dabei hilft, Deine Stärken zu maximieren und Deine Schwächen zu minimieren.

Weil sie eine so gelungene Aufzeichnung Deines pränatalen Lebens sind, sind Fingerabdrücke ein wichtiger Hinweis sowohl für Deinen GenoTyp als auch für die Erkrankungen, die mit diesem in Zusammenhang stehen. Tatsächlich gibt es Tausende von Studien, die Fingerabdrücke mit potenziellen Gesundheitsrisiken in Verbindung bringen. Zum Beispiel hat eine Vielzahl von Studien herausgefunden, dass Patienten, die Fingerabdrücke mit acht- oder mehrfachem Vorkommen eines Musters besitzen, das «ulnare Schlaufen» genannt wird, eine Veranlagung für Alzheimer und kognitive Erkrankungen haben. Acht oder mehr ulnare Schlaufen sind auch ein Hauptmerkmal des GenoTyps Nomade – eben jener Gruppe, die eine starke Veranlagung für Alzheimer und kognitive Erkrankungen hat. (Selbstverständlich werde ich Dir in Teil 2 zeigen, wie Du Deine Fingerabdrücke nehmen und wie Du die wesentlichen Muster identifizieren kannst. Dort findest Du auch detaillierte Grafiken, mit denen Du Deine eigenen Fingerabdrücke vergleichen kannst.)

Gleichermaßen wurden Fingerabdruckmuster mit sechs oder mehr der so genannten Wirbel statistisch mit einem erhöhten Risiko für

Brustkrebs korreliert. Diese Wirbel sind auch ein Schlüsselmerkmal des GenoTyps Lehrer, der ein überdurchschnittliches Krebsrisiko haben kann. In der Tat haben sechs oder mehr Wirbel ungefähr die gleiche diagnostische Aussagekraft wie eine positive Mammographie und eine positive Brustbiopsie.

Zu guter Letzt sollte der GenoTyp Krieger, der tendenziell mehr als drei archetypische Fingerabdruckmuster hat, gewahr sein, dass es scheinbar einen Zusammenhang zwischen einem trägen Darm und Ausscheidungsproblemen gibt.

Wie Du sehen kannst, macht das Wissen über diese potenziellen Probleme die Einhaltung Deiner GenoTypen-Ernährung und des Bewegungsplans noch erforderlicher, weil sie Dir die optimale Chance geben, diese Gefahren zu vermeiden. In etwa wie ein Verkehrszeichen, das Dich vor einem kurvigen oder rutschigen Straßenabschnitt warnt und Dich auffordert, langsamer zu fahren oder auf die Bremse zu treten. Die richtige Ernährung gemäß Deinem GenoTyp kann Dir dabei helfen, dieses genetische Schicksal zu besiegen und Dir damit die hervorragende Aussicht auf ein langes und gesundes Leben sichern.

Symmetrien: Was Deine Finger offenbaren können

Manche GenoTypen sind mehr oder weniger symmetrisch als andere. Wie ich kurz im Abschnitt über die Fingerlänge erklärt habe, sind Unterschiede zwischen der rechten und der linken Körperhälfte häufig ein Anzeichen für entwicklungsbedingten Stress, dagegen steht Symmetrie tendenziell in Verbindung mit körperlicher Leistungsfähigkeit. Allgemein gilt: Je mehr Deine linke Seite Deiner rechten gleicht, desto gesünder bist Du und desto weniger Stress hast Du im Mutterleib erlebt. Je größer Deine Asymmetrie, desto härter war Deine Zeit als Fötus. Denn die linke und die rechte Körperhälfte entwickeln sich tendenziell separat voneinander: Zellen, die auf der einen Körperseite arbeiten, wissen nicht unbedingt, was ihr Gegenüber auf der anderen Seite tut. Bei gleichen Voraussetzungen würden die zwei Seiten derselben Logik folgen und sich identisch entwickeln. Wenn Stress jedoch die fötale Entwicklung beeinträchtigt, dann wahrscheinlich auf ungleichmäßige Weise – die Folge ist Asymmetrie. Eine einfache Formel lautet also: je mehr Stress, desto weniger Symmetrie.

Wie wir bereits festgestellt haben, ist eine Möglichkeit, die Symmetrie zu überprüfen, die Fingerlänge zu messen und die rechte mit der linken Hand zu vergleichen. Eine andere Methode sieht vor, dass die Muster spiegelbildlich überprüft werden, indem das Muster jedes Fingers mit dem des Fingers der anderen Hand verglichen wird. Zum Beispiel: Stimmt das Muster des Zeigefingers an der rechten Hand mit dem Muster des Zeigefingers an der linken überein?

Die symmetrischeren GenoTypen wie Jäger und Nomade haben häufig vier oder fünf übereinstimmende Fingerabdrücke an beiden Händen. Dagegen haben die asymmetrischeren GenoTypen wie der Sammler und der Explorer tendenziell drei oder mehr Finger, die nicht übereinstimmen. Ein besonders einzigartiges Merkmal des Explorers ist, dass die Zeigefinger normalerweise keine Übereinstimmung zeigen; sie haben am Zeigefinger der linken Hand vielleicht einen Wirbel und am Zeigefinger der rechten eine Schlaufe.

Die Händigkeit ist ebenfalls ein Spiegelbild der fötalen Umgebung. Um es nochmal zu sagen, dies ist nicht so fürchterlich bedeutsam, Explorer GenoTypen sind jedoch tendenziell eher linkshändig oder beidhändig im Vergleich zu den meisten anderen GenoTypen. Links- oder Beidhändigkeit sind Zeichen von fötalem Stress und wurden möglicherweise durch hormonelle Veränderungen während der Schwangerschaft verursacht.

Biometrie: Die physischen Spuren Deiner Zeit im Mutterleib

Biometrie ist sprichwörtlich «das Maß aller lebenden Dinge«: Eine Möglichkeit zur Ermittlung Deiner Morphologie und anderer Schlüsselfaktoren Deines physischen Ichs.

Es gibt zwei große Kategorien, die hilfreich für die Definition dieses Kapitels sind: die Einwirkung von Testosteron und einer hohen Anzahl an pränatalen Hormonen, den sogenannten Wachstumsfaktoren. Die andere umfasst Elemente, die auf ein weibliches, gynisches* Aussehen hinweisen: die Einwirkung von Östrogen und eine geringe Anzahl an Wachstumsfaktoren.

Der klassische «andrische»* GenoTyp ist der Jäger; das klassische «gynische» Profil der Sammler. Selbstverständlich kennen wir alle große schlaksige Frauen und rundere Männer; bei ihnen gab es eine überdurchschnittlich hohe pränatale Einwirkung von Hormonen «des anderen Geschlechts».

Uns interessieren auch bestimmte Aspekte, über die Du Dir bisher wahrscheinlich keine Gedanken gemacht hast: das Verhältnis Deiner Unter- und Oberschenkel sowie Deiner Beine und Deines Oberkörpers. Beide Angaben weisen auf die An- oder Abwesenheit von pränatalen Wachstumsfaktoren hin, die wiederum mit verschiedenen Arten von Stärken und Schwächen in Verbindung stehen.

In den 40er-Jahren des 20. Jahrhunderts hat sich gezeigt, dass die Lücke zwischen den Oberschenkeln direkt über den Knien ein guter Indikator für andrische versus gynische Tendenzen ist. Zwischenzeitlich kann ich bestätigen, dass, wie Du wahrscheinlich schon erraten hast, eine kleine Öffnung typischer für Frauen und in der Tat ein Schlüsselmerkmal für den GenoTyp Sammler ist, dessen hohe Anzahl an pränatalem Östrogen und dessen Sparsamkeit zu seinem runden Körper beitragen. (Wenn Du ein Mann mit einem Sammler GenoTypen-Profil bist, und davon gibt es viele, keine Sorge – bist Du deshalb nicht weniger männlich. Du hast einfach eine andere Reihe gesundheitlicher Belange, auf die Du achten und Deine Ernährung entsprechend anpassen musst, wie Du in Teil 4 lesen wirst.)

Dagegen sind größere Öffnungen charakteristischer für den GenoTyp 1, den Jäger, und zum Teil für den GenoTyp 5, den Krieger. Beide Typen haben aufgrund einer erhöhten Präsenz von Wachstumsfaktoren in ihrer pränatalen Umgebung tendenziell längere Knochen

---

* s. Anmerkung Seite 22.

und vor allem längere Beine. In Teil 2 gibt es eine Grafik, anhand derer Du einfacher erkennen kannst, ob die Öffnung zwischen Deinen Oberschenkeln groß oder klein ist.

Ein weiterer einfacher, doch nützlicher biometrischer Marker ist an Deinen Armen die Sichtbarkeit von Sehnen unter der Haut – besonders an den Handgelenken, ein Schlüsselmerkmal des GenoTyps Lehrer, der tendenziell lange, sehnige Arme hat. Denk nur an die langen drahtigen Arme von Abraham Lincoln, einem klassischen Lehrertyp. Dagegen sehen Sammler eher «gepolstert» aus, sogar an Stellen, wo es nicht viel Fett gibt.

Vielleicht hast Du schon von den allgemeinen Körpertypbeschreibungen gehört – den runden ***Endomorphen,*** den schmächtigen, schlanken ***Ektomorphen*** und den muskulösen ***Mesomorphen***. Wenn Du darüber nachdenkst, welchem der drei Körpertypen Du entsprichst, weißt Du es vielleicht sofort, oder Du musst Dir die Fragen und Illustrationen in Teil 2 anschauen, die Dir dabei helfen, dieses Merkmal zu bestimmen und die technischen Begriffe in Klammern zu entziffern. Außerdem kannst Du, falls Du momentan übergewichtig bist – oder falls Du denkst, dass Du es bist – Deinen Körpertyp vielleicht nicht genau identifizieren. Mir fällt immer auf, wie viele Frauen sich schwerer einschätzen als sie tatsächlich sind. Das ist also eine der Fragen, bei denen Dir ein Freund dabei helfen kann, eine genauere Antwort zu finden.

Im Allgemeinen ist ein wirklich runder Körpertyp ein Schlüsselmerkmal des GenoTyps Sammler, obwohl auch der GenoTyp Krieger mit seinen sparsamen Genen in diese Richtung tendiert, vor allem im Alter. Die GenoTypen Explorer und einige Nomaden sind häufig muskulös, während die GenoTypen Jäger und Lehrer zu einem kompakten oder schmächtigen Körperbau neigen. Erneut spiegeln diese Zusammenhänge vermutlich sowohl die familiäre Genetik als auch die pränatale Einwirkung von Sexualhormonen und Wachstumsfaktoren wider.

An und für sich hängen Körperformen nicht unbedingt mit Gesundheitsfragen zusammen, obwohl sie häufig tatsächlich dem Stoffwechsel entsprechen, der widerum die Leichtigkeit widerspiegelt, mit der man Gewicht zunimmt, verliert oder hält. Im Allgemeinen hast Du eine höhere Fettverbrennung und es fällt Dir leicht, eine kleine Kleidergröße beizubehalten, wenn Du ektomorph bist – einen dünnen, schmächtigen

Körper mit kleinen Knochen besitzt. Muskulöse, breitschultrige mesomorphe Menschen haben einen mittleren bis hohen Stoffwechsel, sie verbrennen Kalorien schnell, während großknochige, runde endomorphe Menschen tendenziell einen langsamen Stoffwechsel und häufig sparsame Gene haben, die an jeder Kalorie und Fett festhalten. Wenn Du der richtigen GenoTypen-Ernährung folgst, kannst Du Deinen Stoffwechsel auf der Geschwindigkeit laufen lassen, die für Dich richtig ist und so viel leichter Dein Idealgewicht erlangen.

Das Gebiss: Was Du von Deinen Zähnen lernen kannst

Zähne können viel über eine Person aussagen. Unser Interesse soll zwei bedeutenden Ausprägungen von Zähnen gelten: den schaufelförmigen vorderen Schneidezähnen, den sogenannten ***Schaufel-Schneidezähnen***, und dem zusätzlichen Höcker auf dem ersten Backenzahn, dem sogenannten ***Carabelli-Höcker***.

Ein Forscher aus Japan hat entdeckt, dass schaufelförmige Schneidezähne ein relativ gutes Zeichen dafür sind, ob Du eine Abstammungsgeschichte hast, die von der Viehzucht oder von der Jagd geprägt ist. Dies führt uns zu der Annahme, dass ausgehöhlte Schneidezähne vielleicht besser für das Abbeißen von Fleisch geeignet sind. Dementsprechend sind sie ein Schlüsselmerkmal des GenoTyps Jäger und in gewissem Maße auch ein Indikator für den GenoTyp Explorer.

Der zusätzliche molare Höcker scheint hilfreich zu sein, um Nahrung besser kauen zu können, was die früheren, auf Landwirtschaft basierenden Ernährungsweisen der GenoTypen Lehrer und Krieger und den mühsamen Lebensunterhalt des frühen Sammler-GenoTyps widerspiegeln kann.

Die Illustrationen, die Dir bei der Bestimmung hilfreich sind, ob Deine Zähne «schaufelförmig» sind und ob Du den zusätzlichen molaren Höcker hast, findest Du in Teil 2. Vielleicht brauchst Du aber auch einen Freund, der mithilfe einer Taschenlampe einen Blick in Deinen Mund wirft.

Das Taille-Hüfte-Verhältnis

In Kapitel 5 erfährst Du, wie Du Dein Taille-Hüfte-Verhältnis bestimmst, wozu Du einfach Deinen Bauch in Höhe der Taille und Deine Hüfte misst und dann miteinander vergleichst. Dieses Verhältnis ist ein besseres Anzeichen für die biologische Gesundheit als der geläufigere Body-Mass-Index (BMI) (der auf dem Verhältnis der Körpergröße zum Gewicht basiert). Ich benutze den BMI ungern, da er nicht zwischen Männern und Frauen unterscheidet. Ich finde auch, dass das Taille-Hüfte-Verhältnis ein besserer Indikator für das Herzinfarktrisiko ist. Wenn Adipositas auf Grundlage des Taille-Hüfte-Verhältnisses anstelle des BMIs neu definiert wird, nimmt der Anteil der Menschen, die ein Risiko für Herzerkrankungen haben, um das Dreifache zu. Außerdem ist es viel einfacher, ein genaues Taille-Hüfte-Verhältnis zu bestimmen – nur zwei Messungen, eine Berechnung und fertig (siehe Teil 2).

Bei Frauen verdeutlicht ein ideales Taille-Hüfte-Verhältnis eine optimale Östrogeneinwirkung und hängt deshalb mit Gesundheit und Fruchtbarkeit zusammen. Frauen mit einem optimalen Taille-Hüfte-Verhältnis sind tendenziell weniger anfällig für Herzkreislauferkrankungen, Diabetes und Eierstockkrebs.

Männer mit einem idealen Taille-Hüfte-Verhältnis sind ebenfalls gesünder und fruchtbarer, bei ihnen haben sich die androgenen Hormone wie Testosteron optimal ausgewirkt. Folglich sind sie weniger anfällig für Prostata- und Hodenkrebs.

Ein optimales Taille-Hüfte-Verhältnis – eine Sanduhrfigur bei Frauen und eine rechteckige Figur bei Männern – ist ein Schlüsselmerkmal der GenoTypen Jäger, Lehrer und einiger Nomaden. Es zeigt an, dass das Gewebe das ganze Leben lang weniger sensibel für Östrogen ist. Eine geringere Sensibilität scheint das Risiko für Herzerkrankungen und Osteoporose zu erhöhen, während sie das Risiko für die Krebsarten der Fortpflanzungsorgane senkt.

Ein hohes Taille-Hüfte-Verhältnis – eine kastenförmigere Figur mit einer wenig definierten Taille – ist ein Schlüsselmerkmal der runderen GenoTypen Sammler und Krieger, die sparsame Gene haben.

Kopfform und Kieferwinkel

Kiefer kommen in drei grundlegenden Varianten vor: mit einem weiten Winkel, der dem Gesicht eine fast mandelförmige Form verleiht, mit einem engen Winkel, der wie manche es nennen einen «Laternen-Kiefer» formt und allem anderen zwischendrin.

Die Kieferform wird durch das festgelegt, was Anatome den ***gonialen Winkel*** nennen. Weite goniale Winkel sorgen für ein mandelförmiges Profil und sind ein Hauptmerkmal des GenoTyps Sammler, doch man findet sie auch bei den GenoTypen Krieger und Nomade. Enge goniale Winkel lassen den Kiefer eckig aussehen, was tendenziell häufiger bei den GenoTypen Jäger, Lehrer und Explorer vorkommt. Kieferwinkel spiegeln pränatale Wachstumsfaktoren wider, und sie scheinen das Resultat von pränatalen Regulatoren des Gewebe-Klebstoffs zu sein – wortwörtlich von Gewebe, das Dingen hilft zusammenzukleben. Statistisch gesehen scheint ein mandelförmiger Kiefer mit Erkrankungen wie einer Blutvergiftung während der Schwangerschaft, perniziöser Anämie, Geschwüren und Migräne bei Frauen und mit Migräne bei Männern einherzugehen.

Dagegen bringen eckige oder laternenförmige Kiefer vermutlich ein glattes Gewebe zum Ausdruck. Das mag der Grund dafür sein, warum sie eher mit Brust- und Gebärmutterkrebs zusammenhängen. Krebszellen können sich leichter von einem glatten Gewebe ablösen und sich im Körper verteilen. Eckige Kiefer stehen auch in Zusammenhang mit Problemen der Gallenblase. In Teil 2 findest Du Illustrationen, die für die Bestimmung eines weiten oder engen gonialen Winkels hilfreich sind.

Die Kopfform ist ein weiteres Entwicklungsmerkmal, das mit den GenoTypen zu tun hat. Sie kann eckig, gestreckt oder eine Mischung aus beidem sein. Die gestreckte Kopfform ist ein Hauptmerkmal des GenoTyps Krieger, wohingegen eckigere Köpfe bei den meisten Explorern und vielen Nomaden vorkommen. Die Kopfform der Menschen wird immer länger. Diese Streckung scheint mit der Zunahme der Körperlänge der modernen Menschen einherzugehen. Bis zum Mittelalter dagegen wurden Köpfe immer breiter, es muss also einen Zusammenhang mit Veränderungen in der Ernährung und Hygiene geben.

In Teil 2 findest Du Abbildungen, die für die Bestimmung Deiner Kopfform hilfreich sind.

Bist Du ein Schmecker oder Nicht-Schmecker?

Ein ***Schmecker*** zu sein setzt voraus, dass Du ein Gen besitzt, aufgrund dessen Du einen Stoff schmecken kannst, der Phenylthiocarbamid (PTC) genannt wird. Er kommt in Kohlarten wie Broccoli, Weißkohl und Blumenkohl vor. Da PTC keine ungefährliche Substanz ist, wird bei Labortests ein ähnlicher Stoff verwendet, das so genannte Propylthiouracil (PROP).

PTC und PROP schmecken bitter – falls Du sie schmecken kannst. Manche Menschen, die «Nicht-Schmecker», können es nicht. Tatsächlich ist es ein Kennzeichen der «sparsamen» GenoTypen, die Sammler und Krieger, dass sie diese Substanz nicht schmecken können. Manche Leute empfinden den Geschmack als völlig abstoßend, wie die GenoTypen Jäger, Explorer und ein paar Lehrer. Diese Menschen werden «Super-Schmecker» genannt. Wieder andere können die Substanz schmecken, reagieren jedoch nur schwach darauf. Sie werden «Schmecker» genannt. Diese Gruppe umfasst viele Lehrer und Nomaden und auch einige Sammler.

Insgesamt können über 70 Prozent aller Menschen diese Substanz schmecken, die Spannweite variiert jedoch – von 58 Prozent bei den Aborigines bis zu 98 Prozent bei den Indianern. Möglicherweise beeinflussen die Gene die Nahrungsmittelauswahl, indem sie manche Nahrungsmittel schmackhafter als andere machen. Studien zeigen, dass Schmecker – vor allem Super-Schmecker – auf Nahrungsmittel mit einem starken Geschmack, darunter süße und bittere Nahrungsmittel, fettige Nahrungsmittel, Alkohol, Kaffee und Tee negativ reagieren. Super-Schmecker entwickeln sich in der Pubertät vermutlich schneller als Nicht-Schmecker, wahrscheinlich als eine Art evolutionärer Anpassung, um so bald wie möglich das Alter der Fortpflanzung und Kindererziehung zu erreichen. Das könnte erklären, warum Super-Schmecker bei Jägern und Explorern so häufig vorkommen. Wie immer gibt es Kompromisse. Super-Schmecker vermeiden eventuell

Kohlgemüse – verpassen aber dadurch deren krebshemmende Wirkung. Andererseits können Nicht-Schmecker an einer Unterfunktion der Schilddrüse leiden, vielleicht da die Chemikalien, die beim Schmecken involviert sind, die Schilddrüse hemmen. Schmecker neigen zu einem höheren Muskel-Fett-Verhältnis als Nicht-Schmecker sowie zu weniger Gewichtsproblemen, da *ihre* Schilddrüse wahrscheinlich gut funktioniert. Manche Schmecker und noch mehr Super-Schmecker leiden wiederum an einer Schilddrüsenüberfunktion. Wie immer ist das Ziel, ein Gleichgewicht herzustellen. Für die Erreichung dieses Ziels kann Dir Deine GenoTypen-Ernährung behilflich sein.

Wie erkennst Du, ob Du ein Schmecker bist? Wenn Du ein GenoTypen-Testkit (siehe Quellen) bestellst, erhältst Du einen Probier- und einen Kontrollstreifen.

Bereite Dich auf die Anwendung Deines GenoTypen-Rechners vor

Nun, da Du die Wissenschaft verstehst, die den GenoTypen-Rechnern zugrunde liegt, bist Du bereit für die eigentliche Arbeit. Gehe also weiter zu Teil 2, und mach Dich darauf gefasst, noch viel mehr über Dich zu erfahren. Alles, was Du brauchst, sind ein paar Haushaltsartikel, eine halbe Stunde Zeit und die bereitwillige Teilnahme eines Freundes. Im Gegenzug erhältst Du einige unbezahlbare Informationen darüber, wer Du bist – und wer Du sein kannst.

TEIL 2

Wie Du die Zeichen Deines Körpers verstehst

Und warum Du dazu kein gentechnisches Labor brauchst

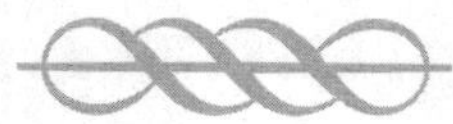

KAPITEL 4

Wie Du die GenoTypen-Rechner anwendest

Die GenoTypen-Ernährung wächst mit Dir mit. Vielleicht kennst Du Deinen Bluttyp oder vielleicht auch nicht – noch nicht. Während Du neue Informationen über Dich hinzufügst, rückt das Bild Deines GenoTyps immer mehr in den Fokus. Du kannst die Reise zu Deiner GenoTypen-Ernährung mit ein paar einfachen Körpermessungen und dreißig Minuten Deiner Zeit beginnen.

Ich vermute jedoch, dass die meisten Menschen die Genauigkeit des GenoTypen-Ergebnisses verbessern wollen, indem sie mehr Informationen berücksichtigen. Die meisten von Euch haben schon genug Informationen über sich, wie etwa den Bluttyp, und können den grundlegendsten Rechner ganz überspringen.

Unabhängig davon, ob Du den Einfachen Rechner oder den Fortgeschrittenen verwendest, kannst Du die Stärke Deiner Ergebnisse jederzeit überprüfen, indem Du die GenoTypen-spezifische Stärkemessung in Kapitel 6 absolvierst.

Die drei GenoTypen-Rechner

- Der Einfache GenoTypen-Rechner ist der, der am unkompliziertesten, am schnellsten und am einfachsten durchzuführen ist. Er wird Dich ungefähr in die richtige Richtung bringen. Für den Einfachen Rechner sind zwei Messungen nötig.

- Der Mittlere GenoTypen-Rechner verwendet die zwei Messungen des Einfachen GenoTypen-Rechners sowie Deinen AB0-Bluttyp. ***Die meisten Leser dieses Buches werden diesen Rechner verwenden, um ihren GenoTyp zu bestimmen.***
- Der Fortgeschrittene GenoTypen-Rechner ist für diejenigen geeignet, die ihre AB0- und Rhesus-Bluttypen sowie ihren Sekretorstatus kennen. Mehr Details darüber werde ich weiter hinten im Kapitel erklären.

Wenn das alles neu für Dich ist, kannst Du mit dem Einfachen GenoTypen-Rechner beginnen und sofort loslegen. Zu gegebener Zeit willst Du vielleicht weitere Informationen über Dich hinzufügen und zum Mittleren Rechner übergehen. Dieser ist nicht nur einfach zu machen, die auszuführenden Tests sind auch günstig und im Handel erhältlich (siehe Quellen für weitere Informationen).

Wie Du die Stärke Deines GenoTyps überprüfst

Nachdem Du Dich für einen der GenoTypen-Rechner entschieden und die Messungen durchgeführt und/oder die benötigten Daten gesammelt hast, kannst Du zum nächsten Kapitel gehen und Deinen GenoTyp «stärketesten». Wenn Du die Stärke Deines GenoTyps testest, kannst Du erkennen, wie genau Du ganz persönlich der Beschreibung Deines GenoTyps entsprichst. In diesem Kapitel geht es darum, dass Du Deine Fingerabdrücke nimmst, einige Fragen über Dich beantwortest und ein paar zusätzliche einfache Körpermessungen durchführst. Sobald Du mit diesem Kapitel fertig bist, kannst Du zum nächsten Kapitel weiter gehen und Deinen GenoTyp ermitteln.

Welcher GenoTypen-Rechner ist der richtige für Dich?

Der erste Schritt für die Durchführung des GenoTypen-Tests besteht darin, Dich zu entscheiden, welcher der drei Rechner – Einfach, Mittel oder Fortgeschritten – der beste für Dich ist:

- Wenn alles neu für Dich ist und Du Deine AB0- (A, B, 0, AB) und Rhesus- (positiv oder negativ) Bluttypen nicht kennst, kannst Du mit dem Einfachen GenoTypen Rechner beginnen.
- Wenn Du Deinen AB0-Bluttyp kennst, wählst Du den Mittleren GenoTypen-Rechner.
- Wenn Du Deinen AB0- und Rhesus-Bluttyp sowie Deinen Sekretorstatus kennst, kannst Du den Fortgeschrittenen GenoTypen-Rechner verwenden.
- Ganz gleich welchen GenoTypen-Rechner Du benutzt, im Anschluss führst Du die Tests und Messungen im nächsten Kapitel durch, die für den Stärketest Deines GenoTyps notwendig sind.

Wie Du mit dem Einfachen GenoTypen-Rechner beginnst

Für den Einfachen GenoTypen-Rechner sind nur zwei Körpermessungen erforderlich. Wenn Du mit diesem Abschnitt fertig bist, kannst Du direkt zum nächsten Kapitel weiter gehen.

Um die Tests für den Einfachen GenoTypen-Rechner durchzuführen, brauchst Du:

- Fünfzehn Minuten und einen Freund, der fast die ganze Zeit anwesend ist und Dir bei den Messungen hilft
- Einen Taschenrechner für ein paar sehr einfache mathematische Berechnungen

- Ein stabiles Maßband, das Du auch verwenden kannst, um die Körpergröße zu messen.
- Ein kleines Lineal, um Deine Fingerlänge in Millimetern zu messen.
- Einen normalen Küchenstuhl mit Rückenlehne.

Erste Messung: Länge der Beine und des Oberkörpers

Wie wir in Kapitel 3 erfahren haben, spiegelt das Verhältnis der Beine zum Oberkörper die Anzahl an Wachstumshormonen wider, mit denen Du im Mutterleib in Berührung gekommen bist. Dieses Verhältnis steht mit verschiedenen Arten von Krankheiten – und auch mit GenoTypen – in engem Zusammenhang. Das sind wirklich gute Nachrichten: Sobald Du Deinen GenoTyp identifiziert hast, kannst Du nämlich die GenoTypen-Ernährung einsetzen, um Erkrankungen, für die Du besonders anfällig sein kannst, abzuwehren.

Du wirst zwei grundlegende Fragen beantworten: Erstens, ist Dein Oberkörper (der zentrale Teil Deines Körpers plus Hals und Kopf) länger als Deine Beine, oder sind Deine Beine länger als Dein Oberkörper? Die zweite Frage und ihr Ergebnis werden im nächsten Kapitel verwendet: Ist Dein Oberschenkel (der Knochen vom Knie bis zur Hüfte) länger als Dein Unterschenkel (der Knochen vom Knie bis zum Fußknöchel), oder ist Dein Unterschenkel länger als Dein Oberschenkel?

Anleitung

Wenn Du Dir bezüglich der Lage einer der Messpunkte unsicher bist, dann schau Dir die Zeichnung auf der Seite 106 an.

1. Bestimme Deine Körpergröße im Stehen. Stehe dazu aufrecht, ohne Schuhe, mit einem Buch auf Deinem Kopf, damit dieser auf jeden Fall gerade ist. Lass Deinen Freund von der Unterseite des Buches bis zum Boden messen idealerweise mit einem stabilen Maßband. Du kannst entweder den Anfang des Maßbands an der Unterseite des Buches festhalten oder Dein Freund hält das Maßband mit dem Fuß fest und zieht es bis unterhalb des Buches hoch. Das Gehäuse des Maßbandes wird Teil der Messung sein, achte also darauf, wie viele Zentimeter Du zu Deinem Ergebnis dazu rechnen musst. Notiere Dir Deine Größe im Stehen auf einem Blatt Papier.

2. Bestimme Deine Körpergröße im Sitzen. Setze Dich auf einen gewöhnlichen flachen Küchenstuhl ohne Kissen, wieder mit dem Buch auf Deinem Kopf, und lass Deinen Freund von der Unterseite des Buches bis zum Boden messen. Schreibe Dir Deine Sitzgröße auf.

3. Bestimme die Höhe des flachen Küchenstuhls. Miss mit Deinem Maßband von der oberen Seite der Sitzfläche bis zum Boden. Notiere Dir die Stuhlhöhe.

4. Ziehe die Stuhlhöhe von Deiner Sitzgröße ab. Das ist die Länge Deines Oberkörpers. Bitte aufschreiben.

5. Berechne Deine gesamte Beinlänge, indem Du die Länge Deines Oberkörpers von Deiner Größe im Stehen abziehst. Notiere Dir Deine gesamte Beinlänge.

6. Miss Deinen Unterschenkel. Während Du aufrecht stehst, soll Dein Freund an der Außenseite Deines Beines ab der Stelle, wo Dein Knöchel am weitesten herausragt, bis zum Hubbel genau unterhalb Deiner Kniescheibe messen. Falls Du übergewichtig bist, hast Du möglicherweise Schwierigkeiten, den Hubbel zu finden; wenn das der Fall ist, beuge Dein Knie so weit, bis Dein Freund ihn ertasten kann. Er soll seine Hand dann an der Stelle liegen lassen und ab da bis zum Knöchel messen. Notiere Dir die Länge Deines Unterschenkels.

7. Berechne die Länge Deines Oberschenkels. Lege Deine Fingerspitzen auf die Kniescheiben beider Beine, während Du auf einem Stuhl sitzt. Fahre mit den Fingern über die Kniescheiben hinaus bis sie in die Versenkung oberhalb der Kniescheiben gleiten. Markiere diese Stelle mit einem abwaschbaren Stift. Suche jetzt die lange Hautfalte zwischen Deiner Hüfte und Deinem Bein. Miss von dort in einer geraden Linie bis zur Markierung am Knie. Das ist die Länge Deines Oberschenkels.

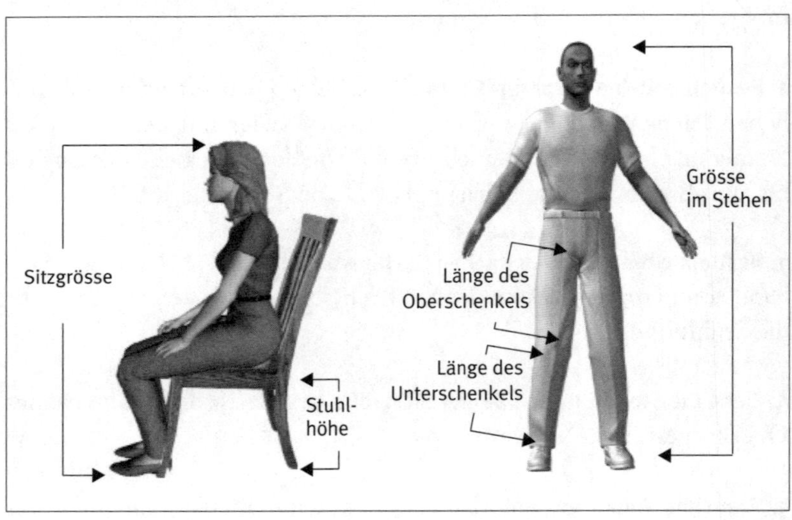

Schreibe Dir die Länge Deiner Beine und Deines Oberkörpers auf

1. Größe im Stehen:				
2. Größe im Sitzen:	minus	3. Stuhlhöhe:	gleich	4. Oberkörperlänge:
1. Größe im Stehen:	minus	4. Oberkörperlänge:	gleich	5. Gesamte Beinlänge:
6. Länge des Unterschenkels:				
7. Länge des Oberschenkels:				

Okay, ordnen wir diese Messungen so, dass wir sie später verwenden können.

Was ist länger?

4. Oberkörperlänge:	5. Gesamte Beinlänge:
❑ Länger	❑ Länger

Was, wenn die Länge des Oberkörpers und der Beine gleich ist? Kein Problem: Gleiche Messungen werden immer zugunsten des Oberkörpers entschieden. Wenn die gesamte Beinlänge und die Oberkörperlänge genau gleich lang sind, dann schreibe auf, dass der Oberkörper länger ist.

Was ist länger?

6. Länge des Unterschenkels:	5. Länge des Oberschenkels:
❑ Länger	❑ Länger

Was, wenn die Länge des Oberschenkels und des Unterschenkels gleich ist? Kein Problem: Gleiche Messungen werden immer zugunsten des Unterschenkels entschieden. Wenn die Länge des Oberschenkels und des Unterschenkels also genau gleich lang ist, dann notiere Dir, dass der Unterschenkel länger ist.

Zweite Messung: Zeige- und Ringfingerlänge

Ein anderer hormoneller Aspekt betrifft das Verhältnis zwischen Deinem Ringfinger und Deinem Zeigefinger. Wie wir in Kapitel 3 erfahren haben, neigen Menschen, die im Laufe ihres fötalen Wachstums vielen Androgenen (der Vorstufe von Testosteron) ausgesetzt waren, zu längeren Ringfingern als Zeigefingern; diejenigen unter

Euch, die als Fötus mehr Östrogenen ausgesetzt waren, haben verhältnismäßig längere Zeigefinger. Du denkst wahrscheinlich, dass Du doch einfach Deine Hand anschauen und auf den ersten Blick sehen kannst, welcher Deiner Finger länger ist, dennoch solltest Du mit einem kleinen Lineal messen – der Zeigefinger sieht häufig länger aus als er tatsächlich ist, weil die Handfläche rund ist. Vergewissere Dich, dass Du ab der Hautfalte zwischen den beiden Fingern und dem Mittelfinger misst – und nicht auf der Seite des Zeigefingers zum Daumen hin, sonst misst Du eventuell von zu weit unten.

Anleitung

Idealerweise hat Dein Lineal eine metrische Skala und Du kannst die Längenunterschiede leicht erkennen.

Die folgende Illustration sollte den Ablauf noch deutlicher machen. Zur Erinnerung: D2 steht für zweiter Finger oder Zeigefinger, D4 für vierter Finger oder Ringfinger.

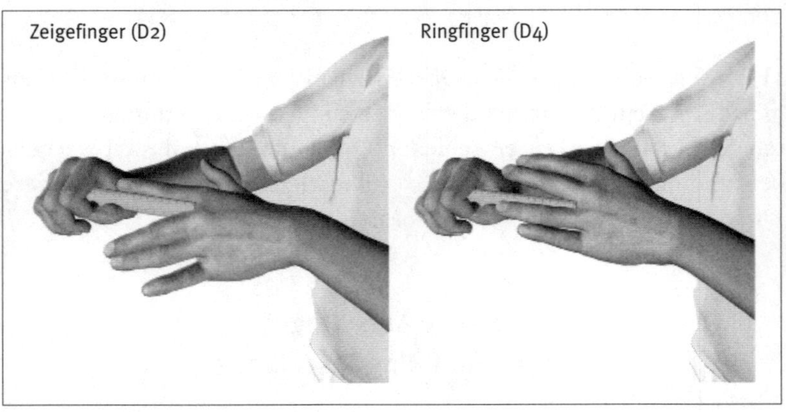

Und was, wenn die Länge des Zeige- und des Ringfingers gleich ist? Kein Problem: Gleiche Messungen werden immer zugunsten des Zeigefingers entschieden. Sind der Zeige- und der Ringfinger also gleich lang, dann schreibe auf, dass der Zeigefinger länger ist.

Notiere Deine Messungen der Zeige- und Ringfinger

Rechte Hand:	D2 (Zeigefinger): ❑ Länger	D4 (Ringfinger): ❑ Länger
Linke Hand	D2 (Zeigefinger): ❑ Länger	D4 (Ringfinger): ❑ Länger

Wenn Du Dich für den Einfachen GenoTypen-Rechner entschieden hast, war's das! Gehe zum nächsten Kapitel und fange an, die Techniken zu erlernen, die Du für den Stärketest Deines GenoTyps brauchst.

Der Mittlere GenoTypen-Rechner

Der Mittlere GenoTypen-Test macht sich die sogenannten klassischen Gene zu Nutze – die Messungen einzelner Gene, die uns so viel über unser genetisches Erbe offenbaren. Diejenigen unter Euch, die meine Bluttypen-Bücher gelesen haben, wissen bereits, wie viele Informationen man alleine anhand seines Bluttyps A, B, AB oder 0 erhält. (Und denjenigen unter Euch, die das Konzept noch nicht kennen, empfehle ich, *Eat Right for Your Type* zu lesen, das viele Einblicke liefert, wie Bluttypen zum Verständnis unseres Körpers, unseres Geistes und unserer Seele beitragen.)

Um die Tests durchzuführen, die für den Mittleren GenoTypen-Rechner notwendig sind, brauchst Du:

- Die Messungen des Einfachen GenoTypen-Rechners.
- Deinen AB0-Bluttyp.

Wie Du Deinen AB0-Bluttyp testest

Vielleicht kennst Du Deinen AB0-Bluttyp bereits. Falls nicht, dann kannst Du:

- In der Praxis Deines Arztes anrufen.
- Selbst einen Test bei Dir durchführen (siehe Quellen für Bezugsmöglichkeiten von Testkit).
- Blut spenden – beim Spenden wird Dein Bluttyp bestimmt und Dir mitgeteilt.

Da manche GenoTypen mit bestimmten Bluttypen in Verbindung stehen, ist es wichtig, dass Du Deinen Bluttyp kennst, um den nächst höheren Genauigkeitsgrad zu erreichen. (Die Ausnahme ist natürlich unser eigenwilliger GenoTyp 4, der Explorer, das Schweizer Taschenmesser unter den GenoTypen, das von allem ein bisschen enthält.)

Schreibe Deinen AB0-Bluttyp auf

Dein AB0-Typ (A, B, AB, 0):

Wenn Du Dich für den Mittleren GenoTypen-Rechner entschieden hast, dann bist Du jetzt fertig! Gehe weiter zum nächsten Kapitel und lerne dort die Techniken, die für den Stärketest Deines GenoTyps erforderlich sind.

Der Fortgeschrittene GenoTypen-Rechner

Wenn Du vorhast, den Fortgeschrittenen GenoTypen-Rechner zu verwenden, dann hast Du alle Daten, die Du für die anspruchsvollste Bestimmung Deines GenoTyps benötigst. Zusätzlich zu Messungen und Bluttypen berücksichtigst Du in den Berechnungen jetzt Deinen Sekretorstatus. Dieses Gen hat erhebliche Auswirkungen auf die Reaktionsfähigkeit des Immunsystems und die Sparsamkeit des Stoffwechsels und kann hilfreich sein, um subtile Unterschiede zwischen den GenoTypen zu erkennen.

Um die Tests durchzuführen, die für den Fortgeschrittenen GenoTypen-Rechner benötigt werden, brauchst Du:

- Die Messungen des Einfachen GenoTypen-Rechners.
- Deine AB0- und Rh-Bluttypen.
- Deinen Sekretorstatus (ob Du ein «Sekretor» oder ein «Nicht-Sekretor» bist).

Wie Du Deinen Rh-Bluttyp testest

Der Rh-Bluttest ist bei handelsüblichen AB0-Bluttypisierungspaketen und bei Test-Kits für den Hausgebrauch inbegriffen. Wenn Du den Bluttypen-Test bereits gemacht hast, verfügst Du über diese Information. Notiere sie Dir unten. Falls nicht, lass Deinen Bluttyp testen (siehe Seite 109/110) und schreibe Deine Ergebnisse auf.

Notiere Deinen Rh-Bluttyp

Dein Rh Typ (–, +):

Wie Du Deinen Sekretorstatus testest

Der Sekretorstatus steht in enger Verbindung mit Deinem AB0-Bluttyp, da das Sekretor-Gen kontrolliert, ob Du Dein AB0-Bluttypen-Antigen in Deine Körpersekrete absonderst oder nicht. Während wir alle anhand eines Tropfen Blutes unter dem Mikroskop typisiert werden könnten, sondern 85 Prozent von uns den Bluttyp in gelöster Form ab und pumpen ihn in unsere Körpersekrete Schweiß, Samen, Schleim, Speichel und so weiter. Diese Menschen werden Sekretoren genannt, und wenn wir es wollten, könnten wir sie wahrscheinlich auch anhand einer Speichel- oder Samenprobe typisieren. Cirka 15 Prozent der Weltbevölkerung fehlt das Sekretor-Allel, und es ist nicht verwunderlich, dass sie Nicht-Sekretoren genannt werden.

Der Sekretorstatus hat entscheidende Auswirkungen auf unseren Stoffwechsel und unsere Immunfunktion. Nicht-Sekretoren haben zum Beispiel eine niedrigere Anzahl an fettabbauenden Enzymen und neigen zu Entzündungsproblemen wie Arthritis.

Wenn Du Deinen Sekretorstatus bereits kennst, notiere ihn Dir unten. Willst Du den Fortgeschrittenen GenoTypen-Rechner anwenden und musst Deinen Sekretorstatus bestimmen: Schlage unter Quellen hinten im Buch nach. Der Test, für den eine Speichelprobe notwendig ist, ist leicht durchzuführen, und in cirka drei Wochen erhältst Du die Ergebnisse.

Notiere Deinen Sekretorstatus

❑ Sekretor	❑ Nicht-Sekretor

Fertig! Gehe jetzt weiter zum nächsten Kapitel und eigne Dir die Techniken an, wie Du die Stärke Deines GenoTyps überprüfst.

KAPITEL 5

Wie Du die Stärke Deines GenoTyps überprüfst

Jeder Test und jede Messung, die im vierten Kapitel beschrieben wurden, sind für die Unterscheidung der einzelnen GenoTypen hilfreich. Die Messungen und Tests in diesem Kapitel sind anders. Sie sind so konzipiert, dass sie uns verstehen helfen, wie sehr Du Deinen GenoTyp als Teil des Gesamtbilds repräsentierst – wie ausgeprägt der GenoTyp bei Dir ist. In der Wissenschaft wird das «Anpassungsgüte» (engl. «goodness of fit») genannt.

Aus diesem Grund führt jeder, der seinen GenoTyp berechnet, diese Tests durch. Unabhängig davon, ob Du den Einfachen GenoTypen-Rechner oder den Fortgeschrittenen GenoTypen-Rechner verwendest, brauchst Du diese Ergebnisse, um festzustellen, wie genau Du Deiner GenoTypen-Beschreibung entsprichst.

Alles, was Du wissen musst, um dieses Kapitel anzuwenden, erfährst Du genau hier. Ich sollte Dich jedoch warnen, dass Du bei manchen Fragen vielleicht den Kopf schütteln und Dich fragen wirst, wie solch eigenartige Informationen je etwas Nützliches aussagen könnten. In Kapitel 3 findest Du eine umfassende Erklärung der Wissenschaft, auf der jede Frage basiert, und in Kapitel 1 und 2 erhältst Du einen Überblick darüber, warum diese Wissenschaft wichtig ist.

Wenn Du diese Dinge nicht jetzt erfahren willst, kannst Du auch dieses Kapitel überfliegen, zuerst die leichten Fragen beantworten und dann die verbleibenden Messungen nacheinander durchführen. Mache das, was Dir am einfachsten erscheint. Und wenn es einen Punkt gibt, den Du schlichtweg nicht beantworten kannst, lass die Frage aus. Es gibt keine Strafe dafür, dass man etwas nicht weiß. Je mehr Fragen Du beantwortest, umso genauer wird der Test.

Wir fassen kurz zusammen, Folgendes hast Du bereits erledigt beziehungsweise wirst es in diesem und im nächsten Kapitel erledigen:

- Du hast Dich für einen geeigneten Rechner entschieden (Einfach, Mittel oder Fortgeschritten).
- Du hast die Messungen und Tests, die für diesen Rechner erforderlich sind, durchgeführt.
- In diesem Kapitel machst Du einige weitere erforderliche Messungen und erfasst und analysierst Deine Fingerabdrücke.
- Im nächsten Kapitel setzt Du den Rechner, den Du für die Bestimmung Deines GenoTyps ausgewählt hast, ein und verwendest die Informationen, die Du in diesem Kapitel gesammelt hast, um zu erkennen, wie genau Du die charakteristischen Eigenarten Deines GenoTyps widerspiegelst.
- Daraufhin gehst Du zum nächsten Teil des Buches und liest Dein GenoTypen-Profil durch.
- Am Schluss beginnst Du mit der Umsetzung der Informationen, die Du über Deinen GenoTyp erhalten hast, indem Du die diese bezüglich Ernährung, Bewegung und Nahrungsergänzungsmitteln für Deinen GenoTyp anwendest.

Was Du brauchst, um die Stärke Deines GenoTyps zu überprüfen

- Dreißig Minuten und einen Freund, der die meiste Zeit anwesend ist und der Dir bei den Messungen behilflich ist oder die Rolle des unvoreingenommenen Beobachters übernimmt.
- Ein Maßband, mit dem Du Deine Taille und Hüften messen kannst.

- Ein Geodreieck, Kreppband und einen Buntstift oder einen Markierstift auf Wasserbasis (vielleicht geht es auch ohne).
- Ein Stempelkissen und ein paar Seiten «helles weißes» Laserdruck-Papier für die Fingerabdrücke (sowie etwas Alkohol und ein Tuch, um danach Deine Hände zu säubern).
  - ODER ein Kit für Fingerabdrücke (siehe Quellen)
  - ODER etwas Zeit, um zur örtlichen Polizeistation zu gehen und dort gegen eine kleine Gebühr Deine Fingerabdrücke abnehmen zu lassen.
- PROP Geschmacksstreifen (siehe Quellen).
- Antworten auf ein paar Fragen zu Dir, Deinen Eltern und Deinen Großeltern.

Deine persönliche Geschichte und Deine Familiengeschichte

Nimm Dir einen Augenblick Zeit, um folgende Fragen zu beantworten. Jede Frage kann mit «Ja» oder mit «Nein» beantwortet werden. Wenn Du die Antwort nicht weißt, lass die Frage einfach aus.

Frage Nr. 1: Reagierst Du empfindlich auf Koffein? Kann Dich eine Tasse Kaffee am Abend die ganze Nacht wach halten oder Herzrasen verursachen?

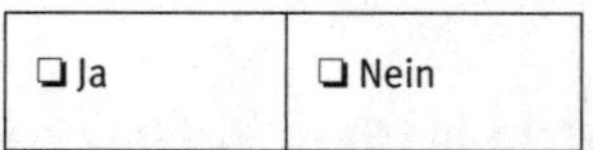

Ich vermute, dass die meisten Menschen, die diese Frage lesen, eine starke Gefühlsreaktion haben, so in der Art «Ach Du meine Güte, *ja!*» oder «Okay, Kaffee macht mich ein bisschen nervös, aber so schlimm ist es auch wieder nicht». Wenn Du Dir nicht sicher bist, trinke eine Tasse starken Kaffee oder vielleicht einen koffeinhaltigen grünen oder schwarzen Tee, cirka zwei Stunden, bevor Du normalerweise ins Bett gehst. (Wenn Dich nur der Gedanke daran erschaudern lässt, lass es sein – Du reagierst empfindlich.) Ich empfehle Dir, das nicht in der Nacht vor einem Arbeitstag auszuprobieren.

Frage Nr. 2: Gab es bei Dir, Deinen Eltern, Großeltern und Geschwistern zwei oder mehr Fälle an klinischer Depression oder kognitiver Störungen wie Alzheimer?

❏ Ja	❏ Nein

Wenn Du zwei oder mehr Fälle aufzählen kannst, kreuze «Ja» an. Es ist egal, ob es zwei, drei oder mehr Fälle sind – zwei ist die ausschlaggebende Zahl, Du benötigst also keine vollständige Familiengeschichte. Und falls Du Dir unsicher bist, überspringst Du die Frage einfach. Sei jedoch vorsichtig mit dem Begriff «Depression», er meint nicht Launenhaftigkeit oder Traurigkeit, sondern Menschen, die aufgrund von Depressionen, einer bipolaren Störung oder einer Zwangsstörung in medizinischer Behandlung sind (oder gewesen sein sollten) – Menschen, deren Befindlichkeit zumindest zweitweise durch ihren Zustand ernsthaft beeinträchtigt wurde.

Frage Nr. 3: Kamen bei Dir, Deinen Eltern, Großeltern und Geschwistern zwei oder mehr Fälle an Herzerkrankungen, Schlaganfall oder Diabetes vor?

❏ Ja	❏ Nein

Frage Nr. 4: Gab es bei Dir, Deinen Eltern, Großeltern und Geschwistern zwei oder mehr Fälle an Krebs?

❏ Ja	❏ Nein

Ich wiederhole, wenn Du die Antwort nicht weißt, mach einfach weiter. Dies sind jedoch Fragen, deren Antworten Du unabhängig von diesem Test sowieso wissen solltest, also versuche bitte, die Antworten herauszufinden. Dein Arzt oder Deine Ärztin sollte diese Informationen auf jeden Fall haben.

Frage Nr. 5: Kamen bei Dir, Deinen Eltern, Großeltern und Geschwistern zwei oder mehr Fälle an Autoimmunkrankheiten vor?

❏ Ja	❏ Nein

Zu den häufigen Autoimmunerkrankungen gehören Rheumatoide Arthritis, Sklerodermie, Lupus, Nierenentzündung, Colitis und Morbus Crohn. Allergien sind auch eine Form von Autoimmunkrankheit, also setze ein Häkchen, wenn Du oder ein naher Familienangehöriger stark auf Pollen, Schimmel oder Umweltreize reagiert. Nahrungsmittelallergien gehören nicht dazu, dabei handelt es sich um eine Art allgemeingültigen Ausdrucks, der häufig «Nahrungsmittelunverträglichkeiten» mit einbezieht, ein völlig anderes Thema. Und wenn Du an Arthritis denkst, versichere Dich, dass es sich bei der Erkrankung um Rheumatoide Arthritis handelt, ein körpersystemweiter entzündlicher Zustand, und nicht um Arthrose, die nur die Gelenke befällt.

Okay, die Befragung ist beendet. Wir benötigen nicht jedes einzelne Detail Deiner Gesundheit, nur die Antworten auf einige Schlüsselfragen, mithilfe derer wir zwischen den Aspekten der verschiedenen GenoTypen unterscheiden können. Um herauszufinden, was Deine Fingerabdrücke über Dich preisgeben, lies weiter.

Fingerabdrücke: Ein pränataler Entwicklungsplan

Wie wir in Kapitel 3 erfahren haben, enthalten Deine Fingerabdrücke alle möglichen Hinweise über Dein pränatales und genetisches Erbe. Wie die Ringe in einem Baumstamm sind sie sensible Belege Deines embryonalen Lebens, und sie können häufig ein Indikator für

Erkrankungen sein, auf die Du achten solltest – und aus diesem Grund sind sie eine der besten Möglichkeiten, um herauszufinden, welcher GenoTyp Du bist.

Wenn es um die Erfassung Deiner Fingerabdrücke geht, hast Du jede Menge Möglichkeiten zur Auswahl. Wenn Du zu Deiner örtlichen Polizeistation gehen willst, werden Dir dort gegen eine kleine Gebühr die Fingerabdrücke abgenommen und Dir mit nach Hause gegeben. Das kommt recht häufig vor, da viele Jobs, die eine finanzielle Bürgschaft verlangen, und viele Zulassungsanträge voraussetzen, dass Du eine Kopie Deiner Fingerabdrücke einreichst. Wenn Du derjenige bist, der die Abnahme der Fingerabdrücke veranlasst, werden diese nicht aufbewahrt – alle Ergebnisse werden Dir zum Mitnehmen ausgehändigt.

Du kannst auch ein GenoTypen-Testpaket anfordern, das ein Fingerabdruck-Set enthält. Oder Du nimmst Deine Fingerabdrücke selbst, was wirklich ganz einfach ist.

Anleitung

- Lege Dir ein Stempelkissen und weißes Papier für Laserdrucker oder irgendein anderes Papier mit einer glatten Oberfläche bereit. Verwende kein billiges Kopierpapier und auch kein hochwertigeres Kopierpapier; beide Oberflächen sind zu rau oder strukturiert. Das Papier muss glänzend und glatt aussehen.
- Wasche und trockne Dir die Hände gründlich ab. Wenn Du schwitzige Hände hast, tupfe etwas Alkohol auf Deine Fingerspitzen und lass sie trocknen.
- Lege das Stempfelkissen und das Papier ganz an den Rand des Tisches. So nahe wie möglich zu Dir hin. Vor allem der Rand des Papiers sollte genau am Tischrand liegen.
- Halte das Stempelkissen mit der Hand fest, von der Du gerade keine Fingerabdrücke nimmst. Rolle Deinen Finger leicht über die Farbe, und zwar von innen (der Seite, die näher an Deinem Körper ist) nach außen. (Bei Deinem Daumen verfährst Du genau andersrum – von außen nach innen.) Drücke nicht zu fest. Verge-

wissere Dich, dass die Tinte bis zur ersten Hautfalte hinuntergeht. Die Fingerspitzen sind uninteressant, nur der untere Teil davon bis zur Hautfalte hinunter.

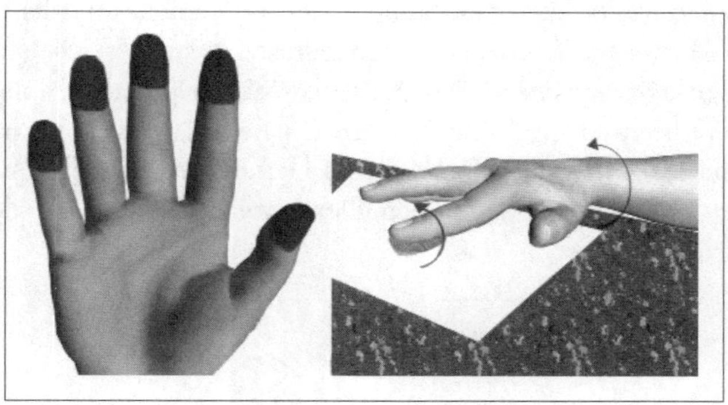

Eine gute Technik führt zu guten Fingerabdrücken!

- Drücke Deinen Finger mit Tinte daran leicht auf das Papier. Rolle ihn erneut sanft ab, von innen nach außen (außer beim Daumen, den Du von außen nach innen abrollen solltest). Und drücke wieder nicht zu fest. Lass die Tinte die Arbeit tun.
- Wenn Du es nicht gewöhnt bist, bei Dir selber Fingerabdrücke zu nehmen, brauchst Du vielleicht ein paar Versuche, um einen guten Abdruck zu erhalten, also Geduld. Wenn Du flache Fingerrillen hast (ich erkläre gleich, was das ist), wird es etwas schwieriger, einen guten Abdruck zu erhalten. Vergewissere Dich, dass Du genug Tinte auf den Fingern hast, aber nicht zu viel. Nicht genug bedeutet, dass Deine Abdrücke zu blass sind, um sie zu lesen; zu viel bedeutet, dass sie ganz dunkel und verschwommen sind.
- Sobald Du damit fertig bist, beschrifte Deine Abdrücke, vor allem dann, wenn Du mehr als einen Versuch dafür brauchst. Nach einer Weile sehen sie alle gleich aus, sie zu beschriften ist also sehr wichtig. Standardmäßig werden sie von 1 bis 5 nummeriert, wobei 1 der Daumen ist. Notiere Dir auch unbedingt, welche Abdrücke von Deiner linken und welche von Deiner rechten Hand sind.

Wie Du die Ergebnisse auswertest

Auf den ersten Blick mögen Deine Fingerabdruckmuster furchtbar willkürlich erscheinen. Deshalb musst Du nach den so genannten ***Musterbereichen*** Ausschau halten – den Bereichen, innerhalb derer Du die Muster tatsächlich erkennen kannst. Musterbereiche sind umgeben von ***Formenlinien***, Rillen, die das Muster praktisch anlegen.

Zwei Orientierungshilfen können Dir helfen, Muster ausfindig zu machen: ***Triradius*** oder ***Delta*** ist ein kleines Dreieck, eine Art Insel inmitten zweier fließender Linien. Der ***Kern*** ist das Zentrum des Fingerabdruckmusters.

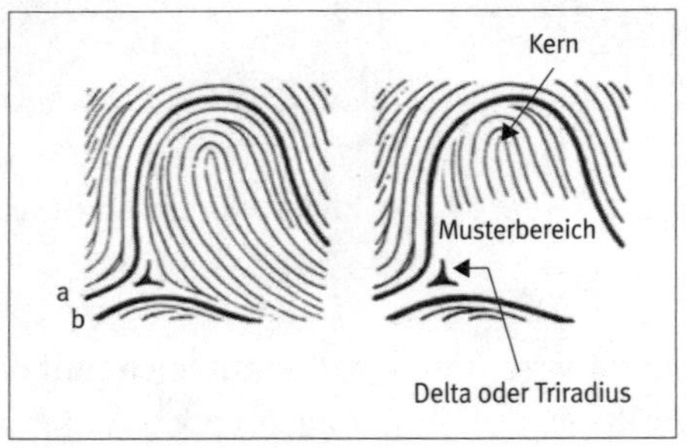

Sobald Du den Musterbereich bestimmt hast, hältst Du nach drei grundlegenden Mustern Ausschau: ***Bögen***, ***Schlaufen*** und ***Wirbeln***. Du besitzt wahrscheinlich nicht alle drei Muster, aber mit ziemlicher Sicherheit mindestens eines. Du wirst zählen wollen, wie viele von jedem Muster Du hast, und Du wirst auch ein paar andere Varianten bemerken, deshalb musst Du jede Sorte identifizieren können.

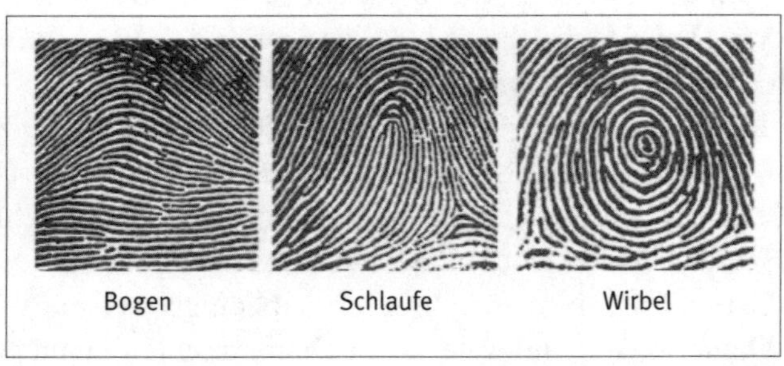

- ***Bögen*** sind die einfachsten Muster – eine Abfolge paralleler Rillen, die wie ein kleiner Hügel aussehen. Manchmal erheben sich die Bögen leicht von beiden Seiten; manchmal bilden sie eine Spitze in der Mitte. So oder so zählt dieses Muster für unsere Zwecke als Bogen.
- ***Schlaufen*** sind die am häufigsten vorkommenden Muster. Sie sehen aus wie kleine Lassos. Die gebräuchlichste Art öffnet sich zu Deinem kleinen Finger hin und wird ***ulnare Schlaufe*** genannt (*Ulna*, die Elle, ist der Knochen auf der Außenseite Deines Arms). Wenn die Schlaufe in Richtung Deines Daumens geöffnet ist, wird sie ***radiale Schlaufe*** genannt (*Radius*, die Speiche, ist der Knochen auf der Innenseite Deines Arms). Radiale Schlaufen sind recht selten, vielleicht besitzt Du solch eine Schlaufe jedoch an einem oder an beiden Zeigefingern. Die Art der Schlaufe spielt für unsere Zwecke keine Rolle, nur ob es sich um eine Schlaufe handelt oder nicht.
- ***Wirbel*** sind eine Reihe von konzentrischen Ringen. Sie können spiralförmig, oval, rund oder alles andere, das rund aussieht, sein.

Die beste Art, Fingerabdruckmuster zu erkennen ist, einen Schritt zurücktreten und den gesamten Musterbereich anzuschauen; versuche, Dich nicht zu sehr im Detail zu verlieren. Ich formuliere es manchmal so, dass es wie das Betrachten moderner Kunst ist – oder wie diese optischen Täuschungen, bei denen eine unerwartete Figur aus einem anderen Bild hervortritt. Schau nicht zu genau hin – lass das Muster zu Dir kommen.

Vielleicht entdeckst Du einen Fingerabdruck, den Du nicht so leicht kategorisieren kannst, weil er eine Mischung aus zwei oder mehr Mustern zu sein scheint. Technisch wird das ***Verbund*** genannt. Wenn Du einen findest, dann zähle die Deltas. Ein Delta: Dann kannst Du es als Schlaufe bezeichnen. Zwei Deltas und Du kannst es Wirbel nennen. Keine Deltas: Dann kannst Du es als Bogen bezeichnen. Wenn es Dir absolut nicht gelingt, den Fingerabdruck zu kategorisieren, lass es einfach sein. Mach das Beste aus den Daten, die übrig bleiben.

Schreibe Dir die Ergebnisse der Betrachtung Deiner Fingerabdruckmuster auf

	Daumen	Zeigefinger	Mittelfinger	Ringfinger	Kleiner Finger
Rechte Hand	❑ Schlaufe ❑ Wirbel ❑ Bogen	❑ Schlaufe ❑ Wirbel ❑ Bogen	❑ Schlaufe ❑ Wirbel ❑ Bogen	❑ Schlaufe ❑ Wirbel ❑ Bogen	❑ Schlaufe ❑ Wirbel ❑ Bogen
Linke Hand	❑ Schlaufe ❑ Wirbel ❑ Bogen	❑ Schlaufe ❑ Wirbel ❑ Bogen	❑ Schlaufe ❑ Wirbel ❑ Bogen	❑ Schlaufe ❑ Wirbel ❑ Bogen	❑ Schlaufe ❑ Wirbel ❑ Bogen

Weiße Linien

Deine Fingerabdruckmuster sind so gut wie festgelegt, wenn Du auf die Welt kommst (und deshalb sind sie für die Strafverfolgung so nützlich). Was sich jedoch verändert, ist die Höhe der ***Rillen*** Deiner Fingerabdrücke, die Textur Deiner Finger, die in erster Linie für die Fingerabdrücke verantwortlich ist. Die Rillenhöhe ist dynamisch und häufig ein sehr starker Indikator dafür, was in Deinem Verdauungssystem vor sich geht. Niedrige Rillen zeigen oft eine Störung der Schleimhaut Deines Verdauungstrakts oder andere Arten von Verdauungsproblemen an. Sie können auch auf eine Unverträglichkeit von Gluten (das im Weizen vorkommt) oder auf Empfindlichkeiten gegenüber Lektinen (die in Getreide vorkommen) hinweisen sowie auf Zöliakie (mit der Glutenintoleranz verwandt) und einen «Leaky-Gut», bei dem Bakterien, die in Deinen Magen gehören, in Deinen Verdauungstrakt wandern. Demgegenüber ist eine gute Rillenhöhe normalerweise ein Hinweis für einen gesunden Verdauungstrakt.

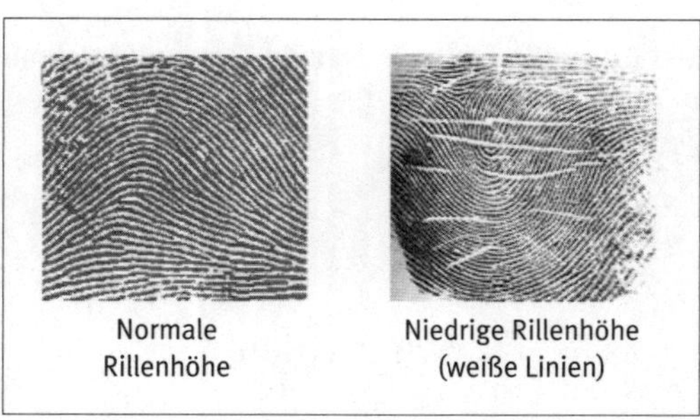

Normale Rillenhöhe — Niedrige Rillenhöhe (weiße Linien)

Wenn die Rillen Deiner Fingerabdrücke abgenutzt sind, siehst Du in Deinen Fingerabdrücken wahrscheinlich ein Muster von weißen Linien – sekundäre Falten auf Deinen Fingern, die sichtbar werden, wenn Deine Rillen niedrig sind.

Forschung, die bis in die frühen 70er-Jahre des 20. Jahrhunderts zurückreicht, zeigt einen Zusammenhang zwischen dem Auftreten weißer Linien und dem Vorkommen von Zöliakie. Normalerweise nimmt die Anzahl an weißen Linie mit fortgeschrittenem Alter zu, in gleichem Maße wie die Darmfunktionen immer mehr nachlassen. In vielen Fällen beginnen die weißen Linien mit der Einhaltung einer glutenfreien Ernährung zu verschwinden. Manche Forscher glauben sogar, dass weiße Linien ein nützliches Anzeichen für die Reaktion einer Person auf eine Ernährungstherapie sind, auch wenn eine vollständige Verbesserung der Fingerabdrücke bis zu zwei Jahre dauern kann.

Wenn Du viele weiße Linien in Deinen Fingerabdrücken beobachtet hast, wäre es vielleicht ratsam, mit einem Komplementär- und Alternativmediziner zu sprechen, um mehr über die Gesundheit Deines Verdauungssystems zu erfahren. In Deinem eigenen Interesse solltest Du den Kohlenhydratempfehlungen Deiner GenoTypen-Ernährung folgen. Diese kann einen riesigen Unterschied hinsichtlich der Verbesserung von Verdauungsproblemen ausmachen, indem sie die volle Funktionstüchtigkeit des Darms wiederherstellt und die Bakterien im Magen und im Darm wieder ins Gleichgewicht bringt.

Frage Nr. 6: Hast Du weiße Linien in Deinen Fingerabdruckmustern?

❑ Ja	❑ Nein

Symmetrien

Wie wir in Kapitel 3 sehen konnten, deutet Symmetrie normalerweise auf eine stabile pränatale Umgebung hin, während Asymmetrie ein Hinweis dafür ist, dass der Fötus Stress ausgesetzt war. Im Allgemeinen gilt, je asymmetrischer Du bist, desto belasteter warst Du im Mutterleib. Der Grund dafür ist, dass sich die linke und die rechte Körperseite getrennt voneinander entwickeln. In einer stabilen Umgebung folgen die beiden Seiten derselben Logik und entwickeln sich gleich. Wenn Stress die fötale Entwicklung beeinträchtigt, dann auf ungleichmäßige Weise – die Folge ist Asymmetrie. Deshalb interessieren wir uns für die Antworten auf die ersten beiden Fragen in diesem Abschnitt:

Frage Nr. 7: Wenn Du die Fingerabdruckmuster Deiner linken und Deiner rechten Hand miteinander vergleichst, stimmen mindestens 4 von 5 Fingern überein.

❑ Ja	❑ Nein

Frage Nr. 8: Wenn Du die Fingerabdruckmuster Deiner linken und Deiner rechten Hand miteinander vergleichst, stimmen mindestens 3 von 5 Fingern NICHT überein.

❑ Ja	❑ Nein

Links- und Beidhändigkeit stehen tendenziell in Zusammenhang mit hormonellen Schwankungen in der Schwangerschaft, was dann die Frage Nr. 9 ergibt:

Frage Nr. 9: Bist Du Links- oder Beidhänder?

❑ Ja	❑ Nein

Wie wir in Kapitel 3 gesehen haben, *verursacht* keines dieser Muster irgendeine Reaktion in Deinem Körper. Sie sind nur *Aufzeichungen* von Ereignissen, die stattgefunden haben – Ereignisse, die tiefgreifende Auswirkungen auf Deine Gesundheit und Vitalität haben können.

Biometrie: Wie Du die Form und die Größe Deines Körpers misst

Biometrie ist wortwörtlich das Maß der lebenden Dinge. In diesem Fall messen wir Deine ***Morphologie***, ein Wort, das die Lehre von der äusseren Gestalt bedeutet. Die Art und Weise, wie Dein Körper geformt ist, sagt ziemlich viel über Deine Hormone und Deinen Stoffwechsel aus und gibt uns einen guten Einblick, wie Deine pränatalen Erfahrungen Deine Reaktionen auf die Welt geformt haben. Wie immer kannst Du die wissenschaftlichen Erklärungen für diese Messungen in Kapitel 3 finden, jetzt gehen wir gleich zum eigentlichen GenoTypen-Test.

Beinöffnung

Frage Nr. 10: Wenn Du Deine Fußknöchel aneinander stellst, gibt es dann eine KLEINE Öffnung zwischen den Oberschenkeln auf Höhe der Knie oder berühren sich die Knie?

❑ Ja	❑ Nein

Frage Nr. 11: Wenn Du Deine Fußknöchel aneinander stellst, gibt es dann eine GROSSE Öffnung zwischen den Oberschenkeln auf Höhe der Knie?

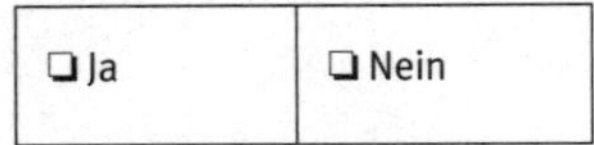

Die Antworten auf diese Fragen könnten nicht leichter zu finden sein. Schau einfach Deine nackten Beine in einem Ganzkörperspiegel an und beobachte den Raum, der zwischen Deinen Schenkeln entsteht, wenn Deine Füße aneinander stehen und sich leicht an den Fußknöcheln berühren. Du kannst die Zeichnungen unten verwenden, die Dir bei der Entscheidung hilft, ob die Öffnung zwischen Deinen Schenkeln klein oder groß ist – und vielleicht möchtest Du auch die Meinung eines Freundes erfahren.

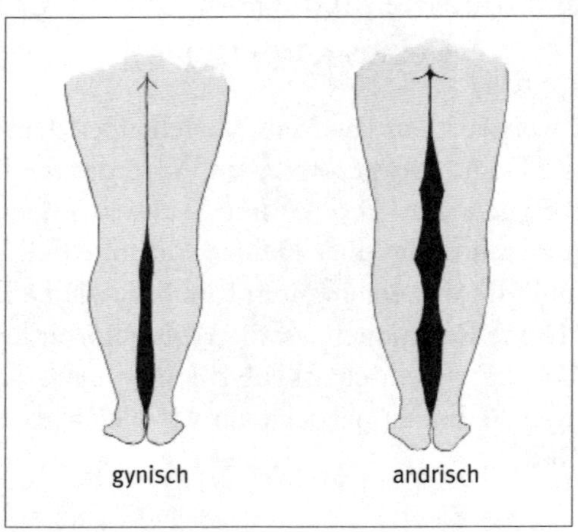

Oberschenkelabstand: links enge Öffnung, rechts weite Öffnung

Sehnen

Frage Nr. 12: Wenn Du Deinen Arm entspannst und die Haut rund um die Handgelenke anschaust, kannst Du die Kontur Deiner Sehnen sehen?

❑ Ja	❑ Nein

Die Antwort ist ein Schlüsselmerkmal für den GenoTyp Lehrer, der zu sehnigen Körpern mit sichtbaren Sehnen neigt. Dies ist jedoch nicht bei allen der Fall und wenn Du übergewichtig bist, kannst Du Deine Sehnen vielleicht sowieso nicht sehen. Wenn Du Dir bei diesem Punkt nicht sicher bist, lass ihn einfach leer.

Körperform

Wie wir in Kapitel 3 erfahren haben, kann Deine Körperform – auch ***Somatotyp*** genannt – ziemlich viel über Deinen Stoffwechsel und Deinen GenoTyp aussagen. Zum Beispiel ist die runde Körperform ein Hauptmerkmal des GenoTyps Sammler, dagegen neigt der GenoTyp Jäger zu einem eher schlaksigen Körperbau.

Dies kann wieder eine relativ leicht zu beantwortende Frage sein, auch wenn ich vorschlage, dass Du einen Freund hinzuziehst, der die Ergebnisse bestätigt. In unserer «dünn ist in»-Kultur halten sich viele Frauen für «rund», wenn praktisch alle anderen sie als «muskulös» oder sogar als «schlaksig» bezeichnen würden.

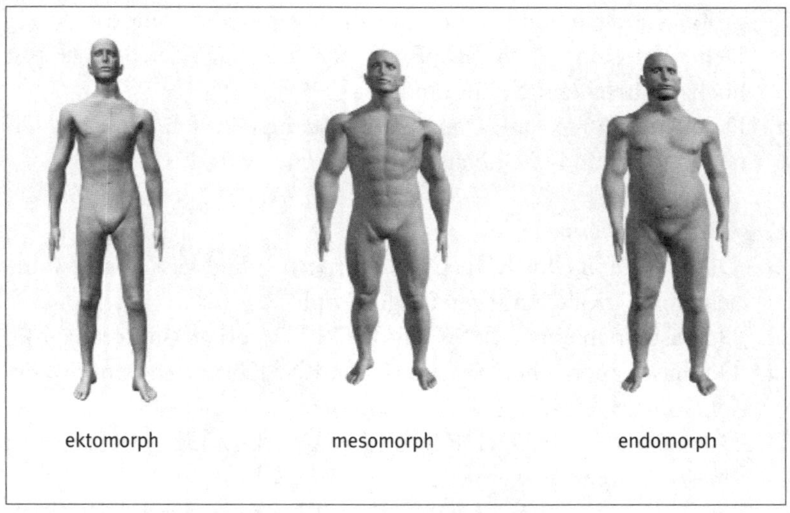

Die drei grundlegenden Körperformen

Schau Dir diese Körperformen an und entscheide, welche Dich am besten beschreibt. Lass dann Deinen Freund dasselbe tun. Wenn Ihr Euch einig seid, bist Du fertig. Wenn Du Dir immer noch unsicher bist, welche Körperform Dich am besten beschreibt, probiere diesen einfachen Test aus:

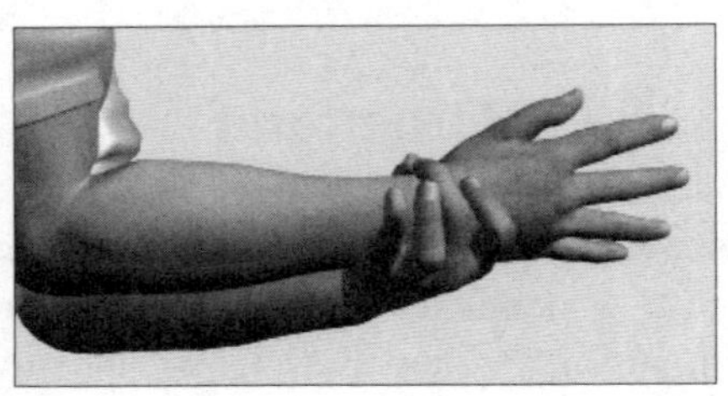

Der Handgelenkumfang-Test

Lege Deinen Daumen und Deinen Mittelfinger der anderen Hand um Dein Handgelenk (siehe Foto). Welche der folgenden Beobachtungen hast Du gemacht?

- Dein Mittelfinger und Daumen haben sich nicht berührt. Du hast große Knochen und bist höchstwahrscheinlich endomorph.
- Dein Mittelfinger und Daumen berühren sich leicht. Du bist höchstwahrscheinlich mesomorph.
- Dein Mittelfinger und Daumen überschneiden sich. Du hast kleine Knochen und bist höchstwahrscheinlich ektomorph.

Schreibe die Ergebnisse auf:

- ❏ Du hast einen eher RUNDEN Körperbau und hast höchstwahrscheinlich große Knochen (endomorph).
- ❏ Du hast einen eher MUSKULÖSEN Körperbau (mesomorph).
- ❏ Du hast einen eher SCHLAKSIGEN Körperbau und wahrscheinlich kleine Knochen (ektomorph).
- ❏ Du hast einen RUNDEN und MUSKULÖSEN Körperbau (meso-endomorph).
- ❏ Du hast einen eher MUSKULÖSEN und SCHLAKSIGEN Körperbau (meso-ektomorph).

Zahnmuster

Wie wir in Kapitel 3 gesehen haben, können schaufelförmige Zähne – eine Aushöhlung auf der Rückseite Deiner zwei vorderen Schneidezähne – ein Anzeichen für Vorfahren sein, die es gewohnt waren, Fleisch zu essen. Dementsprechend sind sie ein Hauptmerkmal des GenoTyps 1, Jäger, und in geringerem Maße ein Indikator für den GenoTyp 2, Sammler, und GenoTyp 4, Explorer – die mit einer fleischhaltigeren Ernährung besser beraten sind.

Wenn schaufelförmige Zähne eine Empfehlung für Fleischverzehr sind, so rät der zusätzliche Höcker – Carabelli-Höcker genannt – auf der Innenseite des oberen ersten Backenzahns zu einer agrarischen Ernährung, die das Zermahlen von Getreide und Gemüse erforderlich macht.

Wirf einen Blick auf die folgende Zeichnung, um einen Eindruck zu erhalten, welche Bereiche Du betrachten musst.

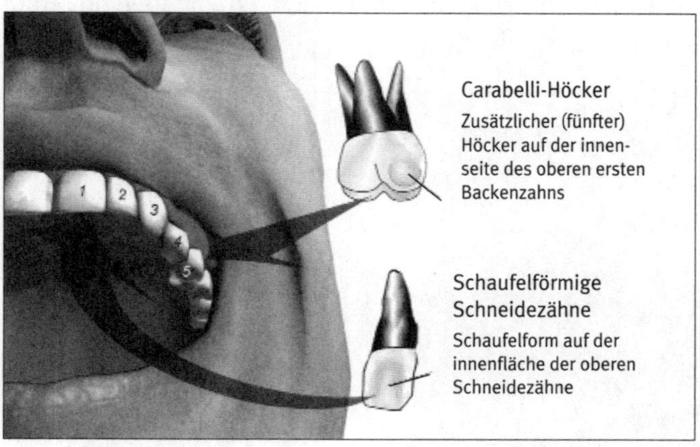

Schaufelförmige Zähne und Carabelli-Höcker

Falls Du eine Zahnbehandlung an einem der Zähne hattest, die für uns von Interesse sind, kannst Du diese Fragen natürlich nicht beantworten. Vielleicht solltest Du die Unterstützung eines Freundes in Anspruch nehmen, der mit einer Taschenlampe einen Blick in Deinen Mund wirft. Keine Sorge – es gibt noch genug andere Fragen!

Frage Nr. 13: Hast Du SCHAUFELFÖRMIGE vordere Schneidezähne?

❑ Ja	❑ Nein

Frage Nr. 14: Besitzt Du den ZUSÄTZLICHEN HÖCKER auf der Innenseite Deiner ersten Backenzähne?

❑ Ja	❑ Nein

Kieferform

Mehrere GenoTypen werden durch ihre einzigartigen Kieferformen unterschieden, die Du wahrscheinlich einfach durch einen Blick in den Spiegel bestimmen kannst und indem Du die folgende Abbildung als Anleitung verwendest:

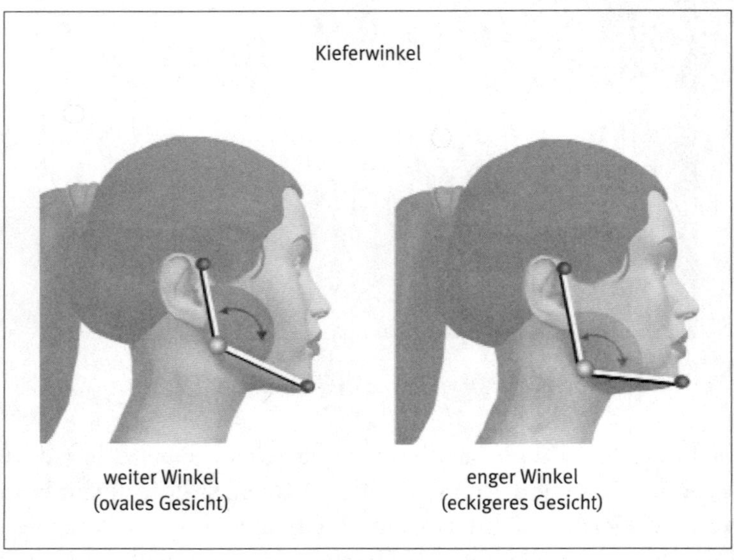

Weiter gonialer Winkel (links). Enger gonialer Winkel (rechts).

In der linken Grafik sind zwei Beispiele unterschiedlicher Kieferwinkel abgebildet. Auf der linken Seite ist ein weiter Winkel (Winkel größer als 125 Grad) und auf der rechten ein enger Winkel (Winkel kleiner als oder gleich 125 Grad) zu sehen.

Wenn Du Dir unsicher bist, kannst Du ein Foto von Dir im Profil suchen oder machen. Markiere die drei Orientierungspunkte, zeichne Linien, um sie zu verbinden und miss den Winkel mit einem Winkelmesser. Wenn der gemessene Winkel 125 Grad oder weniger ist, dann hast Du einen eckigen Kiefer (einen engen gonialen Winkel). Wenn Dein Kieferwinkel größer als 125 Grad ist, hast Du einen mandelförmigen Kiefer (einen weiten gonialen Winkel). Jetzt bist Du bereit, Deine Ergebnisse aufzuschreiben und zur nächsten Messung weiterzugehen.

Notiere das Ergebnis:

❑ Du hast einen eher ECKIGEN Kiefer (enger gonialer Winkel).

❑ Du hast einen eher MANDEL-förmigen Kiefer (weiter gonialer Winkel).

Taille-Hüfte-Verhältnis

Wie wir in Kapitel 3 gesehen haben, sagt der Vergleich Deiner Taille zu Deiner Hüfte ziemlich viel über Deine Gesundheit und Deinen Stoffwechsel aus.

Anleitung

Wickle ein flexibles Maßband, eventuell mithilfe eines Freundes, an der schmalsten Stelle genau über dem Bauchnabel um Deine Taille.

Vergewissere Dich, dass sich das Maßband überall um Deinen Körper herum auf gleicher Höhe und parallel zum Boden befindet. Ziehe das Maßband leicht an, bis es angenehm sitzt, drücke die Haut dabei nicht ein. Versuche auf 10 Millimeter genau zu sein. Schreib Dir den Messwert Deiner Taille auf.

Gehe bei Deinen Hüften ebenso vor, indem Du die Stelle wählst, an der Deine Hüftknochen am breitesten sind. Notiere den Messwert Deiner Hüfte. Dividiere dann den Messwert Deiner Taille durch den

Messwert Deiner Hüfte. (Jetzt weißt Du, warum Du den Taschenrechner brauchst!)

Messwert der Taille: ______ geteilt durch Messwert der Hüfte: ______
= Taille-Hüfte-Verhältnis ______

Jetzt ordnen wir dieses ein:

Männer unter 50 Jahre:
- Hoch (Dein Taille-Hüfte-Verhältnis liegt bei über 0.96)
- Durchschnittlich (Dein Taille-Hüfte-Verhältnis liegt bei 0.96–0.91)
- Optimal (Dein Taille-Hüfte-Verhältnis beträgt weniger als 0.91)

Frauen unter 50 Jahre:
- Hoch (Dein Taille-Hüfte-Verhältnis liegt bei über 0.79)
- Durchschnittlich (Dein Taille-Hüfte-Verhältnis liegt bei 0.79–0.71)
- Optimal (Dein Taille-Hüfte-Verhältnis beträgt weniger als 0.71)

Männer, 50 Jahre und älter:
- Hoch (Dein Taille-Hüfte-Verhältnis liegt bei über 0.99)
- Durchschnittlich (Dein Taille-Hüfte-Verhältnis liegt bei 0.99–0.93)
- Optimal (Dein Taille-Hüfte-Verhältnis beträgt weniger als 0.93)

Frauen, 50 Jahre und älter:
- Hoch (Dein Taille-Hüfte-Verhältnis liegt bei über 0.84)
- Durchschnittlich (Dein Taille-Hüfte-Verhältnis liegt bei 0.84–0.75)
- Optimal (Dein Taille-Hüfte-Verhältnis beträgt weniger als 0.75)

Notiere Deine Ergebnisse
Für uns ist nur interessant, ob Dein Taille-Hüfte-Verhältnis außergewöhnlich hoch oder optimal ist, wenn Deine Ergebnisse also «durchschnittlich» sind, mach weiter und gehe zur letzten Messung. Notiere Deine Ergebnisse hier:

❑ Du hast ein HOHES Taille-Hüfte-Verhältnis.
❑ Du hast ein OPTIMALES Taille-Hüfte-Verhältnis.

Kopfform

Du hast es fast geschafft! Von allen Fragen bezieht sich die letzte im Stärketest-Abschnitt auf Deine Kopfform.

Wie ich in Kapitel 3 gesagt habe, ist die Kopfform scheinbar eine der neueren Veränderungen, die wir Menschen durchgemacht haben. Bis zum Mittelalter wurden unsere Köpfe schrittweise breiter und sahen fast schon eckig aus. Vom Mittelalter an hat sich unsere durchschnittliche Kopfform in Verbindung mit der allmählichen Zunahme der Körpergröße offenbar verlängert und verengt. Da diese Veränderungen wahrscheinlich Unterschiede in der mütterlichen Ernährung widerspiegeln, hängen sie mit bestimmten GenoTypen zusammen, vor allem der verlängerte Kopf, der ein Schlüsselmerkmal der Krieger ist. Der eckige Kopf ist ebenfalls ein gewisses Merkmal für Explorer und Nomaden.

Es gibt drei grundlegende Kopfformen. Verwende die folgende Abbildung, um Deine Kopfform bestimmen zu können:

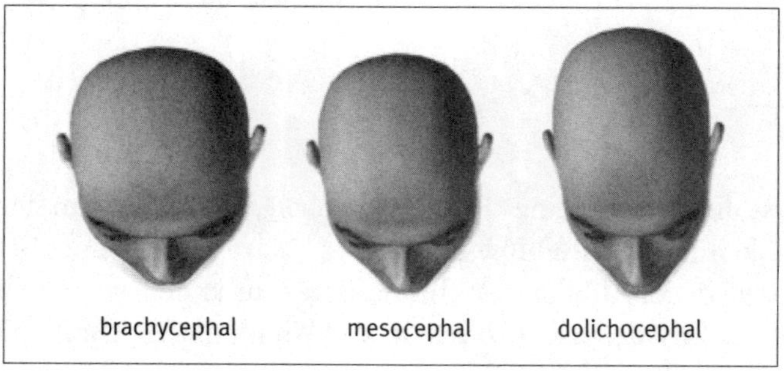

Die drei grundlegenden Kopfformen

Die meisten Menschen können einen guten Eindruck ihrer Kopfform gewinnen, wenn sie einen Freund im Sitzen auf ihren Kopf schauen lassen. Falls Du lange oder lockige Haare hast, solltest Du sie vorher nass machen, so dass sie flach anliegen. Falls Du es durch Anschauen alleine nicht sagen kannst und messen willst, schnapp Dir wieder das flexible Maßband und einen Freund. Du misst dann das, was Anthropologen den «cephalischen Index» nennen.

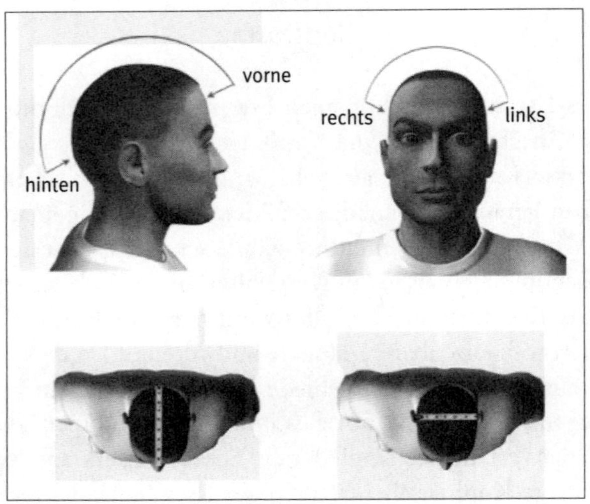

Oben: Wie Du den cephalischen Index misst
Unten links: Wie Du die Messung von vorne nach hinten durchführst
Unten rechts: Wie Du die Messung von links nach rechts ausführst

Anleitung

- Miss die Länge Deines Kopfes wie oben abgebildet vom höchsten Punkt auf der Mittellinie des Kopfes – der Krone Deines Schädels (***vorne*** in der Abbildung) – bis hinunter zur knöchernen Erhebung an der Schädelbasis (***hinten*** in der Abbildung). Schreib Dir die Länge auf.
- Miss die Breite Deines Kopfes, indem Du ein Maßband an der breitesten Stelle über Deinen Schädel legst. (Siehe Abbildung: Du suchst die Punkte, ***links*** und ***rechts*** bezeichnet, auf beiden Seiten Deines Schädels.) Notiere Dir die Breite.
- Teile die Kopfbreite durch die Kopflänge und nehme das Ergebnis mal 100. Das ist Dein cephalischer Index:

Kopfbreite: _____ geteilt durch Kopflänge: _____ mal 100
= Cephalischer Index: _____

Und das sagt Dein cephalischer Index aus:

- Wenn Dein cephalischer Index kleiner als 75 ist, hast Du einen langen, schmalen Schädel (von oben betrachtet). Du bist *dolichocephal*, griechisch für «langköpfig».
- Wenn Dein cephalischer Index größer als 80 ist, hast Du einen kurzen, breiten Kopf (von oben betrachtet), weshalb Du *brachycephal* oder «kurzköpfig» bist.
- In der Mitte befinden sich die, deren cephalischer Index zwischen 75 und 80 liegt. Wenn Du zu dieser Gruppe gehörst, bist Du *mesocephal*, oder «mittelköpfig».

Schreibe Dir Deine Ergebnisse auf:
Für uns ist nur interessant, ob Du langköpfig oder kurzköpfig bist, wenn Deine Ergebnisse «normal» sind (also «mittelköpfig»), bist Du fertig! Notiere Dir sonst Deine Ergebnisse im Folgenden:

❑ Du hast eine LÄNGLICHE Kopfform (dolichocephal).
❑ Du hast eine BREITE, KURZE Kopfform (brachycephal).

Wie Du den PROP-Schmeckerstatus testest

Wie wir in Kapitel 3 gesehen haben, haben PROP-Schmecker ein spezielles Gen, das es ihnen ermöglicht, eine Chemikalie zu schmecken, das so genannte Propylthiouracil (PROP). Es ähnelt vielen Stoffen, die in Kohlsorten wie Broccoli, Weißkohl und Blumenkohl vorkommen. Die Fähigkeit oder Unfähigkeit, PROP zu schmecken, kann uns viel über den Stoffwechsel des Körpers sagen und dabei helfen, viele der feineren Unterschiede zwischen den GenoTypen zu bestimmen.

Anleitung

Wenn Du ein GenoTyp-Testkit (siehe Quellen) bestellt hast, hast Du bereits einen PROP-Teststreifen und Anweisungen, wie Du diesen verwendest. Du kannst einen PROP-Teststreifen auch da kaufen, wo es Schulbedarf für Biologieklassen der weiterführenden Schulen gibt. Sorge dafür, dass Du auch einen Kontrollstreifen erhältst. Den Kontrollstreifen brauchst Du, um sicherzugehen, dass Du das PROP wirklich schmecken kannst und es Dir nicht nur einbildest. Vermische die Streifen oder lass Dich von einem Freund austricksen, indem er Dich die Streifen mit geschlossen Augen testen lässt.

Wie Du die Ergebnisse auswertest:

- Der Kontrollstreifen sollte nach nichts schmecken.
- Wenn auch der PROP-Streifen nach nichts schmeckt, bist Du ein «Nichtschmecker».
- Wenn der PROP-Streifen bitter schmeckt, bist Du ein «Schmecker».
- Wenn der PROP-Streifen sehr abstoßend und stark schmeckt (anstatt nur schlecht und bitter), bist Du ein «Super-Schmecker».

Schreib Dir Deinen PROP-Schmeckerstatus auf:

❑ Schmecker
❑ Nicht-Schmecker
❑ Super-Schmecker

Wie es weiter geht

Und jetzt bist Du fertig! Bald kannst Du eine ganz neue Welt voller Gesundheit, Vitalität und einem idealen Gewicht entdecken. Und vielleicht verstehst Du Dein physisches, mentales und emotionales Ich auf eine ganz neue Art und Weise.

Nütze diese Gelegenheit, um auf dieses und das vorige Kapitel zurückzublicken und sicherzustellen, dass Du alle Fragen, die Du beantworten kannst, beantwortet hast. Überprüfe mit Freunden oder Deinen Angehörigen alle Fragen, die ein frisches, objektives Auge benötigen. Vergewissere Dich zum Beispiel, dass die Körperform, die Du als Deine eigene bestimmt hast, auch die ist, mit der Deine Freunde einverstanden wären. Korrigiere alles, was Dir nicht richtig erscheint. Nimm dann Deinen Taschenrechner und bereite Dich darauf vor, alles zusammen zu rechnen. Wirf einen letzten Blick auf Deinen Kieferwinkel oder Deine Kopfform, falls Du noch irgendwelche Zweifel hast, wie Du diese beschreiben sollst.

Blättere dann weiter, um herauszufinden, wie Du die Ergebnisse Deines GenoTypen-Tests auswertest.

KAPITEL 6

Auf die Plätze, fertig, los! Wie Du Deinen GenoTyp berechnest

Du kennst die Wissenschaft. Du hast Antworten auf die fünf grundlegenden Fragen zu Deiner persönlichen Geschichte und der Deiner Familie erhalten. Du hast Deine Messungen durchgeführt und Tests absolviert. Jetzt ist es an der Zeit, den GenoTypen-Rechner hervorzuholen und zu entdecken, welcher unserer sechs GenoTypen Du bist. Legen wir los!

Der Einfache GenoTypen-Rechner

Was Du brauchst

- Die Messungen der Bein- und Oberkörperlänge, wie in Kapitel 4 dargestellt.
- Die Messungen der Zeige- und Ringfinger beider Hände, wie in Kapitel 4 umschrieben.
- Alle Messungen, Fingerabdrücke und Beobachtungen, die Du für den Stärke-Test Deines GenoTyps verwendest, wie in Kapitel 5 dargestellt.

Es ist sehr leicht, den Einfachen GenoTypen-Rechner durchzuführen. Mache einfach die simplen Messungen, die in Kapitel 4 dargestellt wurden, gehe zur entsprechenden Nachschlagetabelle für Frauen beziehungsweise Männer und finde die vier GenoTypen, die gemäß dem Rechner für den Stärke-Test in Frage kommen. (Denke daran, eine gleiche Messung wird zugunsten des Oberkörpers, der Unterschenkel und der Zeigefinger entschieden.) Gehe dann weiter zum Abschnitt mit dem Titel «Wie Du die Stärke Deines GenoTyps überprüfst» am Ende dieses Kapitels. Dort nimmst Du die Informationen, die Du in Kapitel 5 gesammelt hast, und testest anhand dieser die vier GenoTypen. Der GenoTyp mit der höchsten Punktzahl ist Dein GenoTyp.

<table>
<tr><th colspan="3">Einfacher GenoTypen-Rechner: Tabelle 1
Dein OBERKÖRPER ist LÄNGER als oder gleich lang wie Deine BEINE</th></tr>
<tr><td>Und …</td><td>Und …</td><td>GenoTypen zum Stärke-Testen</td></tr>
<tr><td rowspan="3">Dein Oberschenkel ist länger als Dein Unterschenkel.</td><td>Deine Zeigefinger sind an beiden Händen länger als Deine Ringfinger.</td><td>GT2 SAMMLER
GT3 LEHRER
GT4 EXPLORER
GT6 NOMADE</td></tr>
<tr><td>Deine Ringfinger sind an beiden Händen länger als Deine Zeigefinger.</td><td>GT1 JÄGER
GT3 LEHRER
GT4 EXPLORER
GT6 NOMADE</td></tr>
<tr><td>Dein Zeigefinger ist an der einen Hand länger und Dein Ringfinger an der anderen.</td><td>GT2 SAMMLER
GT3 LEHRER
GT4 EXPLORER
GT5 KRIEGER</td></tr>
<tr><td rowspan="3">Dein Unterschenkel ist länger als oder gleich lang wie Dein Oberschenkel.</td><td>Deine Zeigefinger sind an beiden Händen länger als Deine Ringfinger.</td><td>GT2 SAMMLER
GT4 EXPLORER
GT5 KRIEGER
GT6 NOMADE</td></tr>
<tr><td>Deine Ringfinger sind an beiden Händen länger als Deine Zeigefinger.</td><td>GT1 JÄGER
GT3 LEHRER
GT4 EXPLORER
GT6 NOMADE</td></tr>
<tr><td>Dein Zeigefinger ist an der einen Hand länger und Dein Ringfinger an der anderen.</td><td>GT2 SAMMLER
GT3 LEHRER
GT4 EXPLORER
GT6 NOMADE</td></tr>
</table>

Einfacher GenoTypen-Rechner: Tabelle 2 Deine BEINE sind LÄNGER als oder gleich lang wie Dein OBERKÖRPER		
Und …	*Und …*	*GenoTypen zum Stärke-Testen*
Dein Oberschenkel ist länger als Dein Unterschenkel.	Deine Zeigefinger sind an beiden Händen länger als Deine Ringfinger.	GT2 SAMMLER GT4 EXPLORER GT5 KRIEGER GT6 NOMADE
	Deine Ringfinger sind an beiden Händen länger als Deine Zeigefinger.	GT1 JÄGER GT4 EXPLORER GT5 KRIEGER GT6 NOMADE
	Dein Zeigefinger ist an der einen Hand länger und Dein Ringfinger an der anderen.	GT1 JÄGER GT2 SAMMLER GT3 LEHRER GT4 EXPLORER
Dein Unterschenkel ist länger als oder gleich lang wie Dein Oberschenkel.	Deine Zeigefinger sind an beiden Händen länger als Deine Ringfinger.	GT2 SAMMLER GT4 EXPLORER GT5 KRIEGER GT6 NOMADE
	Deine Ringfinger sind an beiden Händen länger als Deine Zeigefinger.	GT1 JÄGER GT3 LEHRER GT5 KRIEGER GT6 NOMADE
	Dein Zeigefinger ist an der einen Hand länger und Dein Ringfinger an der anderen.	GT1 JÄGER GT3 LEHRER GT5 KRIEGER GT6 NOMADE

Ich glaube, dass es nicht einfacher sein kann als das!

Der Einfache GenoTypen-Rechner ist genau das: einfach. Er wird Dich grob in die richtige Richtung führen, und das war's. Ich stelle mir den Einfachen GenoTypen-Rechner so ähnlich wie «genetisches Fingermalen» vor. Hast Du Dir schon mal ein Fingerfarbenbild von einem Kind angeschaut? Obwohl sie überwiegend einfach sind, kannst Du in den meisten Fällen genau das Thema des Bildes erkennen – ein

Haus, ein Auto oder eine lächelnde Person – und Du bist vielleicht überrascht von der offensichtlichen Klarheit, die in den Bildern von Kindern zum Ausdruck kommt. Jedoch ist es durchaus möglich, dass sich Dein GenoTyp ändert, wenn Du zu den detaillierteren Rechnern übergehst.

So simpel wie er ist, so aussagekräftig ist auch der Einfache GenoTypen-Rechner, und seine Ergebnisse sind jeder der «Ein Format für alle»-Ernährungsweisen weit voraus. Wir sollten die Macht dieser kleinen Tabellen nicht unterschätzen. Sie sind wirklich hervorragend dafür geeignet, einige grundlegende epigenetische Einflüsse zu bestimmen, und sie berücksichtigen ein paar wichtige Details bezüglich Deines Symmetriegrades, der Menge von Sexualhormonen, mit denen Du im Uterus in Berührung gekommen bist, und der Anzahl an Wachstumsfaktoren, die Du als kleines Kind mitbekommen hast.

Die Idee, die hinter dem Einfachen GenoTypen-Rechner steckt, war, dass Du Dich an der GenoTypen-Ernährung vertieft interessierst und Dich ausreichend beweglich hältst. Mit der Zeit wirst Du sicherlich mehr Daten über Dich hinzufügen wollen, wie beispielsweise Deinen Bluttyp, und kannst dann zum Mittleren GenoTypen-Rechner übergehen.

Der Mittlere GenoTypen-Rechner

Was Du brauchst:

- Die Messungen der Bein- und Oberkörperlänge, wie in Kapitel 4 dargestellt.
- Die Messungen der Zeige- und Ringfinger beider Hände, wie in Kapitel 4 beschrieben
- Den AB0-Bluttyp, wie in Kapitel 4 dargestellt.
- Alle Messungen, Fingerabdrücke und Beobachtungen, die Du für den Stärke-Test Deines GenoTyps verwendest, wie in Kapitel 5 dargestellt.

Der Mittlere GenoTypen-Rechner bezieht einen Deiner genetischen Marker mit ein – Deinen AB0-Bluttyp.

Wenn Du Deinen AB0-Bluttyp nicht kennst, kannst Du einen einfachen und günstigen Test für zu Hause bei den Bezugsquellen bestellen, die unter Quellen aufgelistet sind. Wie beim Einfachen GenoTypen-Rechner führst Du die zwei grundlegenden Messungen durch, und wieder gibt es zwei Nachschlagetabellen, eine für diejenigen, deren Oberkörper länger als ihre Beine ist, und die andere für diejenigen, deren Beine länger als ihr Oberkörper sind.

Um bei unserem Bild zu bleiben, hebt der Mittlere GenoTypen-Rechner die Genauigkeit Deiner GenoTypen-Bestimmung vom Level des Fingermalens auf das Level der alten Meister an, da die Bluttypen-Genetik wie ein Ölgemälde von Rembrandt eine feinere Schattierung zeigt. Viele Leser werden diese Information bereits haben, da sie meine anderen Bücher über Bluttypen und Ernährung gelesen haben.

Um den Mittleren GenoTypen-Rechner anzuwenden, wähle die Nachschlagetabelle aus, die auf dem Verhältnis der Oberkörper- zur Beinlänge basiert, und arbeite Dich von links nach rechts durch die Tabelle durch. Anders als der Einfache Rechner, der Dich dazu auffordert, die vier potenziellen GenoTypen-Stärken zu testen, begrenzt der Mittlere Rechner die Möglichkeiten auf zwei Kandidaten und legt manchmal auch nur einen einzigen, entscheidenden GenoTypen fest.

Nachdem Du den Mittleren GenoTypen-Rechner ausgeführt hast, kannst Du zum Abschnitt «Wie Du die Stärke Deines GenoTyps überprüfst» am Ende dieses Kapitels gehen. Dort kannst Du die Informationen, die Du in Kapitel 5 gesammelt hast, für den Stärke-Test-Vergleich der zwei GenoTypen anwenden. Dein GenoTyp ist der mit der höchsten Punktzahl. Wenn der Rechner einen einzigen GenoTyp bestimmt hat, bist Du fertig.

Mittler GenoTypen-Rechner: Tabelle 1 Dein OBERKÖRPER ist LÄNGER als Deine BEINE oder gleich lang			
Und ...	*Und ...*	*Und Dein Bluttyp ist ...*	*GenoTypen zum Stärke-Testen*
Dein Oberschenkel ist länger als Dein Unterschenkel.	Deine Zeigefinger sind an beiden Händen länger als Deine Ringfinger.	A	GT3 LEHRER GT4 EXPLORER
		AB	GT4 EXPLORER GT6 NOMADE
		B	GT6 NOMADE GT4 EXPLORER
		0	GT2 SAMMLER
	Deine Ringfinger sind an beiden Händen länger als Deine Zeigefinger.	A	GT3 LEHRER GT4 EXPLORER
		AB	GT4 EXPLORER GT6 NOMADE
		B	GT4 EXPLORER GT6 NOMADE
		0	GT1 JÄGER GT4 EXPLORER
	Dein Zeigefinger ist an der einen Hand länger und Dein Ringfinger an der anderen.	A	GT3 LEHRER
		AB	GT4 EXPLORER GT5 KRIEGER
		B	GT2 SAMMLER GT4 EXPLORER
		0	GT2 SAMMLER GT4 EXPLORER

(Fortsetzung auf der nächsten Seite)

Mittlerer GenoTypen-Rechner: Tabelle 1 (Fortsetzung) Dein OBERKÖRPER ist LÄNGER als Deine BEINE oder gleich lang			
Und ...	*Und ...*	*Und Dein Bluttyp ist ...*	*GenoTypen zum Stärke-Testen*
Dein Unterschenkel ist länger als Dein Oberschenkel oder gleich lang.	Deine Zeigefinger sind an beiden Händen länger als Deine Ringfinger.	A	GT4 EXPLORER GT5 KRIEGER
		AB	GT5 KRIEGER GT6 NOMADE
		B	GT2 SAMMLER GT6 NOMADE
		0	GT2 SAMMLER GT4 EXPLORER
	Deine Ringfinger sind an beiden Händen länger als Deine Zeigefinger.	A	GT3 LEHRER GT4 EXPLORER
		AB	GT3 LEHRER GT4 EXPLORER
		B	GT4 EXPLORER GT6 NOMADE
		0	GT1 JÄGER GT4 EXPLORER
	Dein Zeigefinger ist an der einen Hand länger und Dein Ringfinger an der anderen.	A	GT3 LEHRER
		AB	GT3 LEHRER
		B	GT2 SAMMLER GT6 NOMADE
		0	GT2 SAMMLER GT4 EXPLORER

Mittlerer GenoTypen-Rechner: Tabelle 2 Deine BEINE sind LÄNGER als Dein OBERKÖRPER			
Und …	*Und …*	*Und Dein Bluttyp ist …*	*GenoTypen zum Stärke-Testen*
Dein Oberschenkel ist länger als Dein Unterschenkel.	Deine Zeigefinger sind an beiden Händen länger als Deine Ringfinger.	A	GT4 EXPLORER GT5 KRIEGER
		AB	GT5 KRIEGER GT6 NOMADE
		B	GT2 SAMMLER GT6 NOMADE
		0	GT2 SAMMLER
	Deine Ringfinger sind an beiden Händen länger als Deine Zeigefinger.	A	GT2 SAMMLER GT5 KRIEGER
		AB	GT4 EXPLORER GT5 KRIEGER
		B	GT4 EXPLORER GT6 NOMADE
		0	GT1 JÄGER GT4 EXPLORER
	Dein Zeigefinger ist an der einen Hand länger und Dein Ringfinger an der anderen.	A	GT3 LEHRER
		AB	GT3 LEHRER GT4 EXPLORER
		B	GT2 SAMMLER GT4 EXPLORER
		0	GT1 JÄGER GT2 SAMMLER

(Fortsetzung auf der nächsten Seite)

Mittlerer GenoTypen-Rechner: Tabelle 2 (Fortsetzung) Deine BEINE sind LÄNGER als Dein OBERKÖRPER			
Und …	*Und …*	*Und Dein Bluttyp ist …*	*GenoTypen zum Stärke-Testen*
Dein Unterschenkel ist länger als Dein Oberschenkel oder gleich lang.	Deine Zeigefinger sind an beiden Händen länger als Deine Ringfinger.	A	GT5 KRIEGER
		AB	GT5 KRIEGER GT6 NOMADE
		B	GT2 SAMMLER GT6 NOMADE
		0	GT2 SAMMLER GT4 EXPLORER
	Deine Ringfinger sind an beiden Händen länger als Deine Zeigefinger.	A	GT3 LEHRER GT5 KRIEGER
		AB	GT5 KRIEGER GT6 NOMADE
		B	GT6 NOMADE
		0	GT1 JÄGER
	Dein Zeigefinger ist an der einen Hand länger und Dein Ringfinger an der anderen.	A	GT3 LEHRER GT5 KRIEGER
		AB	GT5 KRIEGER GT6 NOMADE
		B	GT6 NOMADE
		0	GT1 JÄGER

So wie es in der Natur des Menschen liegt, werden ein paar von Euch die Ergebnisse des GenoTyps, den Ihr mit dem Mittleren Rechner berechnet habt, sicherlich mit denen des Einfachen Rechners vergleichen wollen – vor allem wenn Ihr die Stärke des GenoTypen überprüft.

Mein Rat lautet: Macht das nicht! Und zwar aus diesem Grund: Nehmen wir an, dass Ihr den Einfachen Rechner verwendet und er Euch rät, die Stärke von vier GenoTypen zu testen und in Eurem Fall wird der GenoTyp Sammler als der Stärkste getestet. Dann bestellt Ihr einen Bluttypen Testkit nach Hause und findet heraus, dass Ihr den Bluttyp A habt. Wenn Ihr den Mittleren GenoTypen-Rechner benutzt, stellt Ihr nun fest, dass Ihr stattdessen nur die Stärke des Lehrers und des Explorers überprüfen sollt.

Ihr fragt Euch vielleicht: «Was soll das? Als wir den Einfachen Rechner ausgeführt haben, wurde keiner dieser GenoTypen so stark wie der Sammler bewertet.»

Das mag tatsächlich stimmen, Ihr würdet dabei jedoch vergessen, welche Auswirkungen die Berücksichtigung dieser äußerst wichtigen AB0-Bluttypen-Daten hat, die so viel wert sind wie etwa 15 Stärkepunkte, die zu beiden GenoTypen hinzugezählt werden würden. Durch die Berücksichtigung des AB0-Bluttyps erhalten die Ergebnisse des Mittleren Rechners eine zusätzliche Dimension, eine Dimension, die dem Einfachen Rechner fehlt.

Der Fortgeschrittene GenoTypen-Rechner

Was Du brauchst:

- Die Messungen der Bein- und Oberkörperlänge, wie in Kapitel 4 dargestellt.
- Die Messungen der Zeige- und Ringfinger beider Hände, wie in Kapitel 4 beschrieben.
- Den AB0-Bluttyp, siehe Kapitel 4.
- Den Rhesus(Rh)-Bluttyp, siehe Kapitel 4.

- Den Sekretorstatus (optional), siehe Kapitel 4.
- Alle Messungen, Fingerabdrücke und Beobachtungen, die Du für die Stärkenüberprüfung Deines GenoTyps verwendest, wie in Kapitel 5 dargestellt.

Damit hast Du alle Daten, die Du brauchst, um die anspruchsvollste Bestimmung Deines GenoTyps durchzuführen. Bei den Berechnungen werden wir zusätzlich zu den Messungen und dem AB0-Bluttyp nun Deine Rh-Blutgruppe und Deinen Sekretorstatus berücksichtigen. Teilweise wird dabei auch Dein Geschlecht berücksichtigt; wenn also das Geschlecht ein Unterscheidungsmerkmal ist, wirst Du in der Liste zwei GenoTypen vorfinden – einen für Frauen und einen für Männer.

Um bei unserem Bild zu bleiben, bringt der Mittlere GenoTypen-Rechner die Genauigkeit Deiner GenoTypen-Bestimmung vom Niveau der Fingermalerei über das der Alten Meister bis zu einem Punkt, der mit einem hoch auflösenden Satellitenfoto verglichen werden könnte.

Die Tests, die für den Fortgeschrittenen GenoTypen-Rechner verwendet werden, sind wie bei den anderen Rechnern leicht durchzuführen und relativ günstig. Um den Fortgeschrittenen GenoTypen-Rechner zu absolvieren, musst Du Deine AB0- und Rhesus-Bluttypen sowie Deinen Sekretorstatus kennen. Wenn Du Deinen Sekretorstatus nicht kennst, notiere Dir, dass Du den Test bestellst und ihn bei Dir durchführst. Beide Tests können bei den Bezugsquellen im Anhang bestellt werden.

Aufgrund der hohen Datenmenge, die Du für die Bestimmung Deines GenoTyps verwendest, wäre der Fortgeschrittene Rechner in Form einer großen Tabelle zu groß zum Drucken. Also habe ich ihn in vier Nachschlagetabellen unterteilt. Sie sind im Anhang aufgelistet. Benutze die Tabelle auf Seite 149, um zu sehen, welche Nachschlagetabelle Du für Deinen GenoTyp verwenden solltest:

Fortgeschrittener GenoTypen-Rechner, Tabelle		
Falls Dein(e)...	*Und...*	*Verwende die Nachschlage-tabelle (im Anhang S. 352)*
Oberkörper länger als Deine Beine oder gleich lang ist	Dein Oberschenkel länger als Dein Unterschenkel ist	#1
Oberkörper länger als Deine Beine oder gleich lang ist	Dein Unterschenkel länger als dein Oberschenkel oder gleich lang ist	#2
Beine länger als Dein Oberkörper sind	Dein Oberschenkel länger als Dein Unterschenkel ist	#3
Beine länger als Dein Oberkörper sind	Dein Unterschenkel länger als dein Oberschenkel oder gleich lang ist	#4

Der Fortgeschrittene GenoTypen-Rechner wird einen einzigen GenoTyp bestimmen, es besteht also kein Bedarf für einen Stärke-Test des GenoTyps. Du kannst zum Spaß zum Abschnitt «Wie Du die Stärke Deines GenoTyp überprüfst» am Ende dieses Kapitels gehen und schauen, wie gut Du zu Deinem GenoTyp passt, oder Du überspringst den Abschnitt und gehst zum nächsten Kapitel, wo Du Deinen GenoTyp kennenlernst.

Wie Du die Stärke Deines GenoTyps überprüfst

Wie stark ist Dein GenoTyp? Jeder der sechs GenoTypen hat seine eigenen einzigartigen Merkmale, und wie genau Du in das «Gesamtbild» Deines GenoTyps passt, wird durch die Stärke der Einflüsse, die Dein GenoTyp auf Deinen Körper ausgeübt hat, berechnet.

Jetzt ist es an der Zeit, die Informationen, die Du in Kapitel 5 gesammelt hast, anzuwenden und die Ergebnisse des GenoTypen-Rechners zu kontrollieren. Wenn Du den Einfachen GenoTypen-Rechner benutzt, überprüfst Du die Stärke der vier GenoTypen, die der Rechner Dir empfohlen hat. Der mit der höchsten Punktzahl ist Dein GenoTyp.

Der Stärke-Test Deines GenoTyps könnte nicht einfacher sein: Finde den «Stärke-Messer» für den (die) jeweiligen GenoTyp(en), der (die) für Dich von Interesse sind, und überprüfe die Kästchen, die auf Dich zutreffen. Zähle dann die Punkte zusammen, um die Stärkepunkte für Deinen GenoTyp zu bestimmen. Überprüfe Deine Ergebnisse schließlich auf der Punktekarte am Ende des Kapitels, um zu sehen, wie genau Du der Beschreibung entsprichst.

	Der «Stärke-Messer» des GT1 Jägers	
	Überprüfe, ob folgende Aussagen auf Dich zutreffen	*Addiere diese Punkte*
❑	Du hast weiße Linien auf Deinen Fingerabdrücken.	+5
❑	Du bist ein PROP-«Super-Schmecker».	+5
❑	Wenn Du die rechte Hand mit der linken vergleichst, stimmen vier oder mehr Fingerabdruckmuster überein.	+5
❑	Du hast schaufelförmige vordere Schneidezähne.	+3
❑	Du hast einen schlaksigen Körperbau (ektomorph).	+3
❑	Zwischen Deinen Oberschenkeln befindet sich eine große Öffnung.	+3
❑	Deine Kieferform ist rechteckig.	+3
❑	Bei Dir, Deinen Eltern, Großeltern und Geschwistern gab es zwei oder mehr Fälle von Autoimmunkrankheiten (Lupus, Rheumatoide Arthritis, Multiple Sklerose).	+3
Berechne Deine Summe		

	Der «Stärke-Messer» des GT2 Sammlers	
	Überprüfe, ob folgende Aussagen auf Dich zutreffen	*Addiere diese Punkte*
❑	Wenn Du die linke mit der rechten Hand vergleichst, stimmen drei oder mehr Fingerabdruckmuster nicht überein.	+5
❑	Du bist ein PROP-«Nicht-Schmecker».	+5
❑	Deine Haut sieht «gepolstert» aus, auch da, wo kein Fettgewebe ist.	+5
❑	Du besitzt den zusätzlichen molaren Höcker.	+3
❑	Dein Kiefer und dein Gesicht sind mandelförmig (weiter gonialer Winkel).	+3
❑	Du hast einen runden Körperbau (endomorph) bzw. ein hohes Taille-Hüfte-Verhältnis.	+3
❑	Du hast eine kleine Öffnung zwischen den Oberschenkeln oder Deine Knie berühren sich.	+3
❑	Bei Dir, Deinen Eltern, Großeltern und Geschwistern gab es zwei oder mehr Fälle von Diabetes, Schlaganfall oder Bluthochdruck.	+3
Berechne Deine Summe		

	Der «Stärke-Messer» des GT3 Lehrers	
	Überprüfe, ob folgende Aussagen auf Dich zutreffen	*Addiere diese Punkte*
❑	Du hast fünf oder mehr Wirbel-Fingerabdruckmuster.	+5
❑	Du kannst die Sehnen unter der Haut an Deinem Handgelenk sehen.	+5
❑	Du bist ein PROP-«Schmecker».	+5
❑	Du besitzt den zusätzlichen molaren Höcker.	+3
❑	Dein Kiefer und Dein Gesicht sind rechteckig (enger gonialer Winkel).	+3
❑	Du hast einen schlaksigen, muskulösen Körperbau (meso-ektomorph) bzw. ein ideales Taille-Hüfte-Verhältnis.	+3
❑	Zwischen Deinen Oberschenkeln befindet sich eine große Öffnung.	+3
❑	Bei Dir, Deinen Eltern, Großeltern und Geschwistern gab es zwei oder mehr Fälle von Krebs.	+3
Berechne Deine Summe		

	Der «Stärke-Messer» des GT4 Explorers	
	Überprüfe, ob folgende Aussagen auf Dich zutreffen	*Addiere diese Punkte*
❑	Du bist Rhesus-negativ (Rh–).	+5
❑	Du bist ein PROP-«Super-Schmecker».	+5
❑	Reagierst Du sensibel auf Koffein? Würde Dich eine Tasse Kaffee am Abend die ganze Nacht wach halten?	+5
❑	Du bist Linkshänder oder beidhändig.	+3
❑	Dein Kiefer und Dein Gesicht sind rechteckig (enger gonialer Winkel).	+3
❑	Du hast einen muskulösen Körperbau (mesomorph) bzw. ein ideales Taille-Hüfte-Verhältnis.	+3
❑	Du hast eine breite, kurze Kopfform (brachycephalisch).	+3
❑	Deine Zeigefinger weisen verschiedene Fingerabdruckmuster auf.	+3
Berechne Deine Summe		

	Der «Stärke-Messer» des GT5 Kriegers	
	Überprüfe, ob folgende Aussagen auf Dich zutreffen	*Addiere diese Punkte*
❑	Deine Kopfform ist gestreckt (dolichocephalisch).	+5
❑	Du bist ein PROP-«Nicht-Schmecker».	+5
❑	Du besitzt zwei oder mehr archetypische Fingerabdruckmuster.	+5
❑	Du hast einen muskulösen bis runden Körperbau (mesoendomorph) bzw. ein hohes Taille-Hüfte-Verhältnis.	+3
❑	Dein Kiefer und Dein Gesicht sind mandelförmig (weiter gonialer Winkel).	+3
❑	Du besitzt den zusätzlichen molaren Höcker.	+3
❑	Koffeinhaltige Getränke machen dir nichts aus.	+3
❑	Bei Dir, Deinen Eltern, Großeltern und Geschwistern gab es zwei oder mehr Fälle von Diabetes, Schlaganfall oder Herzerkrankungen.	+3
Berechne Deine Summe		

	Der «Stärke-Messer» des GT6 Nomaden	
	Überprüfe, ob folgende Aussagen auf Dich zutreffen	*Addiere diese Punkte*
❑	Du hast weiße Linien in Deinen Fingerabdrücken.	+5
❑	Du hast acht oder mehr Schlaufen-Fingerabdruckmuster.	+5
❑	Du bist ein PROP-«Schmecker».	+5
❑	Wenn Du die linke mit der rechten Hand vergleichst, stimmen vier oder mehr Fingerabdruckmuster überein.	+3
❑	Deine Kopfform ist breit und kurz (brachycephalisch).	+3
❑	Du hast schaufelförmige vordere Schneidezähne.	+3
❑	Du hast einen mandelförmigen Kiefer, ein mandelförmiges Gesicht (weiter gonialer Winkel).	+3
❑	Bei Dir, Deinen Eltern, Großeltern und Geschwistern gab es zwei oder mehr Fälle von klinischer Depression oder kognitiven Störungen wie Alzheimer.	+3
Berechne Deine Summe		

Wie Du die Ergebnisse auswertest:

- Wenn Deine Punktzahl bei über 20 liegt, fällt der Test für Deinen GenoTyp SEHR STARK aus. Du zeigst nicht nur die genetischen und epigenetischen Merkmale Deines GenoTyps, sondern auch eine große Anzahl der vermuteten Ausprägungen Deines GenoTyps.
- Wenn deine Punktzahl irgendwo zwischen 11 und 20 liegt, fällt der Test für Deinen GenoTyp STARK aus. Du weist die genetischen und epigenetischen Eigenschaften und viele der erwarteten Ausprägungen Deines GenoTyps auf.
- Wenn deine Punktzahl irgendwo zwischen 5 und 10 liegt, fällt der Test für Deinen GenoTyp POSITIV aus. Du weist die genetischen und epigenetischen Eigenschaften und viele der erwarteten Ausprägungen Deines GenoTyps auf.
- Wenn Deine Punktzahl unter 5 liegt, keine Sorge – Du weist die wesentlichen epigenetischen Anzeichen Deines GenoTyps auf, einige der entscheidenden Merkmale Deines GenoTyps waren jedoch nicht leicht zu bestimmen. Trotzdem werden die epigenetischen, lebensverändernden Maßnahmen der GenoTypen-Ernährung so gut wie eh und je funktionieren. Denke daran, Chewbacca sieht Little John nicht sehr ähnlich! Wenn Du den Einfachen GenoTypen-Rechner angewendet hast, willst Du vielleicht weitermachen und Deinen AB0-Bluttyp bestimmen und zum Mittleren GenoTypen-Rechner übergehen.

Das Ganze ist mehr als die Summe seiner Teile

Es gibt keine Typen-Kombinationen: Du gehörst zu einem und nur einem einzigen GenoTyp. Die GenoTypen stellen eine komplette Anzahl von Lösungen dar; von sechs Möglichkeiten wird nur eine am besten für Dich funktionieren.

Epigenetik wurde mit einer Murmel verglichen, die man auf den Gipfel eines Berges legt und los lässt. Auf ihrem Weg abwärts wird die Murmel viele Entscheidungen treffen, wenn sie durch Täler, Weiden und Ackerfurchen rollt. Es gibt jedoch kein Zurück, wenn sie einmal ein Tal oder einen Acker betreten hat. Die Murmel bemerkt vielleicht andere Murmeln, die den Berg hinunterrollen und andere Täler betreten und vielleicht pfeift und winkt sie ihnen sogar zu. So nahe die zwei Murmeln jedoch auch beieinander sein mögen, sie liegen in verschiedenen Tälern und haben deshalb unterschiedliche Endpositionen, unterschiedliche Ergebnisse.

Erinnerst Du Dich an unsere Unterhaltung über Archetypen? Wenn Little John und Chewbacca nebeneinander in einem Flugzeug säßen, würde die meisten anderen Passagiere wahrscheinlich keine große Verbindung zwischen ihnen erkennen. Wir jedoch wüssten, dass beide den Archetyp «Kumpan eines Helden» teilen und weitaus mehr verwandt sind, als sie vielleicht den Anschein haben.

Sowie Du bereit bist, mehr über die GenoTypen zu lesen, die Du gerade entdeckt hast, fragst Du Dich vielleicht, wie all diese seltsamen unterschiedlichen Eigenschaften – Zahnform, Kieferwinkel, Kopfgröße – zu einer bedeutsamen Aussage über die gesamte Person, die Du bist, zusammenkommen können.

Ich sage meinen Patienten, dass es so ist, als ob man eine Reihe von Maschinenteilen anschaut. Bis man weiß, wie sie zusammengehören, sind sie nur eine Reihe von seltsamen Metallteilen, die in einer Schachtel liegen. Wenn sie jedoch zu einem gut durchdachten Ganzen zusammengefügt werden, ist es leicht, zu erkennen, wofür sie gemacht wurden. Fast jeder kann einen klassischen VW Käfer, geschweige denn den Unterschied zwischen einem Käfer und einem Rolls-Royce erkennen. Man muss jedoch das Gesamtbild anschauen, nicht die Vergaser und Getriebe ohne Kontext. Genauso ergibt es, wenn Du alle unterschiedlichen Messungen zusammenfasst, plötzlich Dich, eine einzigartige Person, die dennoch bestimmte grundlegende Merkmale mit Hunderttausenden von Menschen rund um den Globus teilt.

TEIL 3

Die sechs genetischen Archetypen

Die GenoTypen-Profile

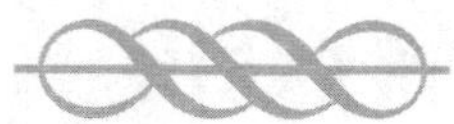

KAPITEL 7

Lerne die GenoTypen kennen

Jetzt weißt Du, welcher GenoTyp Du bist und vielleicht denkst Du auch an Deine Familie und Freunde und fragst Dich, welches Profil am besten zu ihnen passt. In Kürze erfährst Du noch mehr über Dich und Deine Lieben. Aber lass mich Dir zuerst ein paar Tipps geben, wie Du am besten von der Lektüre dieser Profile profitierst.

Denke daran, es gibt sechs grundlegende GenoTypen – aber 7,5 Milliarden Varianten!

Wie wir gesehen haben, sind die GenoTypen Überlebensstrategien – Lösungen für Probleme oder Reaktionen auf Ereignisse, die unsere Vorfahren im Laufe der vergangenen 100 000 Jahre erarbeitet haben. Sie sind das Ergebnis von Interaktionen zwischen dem genetischen Erbe, der pränatalen Erfahrung und unserem täglichen Austausch mit der Umgebung, dazu gehören auch die Ernährung und die Bewegung. Diese Elemente und die Art und Weise, wie sie miteinander interagieren, lassen sich tendenziell in vorhersagbare Muster einordnen. Das ist der Grund dafür, warum ich mich auf sie verlassen und meine Vorschläge für die sechs GenoTypen-Ernährungsarten in Teil 4 machen kann.

Im letzten Teil habe ich erklärt, dass man eine Sammlung von Autoteilen anschauen kann, ihre wahre Eigenschaft als Auto jedoch erst dann ersichtlich wird, wenn alle Elemente zusammengesetzt sind und einen Mercedes, einen Porsche oder einen Rolly-Royce als erkennbare Marke erschaffen. Aber wie Dir jeder Autofahrer bestätigen wird, hat jedes Auto auch seine eigene einzigartige Identität. Und mit Sicherheit drückt man ihm auch seinen eigenen besonderen Stempel auf, sobald man damit fährt. Der Fahrstil und die Umgebung, durch die man mit seinem Auto fährt, tragen dazu bei, wie der Vergaser bei Steigungen reagiert, oder dazu, wie der Motor an einem kalten Morgen normalerweise startet.

Die GenoTypen-Profile stehen Dir zur Verfügung, und Du kannst einen großen Nutzen daraus ziehen. Mache Dir jedoch nicht zu viele Gedanken über die Details. Wenn etwas, was ich als charakteristisch für ein Profil erachte, nicht auf Dich zutrifft, dann tut es das eben nicht. Nimm das mit, was zu Dir passt und schütte das Kind nicht mit dem Bade aus.

Denke daran, jedes Profil hat Stärken und Schwächen

Beim Durchlesen Deines Profils entdeckst Du viele Hinweise, wie sich die Dinge bei Deinem GenoTyp falsch entwickeln können. Einige Menschen sind anfällig für Krebs, andere für Herzerkrankungen. Manche tendieren zu einer starken Gewichtszunahme; andere haben mit einer nervösen Energie zu kämpfen, die auf zu «heißer Flamme» brennt. Normalerweise sind genau die Eigenschaften, die einem GenoTyp seine Stärken verleihen, auch der Ursprung seiner störendsten Schwächen. Vergleichbar mit dem Konzept von Yin und Yang in der chinesischen Medizin trägt jede Stärke eines GenoTyps den Keim für seine Schwächen in sich und umgekehrt genauso.

Infolgedessen tendieren manche Menschen dazu, ihr Profil als eine Art Todesstrafe zu sehen, als einen Plan, wie die Dinge früher oder später schiefgehen werden. Sie erkennen, dass ihr GenoTyp für Krebs oder Diabetes anfällig ist, und glauben, ich hätte ihnen erzählt, dass solche Krankheiten in der Zukunft tatsächlich eintreten werden.

Nichts könnte weiter von der Wahrheit entfernt sein. Für mich sind diese GenoTypen-Profile wie Schilder auf der Autobahn des Lebens: «Langsamer fahren – Kurven» oder «Bei Nässe Rutschgefahr». Man will doch wissen, worauf man Acht geben muss, damit man die effektivsten Schritte unternehmen kann, um es zu vermeiden. Ein Warnschild auf der Autobahn sagt nicht voraus, dass man einen Unfall haben wird; es sagt nur, welche Art von Unfall man besonders sorgfältig vermeiden sollte. Man braucht kein «Kurven«-Schild auf einem geraden Streckenabschnitt und in der Wüste kein «Bei Nässe Rutschgefahr»-Schild. Man erhält die Warnungen, die man für die jeweils anstehenden Gefahren benötigt. Und da «keiner hier lebend raus kommt», begegnen wir alle welchen!

Ich bin Komplementär- und Alternativmediziner, also gilt mein vorrangiges Interesse immer der Unterstützung von Menschen, damit sie zu einer für sie möglichen, optimalen Gesundheit und Vitalität gelangen. Manchmal erscheint es mir wie Ironie, dass ich so viel Zeit damit verbringen muss, darüber zu sprechen, was schief gehen könnte, nur um den Leuten zu helfen, alles richtig zu machen. Unser Ziel ist ein langes, vitales Leben und ein optimales Gewicht – und ich glaube, dass Du große Fortschritte in diese Richtung machen kannst. Um sich vorwärtszubewegen, benötigt man jedoch ein realistisches Verständnis dessen, was einen möglicherweise zurückhalten kann. Dir das zu zeigen, ist das Ziel dieser GenoTypen-Profile – also sehe sie als Schlüssel zu Deiner Entwicklung und nicht als Vorhersage Deines Schicksals.

Es gibt keine «Kombinationstypen» – Jeder GenoTyp hat seine eigene, einmalige Logik

Wenn Du andere Systeme gewöhnt bist, um Typen zu identifizieren – Ayurveda, die chinesische Medizin, das Somatotypen-System, das von William Sheldon entwickelt wurde – dann bist Du vielleicht die

Denkweise gewohnt, dass es große Kategorien und dann viele Kombinationen gibt. Zum Beispiel umfasst Ayurveda drei wesentliche Arten von Menschen – Luft, Feuer und Erde – und dann vier Kombinationen (Luft-Feuer, Feuer-Erde, Luft-Erde und eine Sorte, die aus allen dreien besteht).

Die GenoTypen funktionieren anders (obwohl sie sich tatsächlich mit manchen Typen anderer Systeme überschneiden). Stattdessen stellen sie ein zusammenhängendes Ganzes dar, sechs nachhaltige Bemühungen, die Probleme des Überlebens zu lösen, mit denen unsere Vorfahren konfrontiert waren.

Ich stelle mir die GenoTypen als sechs unterschiedliche Traktorenmodelle vor, von denen ein jedes so entworfen wurde, dass es die Herausforderung einer spezifischen Bodenbeschaffenheit meistern kann. Einer der Traktoren ist sehr hoch über den Boden gebaut, damit er über alle Steine oder Baumstümpfe auf seinem Weg einfach darüber rollt. Seine Schwäche ist natürlich seine geringe Standfestigkeit. Ein anderer Traktor ist niedrig und kompakt gebaut. Man könnte ihn nicht umkippen, wenn man es denn versuchen würde – würde er jedoch gegen einen noch so kleinen Stein fahren, dann würde er stecken bleiben. Es ist nicht möglich, ein Modell zu erfinden, das alle Schwierigkeiten gleich gut meistern kann.

Ebenso hast Du nicht unendlich viele Lösungen zur Verfügung. Vielmehr gibt es eine natürliche Begrenzung für die Anzahl von Lösungen und Kombinationen, die man sich überlegen könnte. Wenn Du Dich einmal für große, kleine oder mittlere Räder sowie breite, schmale oder mittlere Reifen entschieden hast, hast Du die Möglichkeiten der Rädergröße so gut wie ausgeschöpft – danach sind die Unterschiede nicht mehr so entscheidend. Und da man Räder mit einer breiten Lauffläche nicht auf einen kleinen, wendigen Traktor, der leicht lenkbar ist, aufziehen kann oder winzig kleine Räder auf einen großen, breiten, bulldozerartigen Traktor, gibt es eine Art natürliche Begrenzung für die Art und Weise, wie Kombinationen entstehen können.

Ich sage nicht, dass es nie einen siebten GenoTyp gegeben hat – oder dass es vielleicht keinen achten oder neunten geben wird, solange die Menschen weiterhin auf dieser Erde leben. Aber im Moment wird das menschliche Leben, wie wir es kennen, weitgehend durch diese sechs bestimmt. Woher ich das weiß? Als ich die GenoTypen entwickelt und nachdem ich Berechnungen für die ersten sechs angestellt habe, begannen sich die Eigenschaften einfach zu wiederholen. Und genauso, wie man die großen Räder nicht vom riesigen Traktor entfernen und an das kleinere Modell montieren kann, kann man die GenoTypen auch nicht untereinander kombinieren, obwohl viele von ihnen gemeinsame Merkmale haben.

Sechs GenoTypen, drei Weltsichten

Eine andere Sache, die Du im Kopf behalten solltest, wenn Du Dein Profil und das Deiner Lieben durchliest, sind die grundlegenden Weltsichten, die jeden GenoTyp definieren. Wie wir bereits erfahren haben, gibt es drei, von denen jede jeweils zwei unserer GenoTypen bestimmt:

Reaktive Weltsicht «auf Entzündungs-Basis»	Sparsame Weltsicht «auf Stoffwechsel-Basis»	Tolerante Weltsicht «auf Rezeptoren-Basis»
GenoTyp 1 Jäger	GenoTyp 2 Sammler	GenoTyp 3 Lehrer
GenoTyp 4 Explorer	GenoTyp 5 Krieger	GenoTyp 6 Nomade

Lass uns einen Moment über die Definition von «Weltsicht» sprechen. Wenn die meisten Menschen diesen Begriff benutzen, beziehen sie sich auf eine mentale, psychologische oder philosophische Betrachtungsweise der Welt, wie bei «einer optimistischen Weltsicht». Ich verwende das Wort auf eine etwas andere Art – um auf die spezifische biologische Methode hinzuweisen, wie Dein GenoTyp sich mobilisiert, um auf die Umwelt zu reagieren. Denke daran, GenoTypen haben sich als Reaktionen auf verschiedene Herausforderungen entwickelt. Einige GenoTypen mussten Ihre Nahrung jagen; andere konnten sie anbauen. Die größten Herausforderungen einiger Geno-

Typen waren die Hungersnot und die Knappheit; andere waren mehr damit beschäftigt, eine Reihe von Kriegen zu überleben. Unsere GenoTypen – und damit einhergehend unsere Weltsicht – entwickelten sich aus dem Versuch unserer Vorfahren, die Herausforderungen ihrer Zeit zu bestehen.

Wie wir gesehen haben, antwortet eine ***reaktive*** Weltsicht auf aggressive, proaktive und sogar feindliche Art und Weise auf die Umwelt: Bringe das zur Strecke! Zerstöre die eindringenden Mikroben! Renne durch den Wald und finde die Beute – ansonsten hungern wir heute Abend! Die Muskeln, die Knochenlänge, der Herz- und Blutdruck sowie das Immunsystem arbeiten alle zusammen, um es den reaktiven GenoTypen – Jägern und Explorern – zu ermöglichen, von diesem Ansatz zu profitieren. Diese Weltsicht basiert auf ***Entzündungen***. Der Reaktivitätsgrad wird bei den GenoTypen dieser Weltsicht in der frühen Kindheit programmiert. Hast Du in Deiner Kindheit oft Antibiotika bekommen? Bist Du in der Stadt aufgewachsen? Warst Du ein Einzelkind? Bist Du eher mit der Flasche aufgezogen als gestillt worden? Wenn Du darauf mit Ja antworten kannst, bist Du vielleicht einer der reaktiven GenoTypen. Der Nachteil dieser Weltsicht ist, dass sie zu Lasten der körpereigenen Gewebe als Nebenprodukt dieser ganzen Reaktivität geht, eine Art freundliches Feuer, das zu Autoimmunkrankheiten führt.

Eine ***sparsame*** Weltsicht reagiert vorsichtig und konfrontiert Bedrohungen nicht, sondern vermeidet sie. Speichere diese Kalorien, sagt diese Herangehensweise. Du weißt nicht, wann Du Deine nächste Mahlzeit bekommst, also vermeide wenn möglich jede Kraftanstrengung. Das Leben ist voller Katastrophen, also halte nach dem besten Weg zur Selbsterhaltung Ausschau. Eine sparsame Weltsicht ist in einer Welt, die von Mangel und Knappheit geprägt ist, sehr wünschenswert, für den heutigen Luxus der stets verfügbaren Fette und Zucker ist sie jedoch schlecht geeignet. Bei sparsamen GenoTypen – Sammler und Krieger – ist der ***Stoffwechsel*** die Basis für das Überleben. Sie reagieren auf Knappheit, indem sie ihren Stoffwechsel verlangsamen – insbesondere, wie die Zellen auf Hormonstimulation reagieren. Sparsame GenoTypen haben häufig einen normalen Hormonspiegel, zeigen jedoch alle Anzeichen eines Hormonmangels. Die

Außenseite der Zelle erhält die richtige Hormonstimulation, die ***Innenseite*** der Zelle kann jedoch nicht darauf reagieren.

Eine ***tolerante*** Weltsicht zeichnet sich durch Akzeptanz und Anpassungsfähigkeit aus und war für die Menschen gemacht, die durch unterschiedliche Umgebungen wanderten und dabei einer sich ständig verändernden Welt begegneten. Was gestern funktioniert hat, funktioniert morgen vielleicht nicht mehr, also reagiere nicht zu schnell – überdenke es, finde es heraus, sagt dieser Ansatz. Diese Weltsicht passt ihre Reaktionen andauernd an die Umwelt an, indem sie häufig die Bindungsstellen oder ***Rezeptoren*** verändert, die sich auf den Zellen und im Gewebe befinden. Viele dieser Rezeptoren werden von Mikroben dazu benutzt, sich an das Gewebe und die Organe zu binden, manchmal aus guten Gründen (beispielsweise was die «guten Bakterien» oder Probiotika in unserem Verdauungstrakt angeht), andere Male aus nicht so guten (zum Beispiel wenn wir uns eine Erkältung oder einen Parasiten einfangen). Wenn man bei jeder neuen Mikrobe oder jedem neuen Bakterium auf der Hut ist, gibt es viele neue Nahrungsmittel, die man nicht essen kann, und viele neue Orte, die einem krank machen. Man sollte also versuchen, mit den Herausforderungen der Umgebung klar zu kommen. So passt man sich eher an, als dass man sich verteidigt.

Wie Du sehen kannst, habe ich jetzt eine Sprache verwendet, die sowohl körperliche Merkmale als auch mentale und emotionale Eigenschaften beschreiben kann. Das ist zum Teil so, weil es einen Zusammenhang zwischen unseren physischen Attributen und unseren anderen Eigenschaften gibt, und vielleicht, weil unsere Gedanken auch körperlich sind. Jedes Gefühl drückt sich körperlich in Neuronen, Hormonen und Biochemikalien aus. Jede biologische Reaktion – Stress, Hunger, das Tränen unserer Augen – hat ihre emotionale Entsprechung. Ein Glücksgefühl kann ein Lächeln verursachen, aber es stimmt auch, dass Du Dich besser zu fühlen beginnst, wenn Du lächelst. Angst kann Dein Herz zum Rasen bringen, wenn Kaffee jedoch dieselbe körperliche Auswirkung hat, hast Du wahrscheinlich auch Angst, vielleicht ohne zu wissen, warum. Unser Körper, unser Geist und unsere Emotionen liegen alle sehr nahe beieinander.

Dementsprechend hat sich unser «reaktives», «sparsames» und «tolerantes» Ich vielleicht als körperliche Reaktion auf die Herausforderungen des Planeten entwickelt. Schließlich hat es jedoch auch etwas über unsere mentalen und emotionalen Reaktionen zum Ausdruck gebracht. Vielleicht waren es auch die psychologischen Eigenschaften, die in verschiedenen Situationen für das Überleben äußerst hilfreich waren, und daher wurden sie von einer Generation zur nächsten weitergegeben.

Nun bist Du für die Kapitel 8 bis 13 gerüstet, in denen Du alles erfahren wirst, was Du über die Stärken und Schwächen, den Stoffwechsel und die Fragen bezüglich der Gesundheit eines jeden GenoTyps wissen musst sowie über die genauen Herausforderungen eines jeden GenoTyps in Bezug auf das Erreichen und Halten eines idealen Gewichtes.

KAPITEL 8

GenoTyp 1: Der Jäger

Groß, dünn und stark, mit einer Überfülle an Adrenalin und einer ungestümen, nervösen Energie ausgestattet, die mit dem Alter abnimmt, stellte der Jäger ursprünglich die Erfolgsgeschichte der menschlichen Spezies dar. Bei Überlastung ist er anfällig für systemischen Burnout. Seine moderne Herausforderung ist es deshalb, langfristig Energie zu sparen.

Typische Merkmale des Jägers		
Psychologisch	**Biometrisch**	**Biochemisch**
• Mechanisch begabt, detailorientiert, erhöhtes Bewusstsein für Fairplay • Adrenalingesteuert • Bei richtiger Ernährung und Ausgeglichenheit grandios in der Stressbewältigung – Vorsicht jedoch bei Eintreten von schlechter Ernährung und Stressbelastung! Die Hirnanhangs- und Nebennierendrüsen des Jägers sind überlastet und bereits ein bisschen Stress ist schon zu viel.	• Symmetrisch – beide Körperseiten scheinen gleich zu sein • Hat häufig weiße Linien in den Fingerabdrücken, die ein Hinweis für Verdauungsprobleme sind. • Tendenziell ektomorph oder meso-ektomorph • Die Ringfinger sind tendenziell länger als die Zeigefinger. • Die vorderen Zähne sind tendenziell schaufelförmig. • Eckiger Kiefer • «Andrisch» – tendenziell maskuline Körperform	• Immer Bluttyp 0 • Reagiert stark auf PROP-Teststreifen («Super-Schmecker»)

Superstars Jäger	• Thomas Jefferson (US-amerikanischer Präsident) • Katherine Hepburn (Schauspielerin) • Maria Sharapova (Tennisstar) • Michael Jordan (Basketballspieler)
Motto	«Handle zuerst, stelle später Fragen.»
Stärken, auf die Verlass ist	• Hohes Energieniveau • Effizienter Stoffwechsel – bei guter Gesundheit kann herzhaft gegessen werden, ohne dabei zuzunehmen. Kalorien werden dort zugeteilt, wo sie für optimale Kraft, Ausdauer und Wohlbefinden benötigt werden • Bei der richtigen Ernährung ein gewaltiges zelluläres Kraftwerk, dessen Körper mit maximaler Effizienz arbeitet • Athletisch; groß, starke Knochen und gut gebaut
Schwächen, auf die man achten sollte	• Prompte Reaktion auf Infekte, Viren, Allergene – Tendenz zu Autoimmunreaktionen • Ohne die richtige Ernährung oder Stressabbau anfällig für Burnout im mittleren Alter und Tendenz, würdelos zu altern • Wahrscheinlichkeit für Verdauungsprobleme und schlechte Nährstoffaufnahme • Stressorgane sind besonders anfällig: Nebennieren, Hypophyse

Typische Merkmale des Jägers (Fortsetzung)	
Gesundheits-risiken	• Allergien • Autoimmunstörungen wie zum Beispiel Asthma oder Rheumatoide Arthritis • Depression • Gelenkbeschwerden • Zöliakie-artige Darmprobleme • Krebs der Fortpflanzungsorgane (häufiger bei Männern) mit fortschreitendem Alter

Als ich Matt, einen modernen GT1 Jäger, das erste Mal traf, konnte er auf meiner Untersuchungsliege kaum still sitzen. Er trommelte mit seinen Fingern nervös auf seine Knien und seine Beine zuckten – endlos lange Beine, die scheinbar nicht aufhören konnten, sich zu bewegen. Von Natur aus groß und schlank sah Matt fast abgemagert aus, sein Gesicht war eingefallen, und um seine Augen waren blau-schwarze Schatten sichtbar. Er hatte nicht gut geschlafen, erzählte er mir – wenn er gestresst war, so wie in letzter Zeit, sei Schlaf immer das Erste, was ihm abhanden komme, abgesehen vielleicht vom Appetit.

Er hatte auch nicht viel Appetit, und was er aß, konnte er nur schwer verdauen. Sein Darm sträubte sich beim ersten Anzeichen von Nahrung. Folglich litt Matt an einem Reizdarmsyndrom mit Durchfallanfällen, die so schlimm waren, dass sein Arzt keine andere Möglichkeit sah, als ihm Beruhigungsmittel zu geben, im vergeblichen Bemühen, seinen Verdauungstrakt zu entspannen.

Als wir uns unterhielten, fühlte ich ein wachsendes Bewusstsein für Matts Unwohlsein, ein nicht enden wollendes Angstgefühl, das seine häufigen Besuche im Fitnessstudio scheinbar verschlechterten und nicht verbesserten. «Ich war schon als Kind so», gestand er. «Manchmal werde ich so nervös, dass es sich so anfühlt, als ob mein Herz aus meinem Hals springen wolle.» Als ich seine Hand nahm, um seinen Puls zu messen, fühlte ich, wie trocken und schuppig seine Haut war, und es überraschte mich nicht, als ich erkannte, dass seine Fingerabdrücke voller weißer Linien waren. Weiße Linien in den Fingerabdrücken sind ein sicheres Anzeichen für eine Glutenunverträglichkeit, aber Matt versicherte, dass auch das ein normaler Zustand sei, den er nie beachtet habe.

Mir wurde anhand von Matts Symptomen bewusst, dass hier ein klassischer Jäger in Schieflage gekommen war. Seine natürliche Stärke, seine Beweglichkeit und seine leistungsstarke Energie richteten sich gegen sich selbst. Anstatt sich die wunderbare Kapazität des Jägers zunutze zu machen, kreativ auf Stress zu reagieren, hatte Matt seinen Stress in noch mehr Stress verwandelt; anstatt seine Energie dazu zu verwenden, Probleme zu lösen, hatte Matt sie in Angst verwandelt.

Seine Familiengeschichte bestätigte meine Diagnose, da viele Angehörige seiner Familie auch an den klassischen Beschwerden eines Jägers litten: Seine Mutter hatte Rheumatoide Arthritis, sein Vater eine Schilddrüsenunterfunktion und zwei seiner drei Schwestern waren anfällig für Depressionen.

Die schlechte Nachricht war, dass die schlechtesten Aspekte seines GenoTyps Matt langsam zerstörten. Die gute Nachricht, dass es noch genug Zeit für ihn gab, die Situation herumzudrehen und seine Stärken als Jäger zurückzugewinnen. Ich empfahl Matt die Ernährung des GT1 Jägers – und sagte ihm, er solle mutig sein. Ich versicherte ihm, dass seine Symptome sich innerhalb von ein paar Wochen größtenteils verringerten, wenn nicht sogar alle verschwinden würden, und dass er sich bald besser fühlen werde, als er es sich je vorstellen konnte.

Trotz meines Optimismus war sogar ich über den Matt erstaunt, der drei Monate später in mein Büro marschierte. Das eingefallene Gesicht und die Schatten um seine Augen waren verschwunden: Jetzt strahlten seine Augen mit neuer Vitalität, und sein Gesicht hatte den gesunden Glanz von jemandem, dessen Gewebe unter der Haut sich zu erneuern begann. Die Verdauungsprobleme waren Geschichte: Matt aß nun glücklich und mit viel Appetit. Vorbei waren auch die Probleme, deren Vorhandensein Matt nicht einmal bemerkt hatte. In seinen späten vierziger Jahren sah Matt steife Gelenke und ein gewisses Maß an Gelenkschmerzen als den unvermeidbaren Preis des Alterns an. Nun aber, so erzählte er mir, fühle er sich gelenkig und biegsam und seine Gelenke bereiteten ihm keine Probleme.

Matt fühlte sich auch ruhiger und viel besser gewappnet, sein Leben zu meistern. Als er zum ersten Mal zu mir kam, war Matt einer der Menschen, die sogar Schwierigkeiten haben, mit *positivem* Stress umzugehen – die Aufregung vor einer langersehnten Reise, die Möglichkeit mit einem hochgeschätzten Kollegen zu arbeiten, die Bemühungen seiner Frau, ihre zwanzigjährige Romanze wiederzubeleben. Jetzt schien Matt jedoch die natürliche Geschicklichkeit des Jägers, auf eine große Anzahl von Reizen zu reagieren, wiedererlangt zu haben. Jenes Talent eines Basketballspielers, ständig um sich herum, also 360 Grad, aufmerksam zu sein. Egal ob er mit «gutem» oder «schlechtem» Stress konfrontiert war, konnte Matt neuerdings ruhig und effizient darauf reagieren und entdeckte in sich eine Stärke und Leistungsfähigkeit, die er nie für möglich gehalten hätte. Er fand auch, dass seine langen Aufenthalte im Fitnessstudio ihm nun ein besseres Körpergefühl verliehen – er fühlte sich voller Energie und gesund anstatt müde und erschöpft wie zuvor.

Nachdem er nun nicht mehr an den typischen Schwächen des Jägers litt, gelang es Matt, die größten Stärken seines GenoTyps für sich in Anspruch zu nehmen. Ich hätte mich nicht mehr für ihn freuen können – oder für Euch Jäger, die Ihr dieses Buch lest und die Ihr bereit seid, die Macht Eures eigenen GenoTyps in Anspruch zu nehmen.

Jäger in Bestform

Wenn Du Dir in Erinnerung rufst, dass zwei Jäger-Superstars Michael Jordan und Thomas Jefferson sind, wirst Du rasch die außergewöhnliche Stärke eines gesunden Jägers verstehen. Dieser GenoTyp hat eine große Kapazität, in kreativer, effektiver und geschickter Art und Weise auf Stress zu reagieren. Ein perfekt abgestimmter Jäger hat ein ungeheures Energieniveau, einen schnellen, scharfen Verstand, und eine erstaunliche Fähigkeit, sich an schnell verändernde Situationen anzupassen. Wenn Du Dir die perfekte Aufmerksamkeit eines Basketballspielers vorstellst – das 360-Grad-Bewusstsein von Ereignissen auf dem Spielfeld, die schnelle Reaktion auf jeden neuen Spielzug, die Trippelschritte, Sprints und Pässe – dann wirst Du erkennen, dass der Jäger für körperliche Aktivität bestens gerüstet und dafür gemacht ist zu reagieren. Wie jeder großartige Athlet – oder ebenso wie ein Filmemacher, ein Feuerwehrmann oder ein Mitarbeiter des Rettungsdienstes – sind Jäger gut in kurzen, intensiven Energieausbrüchen, wenn sie auf eine Reihe von wichtigen, schnellen und unerwarteten Anforderungen reagieren, für das sie ihr absolut Bestes geben müssen. Von allen sechs GenoTypen sind Jäger am besten dafür gemacht, im Hier und Jetzt zu leben. Sie sind ständig in Aktion, wie eine Katze vor einem Mäuseloch – oder wie eine Löwin, die ihr Abendessen jagt.

Der Jäger ist auch eine sehr exakte Person mit der Art von Verstand, der jedes Objekt in seine Einzelteile und jede Aktivität in eine Reihe kleiner Schritte aufteilen kann. An dieser Stelle kommt der Thomas-Jefferson-Aspekt des Jägers ins Spiel – sein mechanischer, detailorientierter Verstand, der konkret darlegen konnte, was Unabhängigkeit für eine neue Nation bedeutete und wie dreizehn getrennte Staaten lernen mussten zusammenzuarbeiten.

Problembereiche des Jägers

Wie bei allen GenoTypen sind die größten Stärken der Jäger auch ihre anfälligsten Schwächen. Michael Jordan ist ein grandioser Spieler in einem intensiven zweistündigen Spiel – aber ich würde nur ungern erleben wollen, was mit ihm passieren könnte, wenn er zehn Stunden pro Tag am Schreibtisch verbringen müsste und für einen anspruchsvollen Chef oder an einem aufreibenden dreimonatigen Forschungsprojekt arbeiten würde. Ich will damit nicht sagen, dass er das nicht schaffen könnte, er müsste jedoch besonders aufpassen, dass er von den langen, anstrengenden Konzentrationsphasen und dem Mangel an körperlicher Betätigung kein Burnout bekommen würde.

Gleiches gilt, wenn Du Jordan nach zwei Stunden im dichten Verkehr auf das Spielfeld stellst. Er würde nicht mit derselben Beweglichkeit und Anmut reagieren können wie sonst. Sofern er nicht sehr sorgfältig mit Stressabbau, Ernährung und mit seinem Körper umgeht, könnte sich diese ganze körperliche Brillanz in eine nervöse Energie umwandeln, wie ein Motor, der sich selbst verbrennt, anstatt effizient Benzin zu verbrennen.

Die detailorientierten Talente des aus dem Gleichgewicht geratenen Jägers können sich in eine zwanghafte Detailverliebtheit umwandeln, wie der Manager, der sich an Regeln festfährt und den Überblick verliert, was das Unternehmen erreichen sollte. Ebenso kann der gegenwartsorientierte Jäger durch Angst beeinträchtigt werden, wenn er gezwungen wird, sich dem Schmerz der Vergangenheit oder einer unsicheren Zukunft zu stellen.

Jäger wurden für lange Phasen des Nichtstuns perfektioniert, die von kurzen Phasen intensiven Stress' unterbrochen werden – denke an die Katze, die geduckt vor einem Mauseloch sitzt. Sie kommen mit der Tendenz des modernen Lebens nicht so gut klar, in dem wir endlose, lange Phasen mit immer etwas Stress durchleben. Deshalb müssen Jäger besonders darauf achten, Stress körperlich abzubauen, ohne dabei zu intensiv zu trainieren. Ebenso müssen sie lernen, mit Stress umzugehen, aus dem Wissen heraus, dass sie sich auf ihre eigene Stärke verlassen können. Wie die Katze, die auf den richtigen Moment wartet, um zu springen, im Gegensatz zu der Katze, die mit ihren Krallen wild auf das Mauseloch klopft und hofft, dass sie die Maus so zum Rauskommen zwingt.

Die Nebennieren- und die Hirnanhangsdrüsen sind die Organe, die unsere Stressreaktion steuern, und es verwundert nicht, dass diese bei den meisten Jägern anfällige Bereiche sind. Jäger mit einem gut funktionierenden Organismus haben einen gesunden Adrenalinlevel und kurze, intensive Energieausbrüche, die Angehörige anderer GenoTypen häufig erstaunlich finden. Eine gute Funktionsweise der Nebennieren erfordert Ruhezeiten – Phasen, in denen Adrenalin durch befriedigende körperliche Betätigung ausgeschüttet wird und der Verstand an einen Ort der Ruhe zurückkehrt. In unserer modernen Welt sind Jäger häufig anfällig für Burnout, den traurigen Zustand, der aus einer exzessiven Adrenalinproduktion und ungenügendem Stressabbau entsteht. An diesem Punkt angelangt, empfinden Jäger es als äußerst schwierig, ihre Energien zu mobilisieren und anstatt heilend zu wirken, strapaziert sie intensive Bewegung nur noch mehr. Aus diesem Grund ist es so wichtig, der GT1 Jäger-Ernährung zu folgen, die Deine Nebennieren- und Hirnanhangsdrüsen nährt. Und deshalb solltest Du außerdem die Empfehlungen für die Bewegung und den Lebensstil befolgen.

Das Stoffwechselprofil des Jägers

In Bestform haben Jäger einen absolut hervorragenden Stoffwechsel – vielleicht den besten der sechs GenoTypen. Sie besitzen eine positive Eigenschaft, denn sie können Kalorien in die perfekte Kombination von Muskeln, Knochen und Fett umwandeln; ihr Körperbau ist für eine optimale Nutzung ihrer schlanken athletischen Glieder und ihres langen, kräftigen Rückens gemacht. Wenn Du ein Jäger bist, dann kannst Du Dich Dir als ein hochwertiges Sportwagenmodel vorstellen, das Benzin mit einer hohen Oktanzahl verbrennt – und dann frage Dich, was passiert, wenn dieser Porsche minderwertiges Benzin bekommt oder nicht mit den Spitzengeschwindigkeiten gefahren wird, für die er konzipiert wurde.

Jäger sind normalerweise «andrisch», das bedeutet, dass sie im Uterus tendenziell durch männliche Androgene stimuliert wurden. Dies, in Kombination mit reichlich vorhandenen Wachstumshormonen in der frühen Kindheit, verleiht ihnen tendenziell ein schlaksiges Aussehen. Jäger haben normalerweise längere Beine im Verhältnis zu ihrem Oberkörper und längere Unterschenkel im Vergleich zu ihren Oberschenkeln.

Die Ernährung der GT1 Jäger ist so konzipiert, dass sie ihnen dabei hilft, hochwertige Kalorien zu verbrennen, während sie ihr hyperaktives Verdauungs- und Immunsystem beruhigt (mehr dazu gleich). Genauso wie der hochwertige Sportwagen viel länger hält, wenn er Benzin mit einer hohen Oktanzahl bekommt, werden Jäger einen enormen Vorteil in Bezug auf den Alterungsprozess haben, wenn sie richtig essen und die Sportarten machen, die eher Stress abbauen als sie zu erschöpfen.

Das Immunprofil des Jägers

Der Jäger stellt eine der großartigen Erfolgsgeschichten der menschlichen Evolution dar. Er hat ein Immunsystem, das dafür geschaffen ist, die gesamte Kraft des Körpers gegen eindringende Giftstoffe zu mobilisieren. Als es noch keine Antibiotika gab, war ein Immunsystem, das schweres Geschütz gegen Bakterien, Viren, Allergene und jegliche andere Bedrohungen auffahren konnte, Gold wert. Nahezu während der gesamten Menschheitsgeschichte war das Motto des Jägers «Handle zuerst, stelle später Fragen» diesem GenoTypen äußerst nützlich.

Der Nachteil dabei ist natürlich, dass diese Abwehr ihren Tribut fordert. Ein hyperreaktives Immunsystem ist ein Segen, wenn die Welt voller giftiger Eindringlinge ist; in einer Welt voller Staub, Hautschuppen von Katzen, Pollen und Pilze ist es dagegen nicht so nützlich. Jäger sind anfällig für Entzündungen – Hitze, Rötungen, Schwellungen und Schmerz resultieren aus dem Kampf des Körpers gegen das, was er als gefährliche Eindringlinge wahrnimmt. In vielen Fällen ist die Heilung schlimmer als die Krankheit selbst, da Entzündungen zu zahlreichen Gesundheitsproblemen wie Arthritis, Asthma, Krebs, Diabetes und Herzkrankheiten beitragen. Entzündungen können auch zu Übergewicht beitragen. Der Preis einer nicht eingehaltenen idealen Ernährungsweise für den hyperreaktiven Jäger ist, dass er eben genau so eine braucht!

Wie Du sehen kannst, ist ein über-reaktives Immunsystem die Achillesferse des kräftigen Jägers. Deshalb ist die GenoTypen-Ernährung des Jägers so konzipiert, dass das Immunsystem wieder in Balance kommt und seine unmittelbaren Immunantworten abgeschwächt werden, wenn sie nicht notwendig sind (meine kluge Frau, eine Jägerin, nennt das *reaktionsfähig* im Gegensatz zu *reaktiv*). Interessanterweise reagiert der starke Jäger *nicht* übermäßig sensibel auf Umweltchemikalien (das ist die Baustelle des GenoTyps 4, des Explorers). Der Reaktivitätsgrad, der sich bei jedem einzelnen Jäger zeigt, ist eine Kombination vieler prä- und postnataler Einflüsse. Bist Du in einer städtischen Umgebung aufgewachsen? Warst Du ein Einzelkind? Nimmst Du häufig Antibiotika? Hat Dich Deine Mutter eher mit der Flasche aufgezogen als gestillt? Ein Ja auf eine dieser Fragen deutet beim Jäger auf eine höhere Reaktivität hin.

Die GenoTypen-Ernährung des Jägers

Der Jäger ist mit einem Stoffwechsel gesegnet, der es leicht macht, Gewicht zu verlieren und ein optimales Gewicht zu halten. Wenn Du also aufgrund von schlechten Gewohnheiten oder den gerade beschriebenen Entzündungszuständen übergewichtig bist, wird es Dir leicht fallen, dieses Problem zu korrigieren, sobald Du Dir die GenoTypen-Ernährung des Jägers angeeignet hast.

Jäger verfügen über eine hohe natürliche Belastbarkeit. Die Ernährung des Jägers kann Dir dabei helfen, diese zu aktivieren. Du hast der Schleimhaut Deines Verdauungstrakts wahrscheinlich bereits einigen Schaden zugefügt, wenn Du bisher nicht das Richtige für Deinen GenoTyp gegessen hast – bei Matt war das zweifellos der Fall. Abgenutzte Fingerabdrücke mit vielen weißen Linien verraten Dir, dass dies so ist. Auch jetzt hast Du einen großen Spielraum, die Situation zu verändern, sofern Du Nahrung zu Dir nimmst, die den natürlichen, schützenden Mechanismus Deines Darms wiederherstellt – und die GenoTyp 1-Ernährung des Jägers hilft genau dabei.

Die «Do's und Don'ts» der Jäger-Ernährung

Die Ernährung des GT1 Jägers ist eine fleischhaltige, lektin- und glutenarme Ernährung. ***Jäger sollten*** Superfoods und Nahrungsergänzungsmittel zu sich nehmen, die einen epigenetischen Heilungseffekt auf ihren Verdauungstrakt ausüben, ihnen dabei helfen, Stress besser zu bewältigen und Entzündungen zu regulieren.

Die «Do's» der Jäger-Ernährung

Die besten Superfoods für den GenoTyp Jäger enthalten Nährstoffe, die:

- **die Ernährungsbausteine haben, die für die genetische Verbesserung benötigt werden.** Diese Superfoods sind reich an Purinen und Nukleotiden aus proteinhaltigen und kultivierten Nahrungsmitteln.

- **die Muskelmasse erhöhen und das Körperfett reduzieren.** Die erstklassigen Nahrungsmittel für einen Gewichtverlust bei Jägern sind durch ein Diamantsymbol (◊) gekennzeichnet.
- **den Verdauungstrakt heilen und regenerieren.** Diese Superfoods sind reich an Butyrat, eine Fettsäure, die bekanntermaßen einen nährenden Effekt auf den Verdauungstrakt ausübt. Butyrat hat auch höchst wünschenswerte Auswirkungen auf die Genfunktion.
- **Entzündungen abschwächen.** Zu diesen Superfoods gehören «reinigende Nahrungsmittel», die die Reaktivität auf Allergene und Lektine in der Ernährung verringern.
- **die Fähigkeiten zur Stressbewältigung verbessern.** Dazu gehören Sterine, die in pflanzlichen Nahrungsmitteln vorkommen, und Aminosäuren wie Tyrosin, das in Fleisch vorkommt. Diese Nährstoffe regulieren Stress sowohl auf der körperlichen als auch auf der emotionalen Ebene.
- **wichtige Quellen für gewebeschützende Antioxidantien sind.** Diese sekundären Pflanzenstoffe entfernen gewebeschädigende freie Radikale und verlangsamen den Alterungsprozess.

Die «Don'ts» der Jäger-Ernährung

Die «Don'ts» der Jäger sind Nahrungsmittel, die am besten minimiert oder komplett vermieden werden. Diese schließen aus der Ernährung jene Nahrungsmittel aus, die:

- **den Stoffwechsel des Jägers verlangsamen.** Viele Getreidesorten, Nüsse und Samen beeinträchtigen eine einwandfreie Insulinfunktion. Dadurch haben sogar die normalerweise schlanken Jäger Schwierigkeiten, ihr Gewicht niedrig zu halten.
- **viele «schlechte» Fette enthalten.** Schlechte Fette fördern Entzündungen und können den Arterienwänden Schaden zufügen. Transfettsäuren sind schlecht für die Arterien; ein ungünstiges Verhältnis von Omega-6- zu Omega-3-Fettsäuren kann das Entzündungsniveau erhöhen.

- **zu viele einfache Zucker enthalten.** Ein hoher Zuckergehalt fördert die bakterielle Überwucherung, welche Entzündungen im Verdauungstrakt fördern.
- **den Darm reizen.** Viele Nahrungsmittel enthalten Stoffe, die beim Jäger die Darmschleimhaut reizen können und dadurch Müdigkeit und Entzündungen verursachen. Viele schimmelhaltige Nahrungsmittel und Pilze können beim Jäger eine Entzündung auslösen.
- **Gluten, ein Lektin oder ein anderes Allergen enthalten:** Gluten ist ein Protein, das in vielen Getreidesorten vorkommt und das bei empfindlichen Menschen die Darmschleimhaut reizen kann. Chitinase ist ein Enzym, das eine allergische Reaktion im Darm auslösen kann. Es kommt in einigen Nüssen und Früchten vor. Lektine sind Proteine, die eine einwandfreie Verdauungs- und Immunfunktion beeinträchtigen können. Phenole sind Pflanzenstoffe, die bei vielen Jägern allergische Reaktionen verursachen.

Einige Nahrungsmittel auf der *«Don'ts»-Liste des Jägers* sollten nur für einen kurzen Zeitraum vermieden werden, damit Du Dein Gleichgewicht wiederfinden kannst. Nach drei bis sechs Monaten kannst Du sie wieder in geringen Mengen in Deine Ernährung einfügen. Diese Nahrungsmittel sind durch einen schwarzen Punkt (•) gekennzeichnet. Wenn Du mit einer Krankheit zu kämpfen hast oder gerade an etwas erkrankt bist, solltest Du die Ernährungsempfehlungen strenger befolgen, indem Du diese Nahrungsmittel für eine Weile vermeidest.

Nicht aufgelistete Nahrungsmittel

Nicht aufgelistete Nahrungsmittel sind solche, die weder viel Gutes noch Schlechtes zu bewirken scheinen. Sie sind also im Grunde neutral und können mit Bedacht verwendet werden (zwei bis fünf Mal pro Woche). Ihre Inhaltsstoffe werden Dir nützen, aber nicht gezielt dabei helfen, das Gleichgewicht Deiner Gene oder die Gesundheit Deiner Zellen wiederherzustellen. Iss sie ruhig – aber vernachlässige nicht die Nahrungsmittel, die ich empfehle. Die GenoTypen-Ernährung entwickelt sich immer weiter und oft füge ich neue Nahrungsmittel hinzu, also melde Dich auf meiner Webseite an (www.genotypediet.com), vor allem, wenn Du Fragen zu einem bestimmten Nahrungsmittel hast.

Lieber Jäger, jetzt ist es an der Zeit, Worte in die Tat umzusetzen. Blättere weiter zu Kapitel 14, um zu erfahren, wie Du den größten Nutzen aus der GenoTypen-Ernährung ziehen kannst. Im Anschluss geht es weiter mit Kapitel 15 und den Nahrungsmitteln, den Nahrungsergänzungsmitteln und den Übungsempfehlungen für den Jäger.

KAPITEL 9

GenoTyp 2: Der Sammler

In Zeiten von Hungersnot und Knappheit lastete das Schicksal der Menschheit auf den Schultern der Sammler. Sie sind die ultimative Überlebensstrategie der Natur. Sie sind anfällig dafür, Kalorien als Fettreserven zu speichern. Ihre moderne Herausforderung ist es, ihre Überlebensprogrammierung den Gegebenheiten des heutigen Überangebots an Fetten und Zuckern anzupassen.

<table>
<tr><th colspan="3">Typische Merkmale des Sammlers</th></tr>
<tr><th>Psychologisch</th><th>Biometrisch</th><th>Biochemisch</th></tr>
<tr><td>• Phänomenale Fähigkeit zu anhaltender und konzentrierter Denkarbeit
• «Algorithmische» Mentalität: geborener Problemlöser
• «Früher Anwender» von neuen und revolutionären Ideen
• Herzensgut mit einer Tendenz zu emotionalen «Höhen und Tiefen«
• Sport ist eine «Herausforderung«</td><td>• Endomorphe Körperform: sieht immer «gepolstert» aus, auch bei Normalgewicht
• Neigt zu einem hohen BMI und Taille-Hüfte-Verhältnis
• Unterschenkel ist kürzer als Oberschenkel
• Längere Zeigefinger als Ringfinger
• «Gynisch» – schmaler Abstand zwischen den Beinen
• Asymmetrische Fingerabdruckmuster – die eine Hand stimmt nicht mit der anderen überein
• Hat häufig einen zusätzlichen Höcker auf dem ersten Backenzahn
• Mandelförmiger Kiefer</td><td>• Bluttyp 0 oder B
• Meistens Rh-positiv
• Fast immer PROP-«Nicht-Schmecker»
• Häufig «Nicht-Sekretoren»
• Hoher Östrogenlevel</td></tr>
<tr><td>Superstars Sammler</td><td colspan="2">• Oprah Winfrey (Medienpersönlichkeit)
• Orson Welles (Filmregisseur)
• Marilyn Monroe (Schauspielerin)
• Elvis Presley (Sänger, Schauspieler)</td></tr>
<tr><td>Motto</td><td colspan="2">«Gewonnen hat, wer am Ende seines Lebens am meisten besitzt.»</td></tr>
<tr><td>Stärken, auf die Verlass ist</td><td colspan="2">• Grandiose geistige Ausdauer
• Hochmotiviert
• Fruchtbarkeit – männliche und weibliche
• Potenzial, lang zu leben</td></tr>
<tr><td>Schwächen, auf die man achten sollte</td><td colspan="2">• Sammler haben keinen Erfolg mit Crash-Diäten aufgrund ihrer starken Tendenz, Kalorien als Fett zu speichern.
• Appetitregulation kann problematisch sein.
• Erhöhte Östrogenempfindlichkeit kann hormonbedingte Krebsarten fördern.
• Anhäufung von schädlichen Chemikalien im Gewebe, was zu Diabetes, Bluthochdruck und Alzheimer führen kann.</td></tr>
</table>

Typische Merkmale des Sammlers (Fortsetzung)	
Gesundheits-risiken	• Alzheimer • Depression • Bluthochdruck • Insulinresistenz und Diabetes • Schilddrüsenunterfunktion • Fettleibigkeit • Krebs der Fortpflanzungsorgane (häufiger bei Frauen) im fortgeschrittenen Alter

Ein Blick auf Carmen, und ich wusste, dass sie besonders war. Sie wurde in Puerto Rico geboren und hat sich wörtlich an den eigenen Haaren aus dem Sumpf gezogen: Ihre Mutter hat mit zwölf Jahren die Schule verlassen, mit sechzehn Carmen zur Welt gebracht und ist im Alter von neunzehn Jahren an einer Überdosis Heroin gestorben. Carmen wurde von liebevollen Großeltern in New York City großgezogen und begann als Putzkraft in einem Hotel, schloss aber Abendschulen ab und leitet nun eine große Cafeteria in einem Krankenhaus. Carmen ist eine fromme Zeugin Jehovas. Sie kam in die Klinik, um sich bei uns gegen Bluthochdruck behandeln zu lassen und einige Blutzuckerwerte, die kürzlich aufgetreten sind und beunruhigend waren, zu diskutieren. Carmen war klein und eher untersetzt und gab zu, fast jede Diät auf dem Markt auszuprobieren. Jedes Mal würde sie Gewicht für eine Weile verlieren, aber mit der Zeit kamen die Kilos alle wieder zurück. Außerdem schien sie nach diesen Crashdiäten schlechter als vorher auszusehen, was ihre Kinder häufig in Alarmzustand versetzte.

Carmen konnte keine Auskunft über die Krankheitsgeschichte ihres Vaters geben und wusste nur von ihren Großeltern, dass die Schwangerschaft ihrer Mutter ziemlich schwierig gewesen war: Ihre Mutter hatte oft unter Übelkeit gelitten und nicht viel Essen bei sich behalten können. Carmen vermutete, dass sie während der Schwangerschaft geraucht hatte. Ihre Großmutter war vor vier Jahren an fortgeschrittenem Alzheimer gestorben. Carmen hatte ihren eigenen Kindern ein besseres Leben ermöglicht. Ihr Sohn wurde Buchhalter bei einem großen Unternehmen. Ihre Tochter, auch eine Hochschulabsolventin, hatte gerade einen wunderschönen und gesunden Sohn zur Welt gebracht.

Ein kurzer Blick auf Carmen zeigte alle klassischen Anzeichen eines GT2 Sammlers. Beim Vergleich ihrer Beinlängen konnten wir deutlich erkennen, dass ihre Oberschenkel länger als ihre Unterschenkel waren – häufig ein Hinweis auf eine eingeschränkte Versorgung während des fötalen Wachstums. Carmen hatte auch dieses «gepolsterte» Aussehen, das häufig bei Sammlern vorkommt: An bestimmten Körperteilen wie an den Handgelenken und -rücken sind die Sehnen von der Haut verdeckt.

Als wir uns in meinem Büro zur Beratung hinsetzten, erklärte ich Carmen die Veranlagung ihres «sparsamen» Stoffwechsels und wie die Schwierigkeiten ihrer Mutter in der Schwangerschaft nun auf sie «zurückfallen» könnten. Und warum Crashdiäten sie wahrscheinlich kränker und nicht gesünder machen würden. «Oh, Herr Doktor», rief sie aus, «ich habe immer gebetet, dass mir jemand sagt, was ich tun soll.»

Man könnte sich keinen besseren Patienten als Carmen wünschen. Wir trafen uns alle drei Monate und bei jedem Treffen hatte sie bessere Glukosewerte, einen niedrigeren Blutdruck und verlor ständig Gewicht. Zudem *sah* Carmen *großartig aus*! Bei ihrem letzten Besuch, vor ihrer Entlassung, zeigte sie mir ein Bild von sich im Alter von zweiundzwanzig Jahren. Hätte ich die unterschiedlichen Frisuren und den offensichtlichen Wandel der Mode ignoriert, so hätte ich nicht zwischen den beiden unterscheiden können.

Sammler in Bestform

Als GT2 Sammler basiert Deine Stärke auf dem Konzept der Akzeptanz. Auch wenn es möglich ist, dass Du ein gertenschlankes Mannequin bist und über einen Catwalk läufst, Dein grundlegendes Erbgut macht das unwahrscheinlich. Dermaßen schlank würdest Du Dich nicht wohl fühlen und auch nicht so gut aussehen. Du hast eine andere Aufgabe im Leben, als einfach so viel Gewicht wie möglich und so schnell, wie Du kannst zu verlieren. Gewichtsverlust kann unter sorgfältig kontrollierten Umständen eintreten, aber er sollte nicht Dein einziges Ziel sein. Weil Du von so entschlossener und zäher Natur bist, besitzt Du ein großes Potenzial für eine genetische Verbesserung. Wenn Du Dich richtig ernährst, kannst Du die sparsame Eigenschaft in Dir mäßigen und die Verbesserung sogar an Deine Kinder und Enkelkinder weitergeben. In der Tat verkündet der GT2 Sammler, der im Leben wirklich etwas erreicht hat: «Das Sparsamkeits-Gen ist verändert!»

Sammler sind häufig wunderbare, warmherzige und sinnliche Persönlichkeiten. Eine Affinität für Heim und Herd, für Menschen und Essen macht sie zu beliebten Freunden und Partnern. Sie haben ein fürsorgliches und nachsichtiges Wesen. Sie sind im Geist abenteuerlustig und gehören oft zu den ersten, die sich auf neue Ideen und Methoden einstellen. Obwohl sie eine unbekümmerte Lebensart pflegen, sind sie höchst prinzipientreu und häufig unnachgiebige Vertreter der Gerechtigkeit.

Die kombinierten Einflüsse von Natur und Erziehung verleihen den Sammlern ein komplexes psychologisches Profil. Seien wir ehrlich, unser Verhalten wird größtenteils durch das soziale Feedback gestaltet und in westlichen Kulturen hat sich das Schicksal der Sammler umgekehrt. Vor hundert Jahren verehrten sogar industrialisierte Gesellschaften Frauen mit einer üppigen Figur und korpulente Männer als Symbole von Reichtum und Fruchtbarkeit. Heute ist das Gegenteil der Fall. Schlank zu sein wird als Zeichen von Erfolg und Wohlstand angesehen.

Problembereiche des Sammlers

Der sparsame Stoffwechsel des Sammlers, der in früheren Zeiten der Knappheit einen Vorteil für das Überleben darstellte, kostet seinen Preis. Er passt nicht zum Lebensstil der modernen, industrialisierten Welt mit ihren überall und günstig verfügbaren Kohlenhydraten und Fetten. Die überwiegende Mehrheit dieser überschüssigen Kohlenhydrate und Fette wird aus dem Blutkreislauf entnommen und gespeichert. Jedoch sind Sammler normalerweise so gut darin, Zucker aus dem Blutkreislauf zu filtern und zu speichern, dass sie im Grunde genommen die meiste Zeit ihres Lebens in einem dauerhaften Zustand von Unterzuckerung verbringen. Sie leiden doppelt: Erstens werden die Energiequellen gespeichert anstatt verbrannt, was eine Gewichtszunahme zur Folge hat; und zweitens erhalten sie nicht die «Belohnung» für den Verzehr dieser Nährstoffe, weil diese so effizient aus dem Blutkreislauf entnommen werden, dass das Gehirn und das Muskelgewebe ihren angemessenen Anteil nicht erhalten.

Dies stört letzten Endes das Verhältnis zwischen Nahrung und Appetit und geht so weit, dass Sammler zu essen beginnen, um sich besser zu fühlen infolge eines wahrgenommenen Hungersignals. Die Auswirkungen sind chronisch und schwerwiegend. Sammler können leicht Störungen ihrer Kohlenhydrat-Regulation entwickeln, was zum metabolischen Syndrom X und zu «Diabesity» (Diabetes und Adipositas) führt. Dann besteht schnell die Gefahr von Herzkrankheiten, Nierenerkrankungen und vorzeitigem Altern.

Sammler zeigen normalerweise die körperlichen Anzeichen von Sparsamkeit. Sie sind nicht sehr groß und ihre Unterschenkel sind kürzer als ihre Oberschenkel. Sparsame Gene verhindern tendenziell sowohl im Uterus als auch in der frühen Kindheit die Aktivität von insulinähnlichen Wachstumsfaktoren. Wachstumsfaktoren sind Moleküle, die an vielen Schlüsselaspekten der Entwicklung beteiligt sind. Zu ihren vielen Funktionen gehört, dass diese Wachstumsfaktoren eine Streckung der Unterschenkelknochen verursachen. Die normalerweise kürzeren Unterschenkel von Sammlern sind ein Zeichen für diese Hemmung.

Asymmetrie ist ein weiteres Merkmal des Sammlers. Diese zeigt sich oft daran, dass eine Hand andere Fingerabdruck- und Handflächenmuster als die andere hat. Besonders weibliche Sammler neigen dazu, sichtbare Unterschiede bezüglich der Größe ihrer Brüste zu haben.

Ein allgemeines Gesundheitsproblem bei Sammlern ist die Hypothyreose oder Schilddrüsenunterfunktion. GT2 Sammler sind tendenziell PROP- und PTC-Nicht-Schmecker, was auf die Unteraktivität der Schilddrüsen hinweist, deren Aufgabe es ist, den Stoffwechselprozess zu kontrollieren. Hypothyreose verursacht Flüssigkeitseinlagerungen, Muskelschwäche und eine niedrige Körpertemperatur.

Der Stoffwechsel des Sammlers

Ein Mensch mit endomorphem Körperbau kann schnell übergewichtig werden, dabei ist endomorph jedoch nicht dasselbe wie übergewichtig. Marilyn Monroe war wahrscheinlich endomorph, und ich habe nie jemanden gehört, der sie als dick bezeichnet hätte, sondern eher als üppig und sinnlich.

Sammler können hervorragend altern, wenn ihr sparsamer Stoffwechsel durch Ernährung und den richtigen Lebensstil korrigiert wird. Es gibt allerdings einen direkten Zusammenhang zwischen der Ernährung und dem Altern. Sammler, die ihre Sparsamkeit nicht kontrollieren, die ihrem Körpersystem durch extreme Schlankheitskuren Kalorien rauben und die fortfahren, Fettdepots anzusammeln, werden ihrem Körper langfristig Schaden zufügen. Die Oberflächen ihrer Zellen werden förmlich von Zucker und Fett oder Zucker- und Proteinkomplexen verklebt, was sie von ihrer richtigen Funktionsweise abhält.

Sammler sind normalerweise «gynisch», wodurch sie Tendenzen zeigen, die mit einer überdurchschnittlichen Östrogenstimulation im Mutterleib in Zusammenhang stehen. Sammler haben fast immer lange Zeigefinger im Vergleich zu den Ringfingern, was auf einen hohen Östrogenlevel im Mutterleib hinweist. Weitere Anzeichen für den Einfluss von Östrogenen sind der enge Spalt zwischen den Beinen und ein weiter, runderer Kieferwinkel. Diese Eigenschaften müssen weibliche Sammler höchst begehrenswert gemacht haben, vor allem in Kombination mit ihrem niedrigen Taille-Hüfte-Verhältnis (was der Figur eine Sanduhrsilhouette verleiht). Und nicht zu vergessen: Auch männliche Sammler haben häufig eine eindrucksvolle Präsenz. Leih Dir den Film *Jailhouse Rock* mit Elvis Presley aus, schau Dir seine Performance des Titelsongs an, und Du wirst erkennen, was ich meine.

Das Immunprofil des Sammlers

Sammler haben normalerweise ein starkes Immunsystem. Es gibt jedoch bestimmte Schwächen, die zur Sprache kommen sollten. Aufgrund der besonderen Östrogenaktivität im Laufe der fötalen Entwicklung gibt es eine etwas höhere Problemquote bei den Fortpflanzungsorganen, vor allem östrogenabhängige Krebsarten. Wenn sie tatsächlich auftreten, betreffen reproduktive Krebsarten weibliche Sammler in früheren Lebensjahren.

Weil Sammler so gut darin sind, Fett zu speichern, sind sie einem größeren Risiko ausgesetzt, künstlich hergestellte Chemikalien namens Xenobiotikas – ein Begriff, der sprichwörtlich «dem Leben fremd» bedeutet – einzulagern. Nahezu alle künstlich hergestellten Chemikalien sind xenobiotisch. Zu den wesentlichen Xenobiotika gehören Medikamente, Karzinogene und verschiedene Stoffe, die auf künstliche Weise in der Umwelt freigesetzt wurden wie Pestizide, Düngemittel und Kohlenwasserstoffe. Eine regelmäßige Entgiftung ist eine gute Methode, um die Entstehung von Komplikationen zu verhindern.

Die GenoTypen-Ernährung des Sammlers

Wir alle haben schon Sammler gesehen, die eine Schlankheitskur gemacht haben. Denke einfach an alle, die Du vor und nach einem Zeitraum kanntest, in dem sie extrem viel Gewicht verloren haben. Diejenigen, die nach dem Verlust von all diesen Kilos am schlechtesten aussahen und sich am elendsten fühlten, waren Sammler. Vor allem diejenigen, die dunkle Tränensäcke unter den Augen bekamen, als Bonus zu ihrer schlanken Figur. In Wirklichkeit ist das Beste, was Sammler für ihre Gesundheit tun können, genug zu essen. Jedoch muss es dabei auch die richtige Art von Nahrung sein. Wie Carmen müssen sie lernen, wie sie nicht nur Kalorien einsparen, sondern auch welche speziellen Nahrungsmittel heilen – und dabei hilft die GenoTypen-Ernährung des Sammlers.

Die «Do's und Don'ts» der Sammler-Ernährung

Die GenoTypen-Ernährung des Sammlers ist reich an Proteinen und niedrig glykämisch. ***Die «Do's» des Sammlers*** umfassen Superfoods und Nahrungsergänzungsmittel, die ihre sparsamen Gene epigenetisch neu programmieren, und dabei helfen, die Zellen von angehäuften Stoffwechselendprodukten zu reinigen und die Sensibilität der Zellen für die körpereigenen Hormone wiederherstellen.

Die «Do's» der Sammler-Ernährung

Die besten Superfoods für den GenoTyp Sammler enthalten Nährstoffe, die:

- **die Ernährungsbausteine besitzen, die für die genetische Verbesserung benötigt werden.** Diese Superfoods sind reich an Vitaminen, Mineralien, Purinen und Nukleotiden aus Proteinen und angebauten Nahrungsmitteln.
- **die Muskelmasse erhöhen und Körperfett abbauen.** Das erhöht den Grundumsatz, der einen angemessenen Gewichtsverlust beschleunigt. Die Nahrungsmittel, die für die Gewichtsabnahme des Sammlers am wichtigsten sind, sind durch ein Diamantsymbol (◊) gekennzeichnet.
- **das Fettgewebe von unerwünschten Toxinen reinigen.** Sammler können künstlich hergestellte Toxine (Xenobiotika) ansammeln. Wir wollen Nahrungsmittel hervorheben, die hilfreich für ihre Beseitigung sind.
- **die Sensibilität für die Hormone verbessern, die den Stoffwechsel ankurbeln.** Dadurch erhöht sich Dein Grundumsatz, der einen angemessenen Gewichtsverlust beschleunigt. Die wichtigsten Nahrungsmittel für die Gewichtsabnahme beim Sammler sind durch ein Diamantsymbol (◊) gekennzeichnet.
- **angehäufte Stoffwechselendprodukte aus den Zellen entfernen.** Diese Nahrungsmittel enthalten Stoffe, die die Beseitigung von Fortgeschrittenen Glykierungsendprodukten (AGE) beschleunigen, jenen «gebrannten Zucker»-Molekülen, die sich im Alter so leicht bei Sammlern anhäufen.

Die «Don'ts» der Sammler-Ernährung

Die «Don'ts» des Sammlers sind Nahrungsmittel, die am besten eingeschränkt oder komplett vermieden werden. *Die «Don'ts» des Sammlers* schließen Nahrungsmittel von der Ernährung aus, die:

- **den Stoffwechsel des Sammlers verlangsamen.** Viele Getreidesorten, Nüsse und Samen können die Insulinfunktion beeinträchtigen, was zur Folge hat, dass der Sammler nur mit größter Schwierigkeit abnehmen kann.
- **die Ablagerung von Zellrückständen fördern.** Nahrungsmittel, die bekannt dafür sind, die Produktion von AGEs zu erhöhen, werden von der Sammler-Ernährung ausgeschlossen.
- **hochglykämische Nahrungsmittel sind.** Hochglykämische Nahrungsmittel bewirken starke Schwankungen bei den Blutzucker- und Insulinwerten. Das Geheimnis für ein reduziertes Risikos für Herzerkrankungen und Diabetes liegt darin, diese zu vermeiden. Dies ist auch der Schlüssel zu einer nachhaltigen Gewichtsabnahme.
- **eine angemessene Hormonstimulation behindern.** Sammler benötigen selten eine Hormontherapie, sondern häufiger etwas, um die Sensibilität ihrer körpereigenen Hormone wiederherzustellen. Nahrungsmittel, die eine optimale Hormonfunktion beim Sammler beeinträchtigen, sollten vermieden werden, vor allem am Anfang dieser Ernährung.

Einige Nahrungsmittel auf der *Don'ts-Liste des Sammlers* sollten nur für einen kurzen Zeitraum vermieden werden, damit Du Dein Gleichgewicht wiederfinden kannst. Nach drei bis sechs Monaten kannst Du sie wieder in geringen Mengen in Deine Ernährung einfügen. Diese Nahrungsmittel sind durch einen schwarzen Punkt (•) gekennzeichnet. Falls Du mit einer Krankheit zu kämpfen hast oder merkst, dass Dein Gewicht anfängt zu steigen, solltest Du die Ernährungsempfehlungen strenger befolgen, indem Du diese Nahrungsmittel für eine Weile vermeidest.

Nicht aufgelistete Nahrungsmittel

Nicht aufgelistete Nahrungsmittel sind solche, die weder viel Gutes noch Schlechtes zu bewirken scheinen. Sie sind also im Grunde neutral und können mit Bedacht verwendet werden (zwei bis fünf Mal pro Woche). Ihre Inhaltsstoffe sind hilfreich, aber sie werden Dir nicht gezielt dabei helfen, das Gleichgewicht Deiner Gene oder die Gesundheit Deiner Zellen wiederherzustellen. Iss sie ruhig – aber vernachlässige nicht die von mir empfohlenen Nahrungsmittel. Die GenoTypen-Ernährung entwickelt sich immer weiter und oft füge ich neue Nahrungsmittel hinzu, also melde Dich auf meiner Webseite an (www.genotypediet.com), vor allem, wenn Du Fragen zu einem bestimmten Nahrungsmittel hast.

Lieber Sammler, jetzt ist es an der Zeit, Worte in die Tat umzusetzen. Schlage das Kapitel 14 auf, um zu erfahren, wie Du am besten von Deiner GenoTypen-Ernährung profitieren kannst. Im Anschluss geht es weiter mit Kapitel 16 und den Nahrungsmitteln, den Nahrungsergänzungsmitteln und den Übungsempfehlungen für den Sammler.

KAPITEL 10

GenoTyp 3: Der Lehrer

Als sehniger und beweglicher GenoTyp mit einer erstaunlichen Anpassungsfähigkeit stellt der Lehrer ein Gleichgewicht zwischen gegensätzlichen und häufig widersprüchlichen Kräften dar. Im Besitz eines toleranten Immunsystems kann der Lehrer durch übermäßigen Altruismus belastet werden. Dies führt zu Problemen, die Bösen zu finden und mit ihnen fertig zu werden.

Typische Merkmale des Lehrers		
Psychologisch	Biometrisch	Biochemisch
• Natürliche Ausgelassenheit und eine ruhige und konstante Weltanschauung • Künstlerseele • Innige Beziehung zur Natur • Meta-analytisch – kann «vor lauter Bäumen den Wald sehen»	• «Sehnig» – normalerweise sind Sehnen unter der Haut zu erkennen • Der Oberkörper ist normalerweise länger als die Beine • Im Allgemeinen hat er eine mittlere bis kleine Statur • Zeige-Ringfinger-Verhältnis häufig von Hand zu Hand seitenverkehrt • Eckiger Kieferwinkel • Hohe Anzahl wirbelförmiger Fingerabdrücke • Zusätzlicher molarer Höcker üblich • «Andrisch» – neigt zu maskuliner Körperform	• Häufig Bluttyp A, gelegentlich Bluttyp AB • Sekretor • Rh-positiv • PROP-/PTC-«Schmecker» oder «Super-Schmecker» • Tolerantes Immunsystem • Neigt zu übermäßiger bakterieller Überwucherung im Verdauungstrakt

Superstars Lehrer	• Abraham Lincoln (US-amerikanischer Präsident) • Bjork (Isländische Popsängerin) • Morihei Ueshiba (Gründer der japanischen Kampfkunst Aikido) • Che Guevara (Revolutionär)
Motto	«Wie schön es doch wäre, wenn wir alle miteinander auskommen könnten.»
Stärken, auf die Verlass ist	• Erfolgreiche Anpassung an die Umwelt • Würdevolles Altern • Enorme mechanische Stärke verbunden mit Flexibilität
Schwächen, auf die man achten sollte	• Sensibles Verdauungssystem • Immunsystem fängt Krebsmutationen manchmal in frühen Entwicklungsstadien nicht ab • Tendenz, bösartige Mikroben zu tolerieren anstatt sie zu bekämpfen • Kann übermäßig detailverliebt werden
Gesundheitsrisiken	• Chronische Ohreninfektionen in der Kindheit • Chronische Lungen-, Magen- und Darmbeschwerden • Bakterielle Infektionen • Potenziell hohes Brustkrebsrisiko in den späten Lebensjahren

«Sie können mich Harry nennen» kam als Antwort auf meine erfolglosen Bemühungen, Haruos vollständigen Namen auszusprechen. «Mein Vorname bedeutet ‹Frühlingsmann› auf Japanisch, und deshalb bin ich hier. Ich glaube, dass ich einen Frühjahrsputz brauche.»

Harrys Gesicht leuchtete förmlich auf, als bei einem ansteckenden schiefen Grinsen unzählige Goldzähne aufblitzten. Und ich durfte seine faszinierende Lebensgeschichte erfahren. Er war Japaner, jedoch in China aufgewachsen, wo seine Eltern während des Zweiten Weltkriegs als Techniker bei der Eisenbahn angestellt waren. Beide starben an Magenkrebs, wie auch zwei seiner Großeltern. Nach dem Krieg wanderte er in die Vereinigten Staaten aus, wo er viele Jahre lang von einem großen amerikanischen Gerätehersteller beschäftigt wurde. Seine Frau war kürzlich an Krebs gestorben, und er war hier in der Klinik auf Geheiss seiner Tochter, die an einer der Universitäten im nordwestlichen Pazifik studierte, um Komplementär- und Alternativmedizinerin zu werden.

Harry war immer stolz auf sein Äusseres gewesen, er ließ sogar maßgeschneiderte Schuhe und Hüte anfertigen. Neulich hatte er eine eher verwunderliche Tatsache festgestellt. Seine Hüte passten nicht mehr auf seinen Kopf. «Vielleicht werde ich klüger», witzelte er. Eine körperliche Untersuchung zeigte nichts Besonderes außer, dass der Mann in ausgezeichneter Form war. «Ich liebe es zu gärtnern – vielleicht zu sehr. Ich bearbeite fast einen halben Hektar Land. Alles von Hand. Aber jetzt werde ich müder.» Harry war Bluttyp A und hatte einen weiteren interessanten Laborbefund. Der Wasserstoffgehalt in seinem Atem war erstaunlich hoch. Ein hoher Wasserstoffgehalt im Atem zeigt fast immer ein übermässiges bakterielles Wachstum im Verdauungstrakt an. Die meisten von uns haben einen niedrigen oder gar keinen Wasserstoff im Atem. Harrys war der höchste, den ich je erfasst hatte.

Besorgt über Harrys sich ausdehnenden Kopf, schickte ich ihn zum Radiologen zum Röntgen. Leider bestätigte der Befund meine Befürchtungen: Harry hatte einen Krebs namens multiples Myelon, der die Knochenstruktur seines Schädels veränderte. Er nahm die Neuigkeit überraschend gefasst zur Kenntnis. «Ich habe ein gutes Leben gelebt. Herr Doktor, was können wir jetzt tun?»

Ich erklärte Harry, dass eine kleine Prozentzahl von Patienten ganz gut zurechtkam und eine ganze Weile mit der Krankheit lebte, auch wenn die Krankheit eine hohe Sterberate hatte. «Gut. Ich würde gerne zu dieser Gruppe gehören. Irgendjemand muss ja dazu gehören, richtig, Herr Doktor?»

Nachdem unsere Messungen und Analysen vollständig waren, war es offensichtlich, dass Harry ein Lehrer war. Fast alle Lehrer haben ein tolerantes Immunsystem und sehr viele bakterielle Überwucherungen. Ich erklärte, dass dieser Ansatz unterstützend wäre und dass wir versuchen würden, einige der Krebsgene zum Schlafen zu bringen und einige der Wachhund-Gene zu reaktivieren, die nach solchen Dingen Ausschau halten sollen.

Drei Jahre sind vergangen, und Harry versorgt immer noch seinen Garten. Er hat auch eine nette Frau kennengelernt und wieder geheiratet. Wenn einer der Patienten in der Klinik ihn fragte, warum er so gut zurechtkam, lächelte er nur sein goldenes Lächeln und antwortete: «Ich mache einfach das, was der Herr Doktor mir sagt, und lebe immer nur vom einen Tag zum nächsten.»

Lehrer in ihrer Bestform

In Bestform besitzen Lehrer eine angeborene Ausgelassenheit und eine ruhige, konstante Weltanschauung. Lehrer haben eine ausgezeichnete Anpassungsfähigkeit. Vor langer Zeit nahmen Lehrer reichhaltige und ausgiebige Proteinquellen zu sich, dazu kam eine schnelle Aneignung von einfachen, aber effektiven Landwirtschaftstechnologien. Und sie fuhren fort, eine ziemlich anpassungsfähige Weltsicht zu entwickeln. Ihre biologische Toleranz spiegelt sich in ihren Persönlichkeiten wider. Sie besitzen ein in sich ruhendes Auftreten. Im Allgemeinen besitzen Lehrer Künstlerseelen und sind glücklich und gesund, solange es genügend Gelegenheiten in ihrem Leben für kreative Ausdrucksmöglichkeiten gibt. Es überrascht mich nicht, dass viele meiner Patienten, die GenoTyp Lehrer sind, sich intensiv mit Meditation, Tai Chi oder Yoga auseinandersetzen. Lehrer haben eine besondere Lebenskraft oder spirituelle Energie, das so genannte *Chi*, und eine innige Beziehung zur Natur. In der Tat wird Toleranz eine Art von Koexistenz.

Lehrer sind sehr gut in der Metaanalyse, der Fähigkeit unzählige Arten von Daten auszuwerten und ihre Kernaussage oder ihre Gestalt darzustellen. Weil er so ein toleranter GenoTyp ist, sind Lehrer gar nicht so anfällig für Entzündungen und reagieren im Allgemeinen weniger allergisch.

Lehrer altern tendenziell gut und viele erreichen ein deutlich fortgeschrittenes Alter. Das passiert jedoch nicht automatisch. Der Schlüssel für Lehrer ist, Balance in allem zu suchen – sei es bezüglich Ernährung, Arbeitszeiten, Schlaf-Wach-Rhythmen oder der Art der Bewegung.

Mit der richtigen Ernährung und Veränderungen der Lebensgewohnheiten, werden die Ergebnisse, wenn die Ernährung des GT3 Lehrers und die Empfehlungen für den Lebensstil beherzigt werden, hervorragend sein. Einer der Gründe, warum ich diesen Archetyp Lehrer genannt habe, ist, dass er eine beeindruckende Weisheit des Körpers besitzt. Wenn der Lehrer sich einmal auf ein Programm für Veränderungen in der Ernährung und der Lebensgewohnheiten eingelassen hat, sind die Ergebnisse sofort ersichtlich. Ihre Regenerationskräfte sind ziemlich bemerkenswert. Ich habe Krebspatienten beobachtet, die ausgedehnte Rückbildungen und sogar eine Genesung erreichten. Ich habe Kinder mit chronischen Ohrinfektionen erlebt, die diesen Kreis unterbrechen konnten. Es dreht sich alles um Balance.

Problembereiche des Lehrers

Die Talente des Lehrers für analytische Schnelligkeit und eine einfache Anpassung an die Umwelt können jedoch ein zweischneidiges Schwert sein. Wenn sie bei schlechter Gesundheit sind, kommt ihre geistige Balance aus dem Gleichgewicht. Normalerweise hält der Lehrer an diesem Punkt nach etwas Ausschau, das sein Nervensystem «an-» oder «ausschalten» kann. Lehrer können an zwanghaften Störungen leiden, wenn ihre Stresshormone nicht durch beruhigende

Übungen und die richtige Ernährung ausgeglichen werden. Das kann bei Lehrern häufig ein obsessives Verhalten bezüglich unwichtigen Themen und Kleinigkeiten auslösen. Unter diesen Umständen können ihre Probleme noch vermehrt werden, wenn sie zu Drogen, Nikotin, Koffein und Alkohol greifen.

Toleranz kann eine bewundernswerte Eigenschaft sein, jedoch nicht, wenn sie auf Kosten des eigenen Wohlbefindens gelebt wird. Lehrer, die ihr Immunsystem durch Überarbeitung, Schlafdefizit, Stress oder eine schlechte Ernährung entkräftet haben, werden Schwierigkeiten haben, chronische Infekte abzuwehren. Sie werden ein leichtes Opfer für die Bakterien, die in ihren Büros und Schulen die Runde machen. Kinder leiden an chronischen Ohren- und Atemwegsinfekten, und sie sehen oft krank aus.

Im Allgemeinen ist das Immunsystem des Lehrers eher langsam zu aktivieren, vor allem gegen Bakterien und Parasiten. Das hat seine Vorteile, da das Immunsystem nicht durchdreht, indem es Dinge jagt und zerstört, mit denen es hätte klarkommen können. Dieses Merkmal spielte eine wesentliche Rolle dabei, dass es den frühen Lehrern möglich war, durch die Welt zu wandern. Jedoch kann sich das tolerante Immunsystem des Lehrers leicht mit der äußeren Welt überidentifizieren und so seine Abwehrkräfte gegen Mikroben, schädliche Nahrungsmitteln und veränderte Zellen verringern. Eine schwache Immunüberwachung bedeutet Anfälligkeit für Infekte und ein überdurchschnittliches Risiko für viele häufige Krebsarten.

Das Stoffwechselprofil des Lehrers

Lehrer sind im Allgemeinen ektomorph oder meso-ektomorph und besitzen einen niedrigen Körperfett-Prozentsatz, kleine Knochen, einen hohen Stoffwechsel und einen drahtigen Körperbau. Ein Merkmal des Lehrers sind deutlich erkennbare Sehnen und Bänder unter der Haut, ein Zeichen von Beweglichkeit und Stärke. Ein weiteres Merkmal ist das Auftreten von einem längeren Zeigefinger an der einen und einem längeren Ringfinger an der anderen Hand, ein sicheres Anzeichen für Asymmetrie. Lehrer sind tendenziell durchschnittlich groß, mit ungefähr gleich langen Oberkörpern und Beinen. Wenn Du das liest, bist Du vielleicht überrascht, wenn Du Dich daran erinnerst, dass ich Abraham Lincoln als einen archetypischen Lehrer aufgezählt habe. Aber Lincoln hatte eine sekundäre Erkrankung der Hypophyse, die seine große Gestalt verursachte. Er besaß jedoch die großartige, geschmeidige Stärke des Lehrers. Es hieß, dass er seine Freunde regelmäßig in Erstaunen setzte, weil er eine Axt minutenlang in der ausgestreckten Hand parallel zum Boden hielt.

Die meisten Lehrer sind PROP-«Schmecker» oder -«Super-Schmecker» und die meisten haben einen «Antigen A«-Bluttyp (Bluttypen A1, A2, A1B, A2B). Ihre Rh-Blutgruppe ist interessant. Sie sind fast immer Rh-positiv und eine etwas ausführlichere Detektivarbeit zeigt, dass sie fast immer die «alte» Form der Rh-positiven Blutgruppe (CDE) besitzen.

Viele Lehrer haben eine bedeutende Anzahl von wirbelförmigen Fingerabdrücken, ein nützlicher Indikator für das zukünftige Krebsrisiko, besonders bei Frauen. Die Forschung hat gezeigt, dass das Auftreten von sechs oder mehr Wirbel-Fingerabdruckmustern mit einem erhöhten Risiko für Brustkrebs in Verbindung steht. Mit einer statistischen Aussagekraft, die sich von einer positiven Mammographie nicht unterscheidet. Das ist ziemlich dramatisch! Bei Lehrern mit Typ A sollte eine Wirbelzahl von mehr als sechs ein Warnsignal für eine proaktive Krebsvorsorge sein. Keine Sorge: Die GenoTypen-Ernährung des Lehrers und das Programm für einen neuen Lebensstil erledigen das automatisch für Dich. Diese «Gefängniswärter«-Gene, die so genannten Tumorsuppressorgene, sollten Krebsgene davon abhalten, aktiv zu werden.

Das Immunprofil des Lehrers

Das tolerante Immunsystem des Lehrers kann sich leicht mit der äußeren Welt überidentifizieren und so seine Abwehrkräfte gegen Mikroben, schädliche Nahrungsmittel und veränderte Zellen verringern. Eine schlechte Immunabwehr bedeutet Anfälligkeit für Infekte und ein überdurchschnittliches Risiko für viele häufige Krebsarten. Bei Lehrern kommt das häufig vor, da Turmorzellen die Gene «ausschalten», die sie in Schach halten sollten. Bei Lehrern kommt es häufig vor, dass das Erste, was Krebsgene tun, es ist, einen Weg ausfindig zu machen, die Suppressorgene auszuschalten. Ab diesem Punkt leiten die Häftlinge das Gefängnis. Zum Glück kannst Du mit der GenoTypen-Ernährung des Jägers diese Suppressorgene wieder dazu bringen, für Dich zu arbeiten.

Der Kranich ist der wilde Vogel, der den Charakter des Lehrers am besten verkörpert. Zusätzlich zu der Tatsache, dass sie großartige fischfangende Vögel sind, stehen Kraniche für längere Zeit auf einem Bein. In den Kampfkünsten gibt es eine bekannte Haltung, die «Kranich auf einem Felsen» genannt wird. Wer diese ausführt, balanciert auf einem Bein und bleibt wie der Kranich ganz ruhig, vielleicht in Erwartung, dass sich seine Beute bewegt, bevor er reagiert. Wie der Kranich ist der Lehrer eine Erfolgsgeschichte in Bezug auf Akzeptanz und Integration von sowohl für den Menschen als auch die Umwelt höchst vorteilhaften Eigenschaften.

Ernährung und Verdauung

Ihr altes Bauernerbe hat Lehrer genetisch dafür disponiert, eine breite Vielzahl von frischen Nahrungsmitteln, Getreide und Meeresfrüchten zu verstoffwechseln. Dagegen fehlen ihnen die Enzyme, tierisches Fett richtig zu verdauen und zu verstoffwechseln. Die optimale Lehrer-Ernährung basiert auf Gemüse und Meeresfrüchten, mit kleinen Mengen anderer fettarmer Proteine. Anders als die anderen GenoTypen, die von übermäßigen Kalorien oder unpassender Bewegung zunehmen, nehmen Lehrer von einem Übermaß an Toxizität zu. Wenn ihre Ernährung zu fleischhaltig ist, bauen sie nach und nach Bakterien in ihrem Verdauungstrakt auf, die wie eine starke Blockade auf ihren Stoffwechsel und ihr Immunsystem wirken können. Die Folge ist eine Reihe von Magen- und Darmbeschwerden, darunter Gastritis, die ein extremes Unbehagen im Oberbauch, Übelkeit und in schweren Fällen blutigen Stuhlgang auslöst.

Die «Do's und Don'ts» der Lehrer-Ernährung

Die GenoTypen-Ernährung des Lehrers ist pflanzlich mit geringen bakterieller Überwucherungen und reich an Phytonährstoffen. Zu den *«Do's» des Lehrers* gehören Superfoods und Nahrungsergänzungsmittel, die ihre toleranten Gene epigenetisch neu programmieren und die dabei helfen, ihre Abwehrkräfte gegen Krebs in Topform zu halten und den Stoffwechsel zu optimieren, was zu mehr Energie und einem idealen Gewicht führt.

Die «Do's» der Lehrer-Ernährung

Die besten Superfoods für den GenoTyp Lehrer enthalten Nährstoffe, die:

- **die Ernährungsbausteine haben, die für die genetische Verbesserung benötigt werden.** Diese Superfoods sind reich an Gen-methylierenden Nährstoffen wie Vitamin B_{12}, Cholin und der Aminosäure Methionin.
- **die Muskelmasse erhöhen und Körperfett abbauen.** Das erhöht den Grundumsatz, der wiederum eine angemessene Gewichtsabnahme beschleunigt. Die wichtigsten Nahrungsmittel für eine Gewichtsabnahme des Lehrers sind durch ein Diamantsymbol (◊) gekennzeichnet.
- **die übermässiges bakterielles Wachstum minimieren:** Diese Nahrungsmittel hinterlassen keinen Rückstand an Kohlenhydraten im Verdauungstrakt; so «füttern» sie schlechte Bakterien nicht.
- **das Immunsystem wachsam und in Topform halten.** Lehrer müssen dafür sorgen, dass ihre Antikrebs-Gene aktiv sind. Normalerweise gehört dazu, dass ihre «Tumorsuppressor-Gene» tiptop in Form gehalten werden. Wenn sie richtig arbeiten, können diese Gene dabei helfen, dass krebsverursachende Gene still und inaktiv bleiben.
- **Karzinogene und Mutagene aus dem Körper entfernen.** Die Entfernung von Karzinogenen erfordert eine gutfunktionierende Leber und eine effektive Reinigung von Karzinogenen durch spezielle

Zellen im Körper, den so genannten *Makrophagen* (lateinisch: «große Esser»).

Die «Don'ts» der Lehrer-Ernährung

Die ***«Don'ts» des Lehrers*** sind Nahrungsmittel, die am besten minimiert oder ganz vermieden werden. Die *«Don'ts» des Lehrers* schließen solche Nahrungsmittel von der Ernährung aus, die:

- **das mikrobielle Wachstum fördern.** Viele Nahrungsmittel, die einfache Zucker und Stärke enthalten, begünstigen im Darm des Lehrers eine bakterielle Überwucherung. Dies belastet die gesamte Immuneffizienz des Lehrers.
- **ein unerwünschtes Verhältnis von guten zu schlechten Fetten haben.** Ein unerwünschtes Verhältnis von Omega-6- zu Omega-3-Fettsäuren kann Deinen Stoffwechsel verlangsamen und die richtige Funktionsweise Deines Immunsystems beeinträchtigen.
- **Deine Abwehrkräfte gegen Krebs hemmen.** Lehrer benötigen selten eine Hormontherapie. Sie sollten stattdessen etwas für die Wiederherstellung ihrer Empfindlichkeit auf körpereigene Hormone tun. Nahrungsmittel, die beim Lehrer eine optimale Hormonfunktion beeinträchtigen, sollten vermieden werden, besonders zu Beginn der Ernährung.
- **Deinen Stoffwechsel hemmen.** Überraschenderweise hemmen viele der Nahrungsmittel, die eine bakterielle Überwucherung begünstigen oder Deine genetischen Abwehrkräfte gegen Krebs blockieren auch Deinen Stoffwechsel und verursachen eine Gewichtszunahme.

Einige Nahrungsmittel auf der *Don'ts-Liste* des Lehrers sollten nur für einen kurzen Zeitraum vermieden werden, damit Du Dein Gleichgewicht wiederfinden kannst. Nach drei bis sechs Monaten kannst Du sie in geringen Mengen wieder in Deine Ernährung einführen. Diese Nahrungsmittel sind durch einen schwarzen Punkt (•) gekennzeichnet. Falls Du jedoch mit einer Krankheit zu kämpfen hast oder merkst, dass Dein Gewicht anfängt zu steigen, solltest Du die Ernährungsempfehlungen strenger befolgen, indem Du diese Nahrungsmittel für eine Weile vermeidest.

Nicht aufgelistete Nahrungsmittel

Nicht aufgelistete Nahrungsmittel sind solche, die weder viel Gutes noch Schlechtes zu bewirken scheinen. Sie sind also im Grunde neutral und können mit Bedacht verwendet werden (zwei bis fünf Mal pro Woche). Ihre Inhaltsstoffe sind hilfreich, aber sie werden Dir nicht gezielt dabei helfen, das Gleichgewicht Deiner Gene oder die Gesundheit Deiner Zellen wiederherzustellen. Iss sie ruhig – aber vernachlässige nicht die von mir empfohlenen Nahrungsmittel. Die GenoTypen-Ernährung entwickelt sich immer weiter, und oft füge ich neue Nahrungsmittel hinzu, also melde Dich auf meiner Webseite an (www.genotypediet.com), vor allem, wenn Du Fragen zu einem bestimmten Nahrungsmittel hast.

Lieber Lehrer, jetzt ist es an der Zeit, Worte in die Tat umzusetzen. Schlage Kapitel 14 auf, um zu erfahren, wie Du am besten von Deiner GenoTypen-Ernährung profitieren kannst. Im Anschluss geht es weiter mit Kapitel 17 und den Nahrungsmitteln, den Nahrungsergänzungsmitteln und den Übungsempfehlungen für den Lehrer.

KAPITEL 11

GenoTyp 4: Der Explorer

Der **Explorer ist muskulös, abenteuerlustig** und ein biologischer Problemlöser mit einer erstaunlichen Fähigkeit, sich an Veränderungen der Umwelt anzupassen, und einer überdurchschnittlichen Kapazität für die Reparatur von Genen. Die Anfälligkeit des Explorers für hormonelle Schwankungen und für eine Überanstrengung des Gehirns kann mithilfe einer ausgewogenen Ernährung und einem ausgeglichenen Lebensstil überwunden werden.

<table>
<tr><th colspan="3">Typische Merkmale des Explorers</th></tr>
<tr><th>Psychologisch</th><th>Biometrisch</th><th>Biochemisch</th></tr>
<tr>
<td>• «Querdenker» – beschäftigt sich mit wechselnden Konzepten und Wahrnehmungen
• «Simultane Sichtkontrolle» – prüft mehrere Sinneseindrücke gleichzeitig
• Schrullig
• Großartiger Unternehmer
• Überdurchschnittliche Intelligenz</td>
<td>• Asymmetrische Fingerabdruckmuster von einer zur anderen Hand
• Die Zeigefinger oder Daumen jeder Hand haben unterschiedliche Fingerabdruckmuster.
• Häufig linkshändig
• Verhältnis der Zeige- zur Ringfingerlänge ist häufig entgegengesetzt zu dem, was für das Geschlecht erwartet wird (z.B. längere Ringfinger bei Frauen, längere Zeigefinger bei Männern).
• Häufig muskulös (mesomorph)
• Breiter Kopf, häufig mit «kantigen» Gesichtszügen
• Eckige Kiefer- und Gesichtsform (enger gonialer Winkel)
• Haben häufig schaufelförmige Schneidezähne
• Der Oberkörper ist normalerweise länger als die Beine</td>
<td>• «Universal» – kann quasi jeder ABO-Bluttyp sein
• Häufig Nicht-Sekretor
• Häufig Rh-negativ
• Häufig PROP-/PTC-«Super-Schmecker»
• Häufig an der Grenze zu Blutarmut
• Empfindlich auf Koffein, Duftstoffe und Medikamente</td>
</tr>
<tr><td>Superstars Explorer</td><td colspan="2">• Julius Caesar (römischer Diktator)
• Charlie Chaplin (Schauspieler, Komiker)
• Jeanne d'Arc (französische Heilige)
• Charles Windsor (Prinz von Wales)</td></tr>
<tr><td>Motto</td><td colspan="2">«Ich werde es auf meine Art und Weise tun.»</td></tr>
<tr><td>Stärken, auf die Verlass ist</td><td colspan="2">• Gute Fähigkeit zur Gen-Reparatur und Krankheitsgenesung
• Physische Ausdauer
• Großartige Merkfähigkeit im fortgeschrittenen Alter
• Effektiver Problemlöser
• Altert würdevoll</td></tr>
</table>

Typische Merkmale des Explorers (Fortsetzung)	
Schwächen, auf die man achten sollte	• «Kanarienvogel in der Kohlenzeche»: Umweltbedingte und chemische Überempfindlichkeiten • Unfallgefährdet • Leberentgiftung kann wirkungslos sein • Medizinisch schwierig zu diagnostizieren • Tendenz zu Unregelmäßigkeiten im Blut
Gesundheits-risiken	• Diabetes Typ I • Blutarmut • Autismus, Legasthenie, Epilepsie • Brustkrebs (vor allem wenn weiblich, Bluttyp A und Linkshänder) • Nahrungsmittel- und Umweltallergien • Leberprobleme • Pilzinfektionen

Als ich Simone zum ersten Mal traf, trug sie eine High-Tech N95 Gesichtsmaske, und ich konnte mich des Eindrucks nicht erwehren, dass sie wie ein Bankräuber aussah. In einem Augenblick von unangebrachtem Humor nahm einer der Patienten der Klinik tatsächlich seine Hände hoch und sagte «Nicht schießen», als wäre er Zeuge eines Raubmordes. «Sehr witzig», antwortete sie trocken. «Sie wären jedoch nicht so fröhlich, wenn Sie tagein tagaus dieses Ding tragen müssten, nur um einigermaßen zurechtzukommen.»

Mir wurde bald klar, dass Simone, eine sechsunddreißigjährige Afro-Amerikanerin, bereits so gut wie jeden Allergologen, Immunologen, Homöopathen und Ernährungsberater an der Ostküste der Vereinigten Staaten wegen ihrer heftigen chemischen und umweltbedingten Unverträglichkeiten aufgesucht hatte.

Sie erschien in meiner Klinik als letzter Ausweg mitsamt zweier sehr großer Aktendeckel voller medizinischer Gutachten, die alle Allergie-Panel enthielten, die ich je zu Gesicht bekommen hatte – und sogar ein paar, von denen ich noch nie gehört hatte. Angefangen hatten sie mit dem Bügeln von Hosen. Innerhalb der letzten drei Jahrzehnte hatten sie eine Kette von sieben chemischen Reinigungen aufgebaut. Jedoch stellte Simone vor zehn Jahren fest, dass sie nicht mehr zur Arbeit gehen konnte, ohne stechende Kopfschmerzen und Schwindel zu bekommen. Zum Glück konnten ihr Mann und ihre sechs Töchter das Unternehmen weiterführen. Simones Empfindlichkeiten begannen aber bald, gefährlichere Formen anzunehmen. Eine Henna-Haarkur sorgte fünf Jahre später dafür, dass sie mit einem lebensbedrohlichen anaphylaktischen Schock ins Krankenhaus eingeliefert wurde. Ihre Augen schwollen an, ihr Hals machte zu, und sie hatte große Schwierigkeiten zu atmen, sobald sie mit jemandem Kontakt hatte, der ein Parfüm trug oder sie sich in Räumen aufhielt, die frisch gestrichen oder kürzlich mit einem Teppich ausgelegt worden waren.

Ihre Familiengeschichte war gelinde gesagt einzigartig: Ihr älterer Bruder war durch die Einnahme von Antibiotika fast getötet worden und musste «bestimmte Bohnensorten meiden». Ihr Vater war an einer sehr schlimmen Blutkrankheit namens aplastische Anämie gestorben. Ihre Mutter war mit 91 noch fit, lebte alleine, spielte Saxophon und weigerte sich, von jemand anderem ihr Haus putzen zu lassen.

Patienten wie Simone zu sehen, machte mir normalerweise Angst. Sie waren schon bei unzähligen Ärzten gewesen, hatten quasi jeden erdenklichen Ansatz ausprobiert, und jetzt war ich an der Reihe. Vor Jahren noch hätte ich mit meinen Studenten gewitzelt, dass dies die Art von Patienten sei, die Dich auf eine Hintertür in der Klinik beharren ließen – damit man jederzeit davonlaufen könne.

Aber ich will vor Patienten wie Simone nicht mehr davonlaufen. Nachdem ich ihren Bluttyp bestimmt und die Körpermessungen durchgeführt hatte, war es sonnenklar, dass Simone ein GT4 Explorer war. Ich fragte Simone, ob sie empfindlich auf Koffein sei. «Keine Ahnung», antwortete sie, «das Zeug trinke ich nie. Ich habe immer Tee getrunken, aber den vertrage ich nicht mehr. Hält mich die ganze Nacht wach.» Und Parfüm? Vergiss es!

Nachdem ich ein bisschen über den GenoTyp Explorer berichtete, gingen Simone und ich an die Arbeit. Ein großes Problem, das wir hatten, war herauszufinden, wie wir sie von all den schrecklichen Ernährungsempfehlungen «entprogrammieren» konnten, die sie über die Jahre bekommen hatte. So viele Menschen hatten versucht, ihr zu helfen, indem sie sie auf immer striktere Diäten setzten, so dass sie nun voller Angst war, überhaupt noch irgendetwas zu essen. Ich erklärte ihr, dass es nicht die Nahrungsmittel waren, die die Probleme verursachten, sondern ihre unkontrollierten Reaktionen auf diese und auf andere Umweltchemikalien. Den Rest ihres Lebens in einer Plastikhülle zu verbringen, würde ihr nicht die Nährstoffe liefern, um sie zu heilen – wir mussten ihre Entgiftungsvorgänge wieder ins Gleichgewicht bringen.

Langsam ging es Simone mit der richtigen Ernährung und Nahrungsergänzungsmitteln immer besser. Ihr Energielevel, das zu Beginn nie ausgeprägt war, begann anzusteigen. Blutanalysen bestätigten, dass die Anzahl ihrer roten Blutkörperchen sich jetzt im mittleren Normalbereich bewegten, auch wenn sie zuvor nicht erschreckend gering waren. Bei ihrem zweiten Besuch rief Simone aus: «Ich kann es nicht fassen. Alle Ärzte haben mir gesagt, was ich nicht essen soll, und das Einzige, was funktioniert hat, war eine Ernährungsweise, die mir sagte, was ich essen soll. Wenn ich daran denke, dass ich fast zu ängstlich war, sie auszuprobieren.«

Innerhalb von zwei Monaten kam die Maske weg, und sie schenkte sie mir als Abschiedsgeschenk bei ihrem dritten und letzten Besuch. Ich habe sie bis heute in meiner Werkstatt aufbewahrt, wo ich sie benutze, wenn ich male!

Explorer in ihrer Bestform

Explorer leben häufig länger als die anderen GenoTypen. Viele der Gene, die wir normalerweise bei Explorern vorfinden, wie der Rh-negative Bluttyp, sind in Regionen der Welt üblich, wo Menschen ewig zu leben scheinen – beispielsweise im Baskenland in Spanien oder im Kaukasus in Asien. Explorer können von der GenoTypen-Ernährung in hohem Maße profitieren und ein langes und gesundes Leben erwarten, wenn sie sich nach den Empfehlungen in diesem Buch richten.

Ich habe diesen GenoTyp Explorer genannt, da diejenigen, die zu diesem Typ gehören, eine einzigartige und häufig unkonventionelle Fähigkeit haben herauszufinden, wer sie in dieser Welt sind. Auch wenn es wie ein Klischee klingen mag, passt der Ausdruck «quer denken» wirklich zu diesen Menschen. Vielleicht liegt das daran, dass Explorer Nachkommen der «eiszeitlichen Flüchtlinge» sind, die überlebten, indem sie einen Weg durch die sich schnell bewegenden Eisschollen des letzten glazialen Maximums vor 12 000 Jahren fanden. Oder vielleicht liegt es auch einfach an der Art und Weise, wie sie aus dem Mutterleib herauskamen.

Problembereiche des Explorers

Explorer sind sehr häufig medizinische Rätsel. Sie können eine Herausforderung für die Diagnose sein, weil sich nichts Erkennbares oder Offensichtliches als Problem darstellt. Körperlich können sie scheinbar bei guter Gesundheit sein, sie werden jedoch über einen plötzlichen Energieverlust oder eine plötzliche Unfähigkeit, ein bestimmtes Nahrungsmittel, Nahrungsergänzungsmittel oder Medikament zu vertragen, klagen. Weibliche Explorer leiden häufig an chronischen Pilzinfektionen oder einer starken Regelblutung. Blutuntersuchungen offenbaren oft Blutarmut oder andere Bluterkrankungen.

Explorer haben häufig Probleme mit der Leber oder Gallenblase. Dies kann sich manchmal als Fett-Intoleranz oder plötzliche Hautausschläge äußern. Migräne ist bei Explorern nicht ungewöhnlich.

Ein Kennzeichen von Explorern ist Koffeinempfindlichkeit, da sie fast immer «langsame Acetylierer» sind, wie Genetiker es nennen – eine originelle Weise, um auszudrücken, dass Medikamente lange in ihrer Leber verweilen, wo sie zirkulieren, anstatt verarbeitet und ausgeschieden zu werden. Wie ein Mann, der seine Faust erhebt, weil ein Fahrrad auf der Straße ihn fast umgefahren hätte – und dabei den Bus nicht bemerkt, der in seine Richtung kommt. So reagiert die Leber des GenoTyps Explorer oft stark auf kleine Toxinmengen, so dass sie größere Giftmengen vorbeilässt, ohne irgendetwas gegen sie zu unternehmen.

Explorer können unfallgefährdet sein. Das ist wahrscheinlich das Ergebnis derselben quirligen Art, die sie so erfolgreich in vielen kreativen und unternehmerischen Aktivitäten macht. Falls Du jemals in einem Auto mit einem Explorer am Steuer sitzen solltest und Ihr sofort rechts abbiegen müsst, sage lieber: «Links abbiegen.» Ein Explorer wird fast immer rechts abbiegen!

Der «Falsche-Richtung-Corrigan» war wahrscheinlich ein GT4 Explorer. 1938 beantragte Douglas Corrigan eine Genehmigung, von New York zu starten und nach Irland zu fliegen. Die Erlaubnis wurde ihm aber verwehrt, da sein 299-Dollar-Flugzeug nicht als flugtauglich erachtet wurde. Stattdessen startete Corrigan dann von Kalifornien (über New York) in Richtung Heimat. Am nächsten Tag landete er in Dublin (statt wieder in Kalifornien) und klagte darüber, dass ein defekter Kompass die Ursache dafür war, dass er (von New York) in die falsche Richtung geflogen sei. Sein «Fehler» erweckte die Aufmerksamkeit der Medien und so entstand die Legende des «Falsche-Richtung-Corrigans».

Das Stoffwechselprofil des Explorers

Das einzigartige Stoffwechselprofil des Explorers äußert sich in sehr unterschiedlichen körperlichen Eigenschaften. Sie sind normalerweise mesomorph und besitzen einen niedrigen bis mittleren Körperfettanteil, einen hohen Stoffwechsel und viel Muskelmasse und -größe. Sie können eher große Knochen haben, und die Männer haben tendenziell ein asymmetrisches, kantiges und furchiges Gesicht. Ihre Oberkörperlänge ist normalerweise größer als ihre gesamte Beinlänge und ihre Oberschenkel sind normalerweise länger als ihre Unterschenkel.

Explorer neigen zu Asymmetrie und haben häufig verschiedene Fingerabdruckmuster auf ihrem linken und rechten Zeigefinger, eines davon ist häufig das eher unübliche radiale Schlaufenmuster. Eine weitere Asymmetrie, die häufig bei Explorern vorkommt, ist, dass ihre Fingerlänge tendenziell verkehrt zu ihrem Geschlecht ist – Männer haben häufig einen längeren Zeigefinger an einer oder an beiden Händen und Frauen umgekehrt.

Viele Linkshänder und Menschen mit einem Rh-negativen Bluttyp sind Explorer. Und obgleich fast jeder AB0-Bluttyp ein Explorer sein kann, kommen «Nicht-Sekretoren» bei Explorern häufiger vor.

Das Immunprofil des Explorers

Explorer haben häufig eine sehr langsame Knochenmarkfunktion und haben Mühe, eine ausreichende Menge an weißen Blutkörperchen aufrechtzuerhalten. Dieser GenoTyp ist für viele Arten von Anämie anfällig, beispielsweise für solche, die das Ergebnis von zu wenig Folsäure, B12 und Eisen sind, sowie andere Arten von Blutarmut, die aufgrund einer Knochenmarksuppression oder einer niedrigen Anzahl eines Enzyms namens G6PD entstehen. G6PD ist für den Körper unverzichtbar, da es die Produktion eines entscheidenden Antioxidans ermöglicht, das Glutathion genannt wird. Zusätzlich zu seiner starken Entgiftungswirkung in der Leber schützt Glutathion rote Blutzellen vor Schädigungen durch bestimmte Medikamente und Nahrungsmittel.

Explorer haben häufig Schwierigkeiten, fremde oder synthetische Chemikalien aus ihrem Blut zu entfernen. Dieser Reinigungsprozess wird *Acetylierung* genannt. Eine effiziente Acetylierung sorgt dafür, dass Medikamente eine größere Wirkung haben und entgiftet krebsverursachende Substanzen. GT4 Explorer haben Schwierigkeiten, Medikamente, Karzinogene und verschiedene Stoffe, die künstlich in die Umwelt eingeführt wurden, wie Pestizide, Düngemittel und Kohlenwasserstoffe, zu entgiften.

Aufgrund dieser Aspekte können Explorer ziemlich empfindlich gegenüber Chemikalien sein, und sie reagieren häufig negativ auf «normale Dosierungen» von Medikamenten, Antibiotika und sogar Vitaminen und Mineralien. Wenn sie Medikamente einnehmen, sollten sie immer mit der niedrigsten Dosierung beginnen und sie allmählich steigern.

Die GenoTypen-Ernährung des Explorers

Explorer, die auf eine entgiftende Ernährung achten, welche auch das Blut und das Knochenmark nährt, werden weniger Gesundheitsprobleme und normalerweise kaum Schwierigkeiten haben, ein gesundes Gewicht zu erlangen.

Wenn Du ein Explorer bist, kannst Du die Gene verändern, die zu Deinen Lebzeiten eine schlechte Entgiftung verursacht haben – noch besser: Du kannst Maßnahmen ergreifen, die die Zukunft künftiger Generationen verändern werden. Mit der richtigen Ernährung und dem richtigen Lebensstil gemäß Deinem GenoTyp, kannst Du die Verantwortung für Dein junges, aber auch für Dein altes Ich übernehmen. Wie Simone magst Du vielleicht überrascht sein herauszufinden, dass Nahrungsmittelunverträglichkeiten und Toxizität am besten mit den richtigen Nahrungsmitteln für den Körper behandelt werden und nicht damit, die falschen zu vermeiden.

Die «Do's and Don'ts» der Explorer-Ernährung

Die Ernährung des Explorers könnte man am besten als «neolithische Einstiegsstufe» bezeichnen, da die Umstände ihrer Entstehung auf dem Wendepunkt zwischen dem Ausklingen der reinen Jäger-Sammler-Technologien und dem Beginn der landwirtschaftlichen Revolution zu beruhen scheinen. ***Explorer «Do's»*** sind Superfoods und Nahrungsergänzungsmittel, die ihre reaktiven Gene genetisch neu programmieren und dabei helfen, ihre Entgiftungsmechanismen in Topform zu halten und den Stoffwechsel zu verbessern, was zu mehr Energie und einem optimalen Gewicht führt.

Die «Do's» der Explorer-Ernährung

Die besten Superfoods für den GenoTyp Explorer enthalten Nährstoffe, die:

- **die Ernährungsbausteine enthalten, die für die genetische Verbesserung benötigt werden.** Diese Superfoods sind reich an Gen-metyhlierenden Nährstoffen wie Vitamin B_{12}, Cholin, der Aminosäure Methionin und den Histon-Regulatoren Kurkumin, Kupfer und Biotin.
- **die Muskelmasse erhöhen und Fett abbauen.** Eine Entgiftung erhöht den Grundumsatz von Explorern, der wiederum eine angemessene Gewichtsabnahme beschleunigt. Die wichtigsten Nahrungsmittel

für die Gewichtsabnahme beim Explorer sind mit dem Diamantsymbol (◊) gekennzeichnet.

- **das Blut aufbauen.** Explorer brauchen nährstoffreiches Blut, damit sie ihre Sauerstofftransportfähigkeit maximieren und ihre Abwehrkräfte aufrecht und ihr Energielevel in Topform halten. Nahrungsmittel, die reich an Selen, Eisen und dem B-Vitamin Thiamin sein, sind Explorer-Superfoods.
- **den Körper von Toxinen reinigen.** Dafür werden eine gut funktionierende Leber und eben solche Gallengänge benötigt. Das können Explorer besser erreichen, indem sie pflanzliche Nahrungsmittel essen, die Polysaccharide enthalten, welche dabei helfen, diese Zellen zu unterstützen. Explorer profitieren auch von Nahrungsmitteln, die die Phase I und II der Entgiftung der Leber verbessern.

Die «Don'ts» der Explorer-Ernährung

Die «Don'ts» der Explorer sind Nahrungsmittel, die am besten eingeschränkt oder ganz vermieden werden. *Die «Don'ts» der Explorer* schließen die Nahrungsmittel von der Ernährung aus, die:

- **Toxine oder Pilze enthalten.** Viele Getreidesorten, Nüsse, Samen und Milchprodukte können beim Explorer die richtige Entgiftungsfunktion beeinträchtigen. Die Explorer-Ernährung minimiert die Aufnahme von Pestiziden und anderen unerwünschten Umweltgiften.
- **Deinen Stoffwechsel hemmen.** Überraschenderweise hemmen viele der Nahrungsmittel, die beim Explorer die Ansammlung von Giften fördern, auch Deinen Stoffwechsel und verursachen eine Gewichtszunahme.
- **ein unerwünschtes Verhältnis von guten zu schlechten Fetten haben:** Ein unerwünschtes Verhältnis von Omega-6- zu Omega-3-Fettsäuren kann Deinen Stoffwechsel verlangsamen und die richtige Funktionsweise Deines Immunsystems beeinträchtigen.
- **reaktive Lektine oder andere Allergene enthalten.** Lektine sind Proteine, die die richtige Verdauungs- und Immunfunktion beeinträchtigen. Phenole sind Pflanzenstoffe, die bei vielen Explorern allergische Reaktionen verursachen.

Einige Nahrungsmittel auf der *«Don'ts«-Liste des Explorers* sollten nur für einen kurzen Zeitraum vermieden werden, damit Du wieder Dein Gleichgewicht finden kannst. Nach drei bis sechs Monaten kannst Du sie in geringen Mengen wieder in Deine Ernährung einfügen. Diese Nahrungsmittel werden durch einen schwarzen Punkt (•) gekennzeichnet. Falls Du jedoch mit einer Krankheit zu kämpfen hast oder merkst, dass Dein Gewicht wieder ansteigt, solltest Du die Ernährungsempfehlungen strenger befolgen, indem Du diese Nahrungsmittel für eine Weile vermeidest.

Nicht aufgelistete Nahrungsmittel

Nicht aufgelistete Nahrungsmittel sind solche, die weder viel Gutes noch Schlechtes zu bewirken scheinen. Sie sind also im Grunde neutral und können mit Bedacht verwendet werden (zwei bis fünf Mal pro Woche). Ihre Inhaltsstoffe sind hilfreich, aber sie werden Dir nicht gezielt dabei helfen, das Gleichgewicht Deiner Gene oder die Gesundheit Deiner Zellen wiederherzustellen. Iss sie ruhig – aber vernachlässige nicht die von mir empfohlenen Nahrungsmittel. Die GenoTypen-Ernährung entwickelt sich immer weiter, und oft füge ich neue Nahrungsmittel hinzu, also melde Dich auf meiner Webseite an (www.genotypediet.com), vor allem, wenn Du Fragen zu einem bestimmten Nahrungsmittel hast.

Lieber Explorer, jetzt ist es an der Zeit, Worte in die Tat umzusetzen. Schlage das Kapitel 14 auf, um zu erfahren, wie Du am besten von Deiner GenoTypen-Ernährung profitieren kannst. Im Anschluss geht es weiter mit Kapitel 18 und den Nahrungsmitteln, den Nahrungsergänzungsmitteln und den Übungsempfehlungen für den Explorer.

KAPITEL 12

GenoTyp 5: Der Krieger

Der Krieger ist groß, schlank und als Jugendlicher kerngesund. Im mittleren Alter rebelliert sein Körper. Mit der optimalen Ernährung und dem idealen Lebensstil kann der Krieger die schnell-alternden Stoffwechsel-Gene überwinden und ein zweites «silberenes Zeitalter» der Gesundheit erleben.

Typische Merkmale des Kriegers		
Psychologisch	Biometrisch	Biochemisch
• «Cholerisches Temperament» – charismatisch, wenn auch gelegentlich schlechtgelaunt • Schnelles und agiles computerartiges Gehirn • Muss lernen, wie er/sie entspannen kann • Wird eine geistige Herausforderung unaufhaltsam verfolgen, bis sie bewältigt ist	• Beine normalerweise länger als der Oberkörper • Häufig fassförmiger Brustkorb im späteren Leben • «Lange Kopfform» – dolichocephalisch • Weiche, ovale Kieferlinie, die im Alter scheinbar zurückgeht • Schlank in der Jugend; birnenförmig oder fassförmiger Brustkorb im späteren Leben • Neigt bei Nervosität oder bei Stress dazu, zu erröten • Hat häufig ein oder zwei bogenförmige Fingerabdruckmuster • Zeigefinger-Ringfinger-Verhältnis ist normalerweise asymmetrisch	• Häufig Bluttyp A oder AB • Nicht-Sekretoren und Sekretoren • Normalerweise Rh-positiv • PROP-/PTC-Nicht-Schmecker oder -Super-Schmecker • Haut tendiert zum Erröten • Blut tendiert dazu, zu leicht zu gerinnen

Superstars Krieger	• Dwight Eisenhower (US-Präsident) • Michelangelos «David» • Julia Child (Köchin, Kochbuchautorin) • Hillary Clinton (amerikanische Politikerin)
Motto	«Wenn man Spaß hat, vergeht die Zeit wie im Flug.»
Stärken, auf die Verlass ist	• Stark wie ein Ochse • Erholt sich gut von einer Krankheit • In der Jugend körperlich wunderschön
Schwächen, auf die man achten sollte	• Sparsamer Stoffwechsel; speichert Kalorien als Fett • Altert früh und kontinuierlich • Stress neigt dazu, das Immunsystem zu schwächen und eine Verdickung des Blutes zu verursachen
Gesundheitsrisiken	• Insulinresistenz und Fettleibigkeit im mittleren Alter • Chronische Verdauungsbeschwerden, Muskelkrämpfe und Blähungen • Hormonelles Ungleichgewicht und Unfruchtbarkeit, häufig im frühen Erwachsenenalter • Herzerkrankungen, Bluthochdruck, Schlaganfall

Am späten Samstagabend kam der Anruf: Ob ich bitte so schnell wie möglich den Rabbiner zurückrufen könne? Ich kam gerade von einem Konzert des Schulorchesters meines jüngsten Kindes zurück, als ich die Nachricht abhörte und wusste, dass dies den Umständen entsprechend kein gewöhnlicher Rückruf sein würde. Der Rabbiner kam gut mit der naturheilkundlichen Behandlung zurecht, wie sich die Leser meines ersten Buches *Eat Right for Your Type* vielleicht erinnern werden.

Jedoch gab es eine neue Herausforderung. Der älteste Sohn des Rabbiners, der auch Rabbiner war, hatte angefangen, eine Art Mini-Schlaganfall-Serie zu haben. Diese bewirkten, dass er zeitweise verwirrt, orientierungslos und bettlägerig war. Er war ein junger Mann um die vierzig und die rechte Hand des Rabbiners. Er sollte dessen Nachfolger werden. Diese Entwicklung hatte die Gemeinde also in Aufruhr versetzt.

In der nächsten Woche traf ich Mordecai in der Klinik. Sein Ruf eilte ihm voraus, dass er einen außergewöhnlichen Intellekt habe; seine Schwester hatte ihn als «wandelnden Computer» beschrieben, mit Kenntnissen der jüdischen Schrift, die als fotografisch galten. Körperlich war seine Erscheinung ein Schock. Die Rabbiner-Schüler, die ich in der Vergangenheit getroffen hatte, waren normalerweise klein und zerbrechlich mit einem blassen Teint – der so genannten «Drinnen-Bräune». Mordecai war ein Bär von einem Mann. Er war groß und hatte einen riesigen, üppigen, ergrauenden Bart und einen rosigen, blühenden Teint. Er hatte große braune Augen, die gleichzeitig intensiv und neckisch blickten, begleitet von einem ansteckenden Grinsen. Innerhalb von Minuten nannten die Mitarbeiter und ich ihn bereits «der Bär».

Tatsächlich hatte ich die Anwesenheit «des Bären» bereits gerochen, bevor ich ihn sah. Der Mann war offensichtlich ein Kettenraucher – so sehr, dass das Nikotin jeden Winkel seines Körpers und seiner Kleidung durchdrungen hatte. Als ich ihn fragte, warum er trotz der offensichtlichen Gesundheitsrisiken weiterrauchte, gab er eine typische «Bären«-Antwort: Ja, gewiss habe er Angst, dass das Rauchen Krebs auslösen würde, aber er denke, dass die Zigaretten in der Zwischenzeit alle potenziellen Krebszellen ersticken würden.

Ein Blick auf den Kopf «des Bären» sagte mir, dass er ein GT5 Krieger war. Von vorne war er fast normal; von der Seite jedoch sah er riesig aus! Er war ziemlich groß, jedoch stämmig und hatte eine breite Brust. Ruth, seine fünfundzwanzigjährige Frau erzählte mir, dass «der Bär» nie sehr gesundheitsbewusst gewesen sei und aß, worauf er Lust hatte. Als junger Mann war er ziemlich dünn, mit der Zeit jedoch hatte er kontinuierlich zugenommen, obwohl er seine Essgewohnheiten nie verändert hatte. Er hatte einen sehr stressigen Lebensstil als Stellvertreter des älteren Rabbiners. Er sorgte immer für Leben in der Gemeinde – von eine Unterkunft für eine enteignete Witwe finden, bis hin zur Beratung von jungen, verheirateten Paaren über die Tay-Sachs-Krankheit und der Geldbeschaffung für die Reparatur des undichten Dachs der Synagoge. «Der Bär» war rastlos.

Lang herausgezögerte Gesundheitsprobleme kamen nun jedoch zum Vorschein. Sein Bluthochdruck war in den letzten Jahren kontinuierlich angestiegen und nun bei einem alarmierenden Stand angelangt: 200/130, trotz medizinischer Behandlung. Er hatte Eiweiße im Urin, ein sicheres Anzeichen dafür, dass der Bluthochdruck die zarten Filtereinrichtungen der Nieren abtrug. Vor Kurzem hatte er, was Kardiologen «Mini-Schlaganfälle» nennen, wobei er ziemlich schwerfällig wurde, undeutlich sprach und alles doppelt sah. Er war gewarnt worden, dass diese Symptome deutliche Anzeichen für einen drohenden richtigen Schlaganfall waren.

Ich erklärte Ruth und «dem Bär», dass seine Arterien als GT5 Krieger für eine Art von Entzündung anfällig waren, die im wahrsten Sinne des Wortes die Wände seiner Blutgefäße verbrennt. Wenn es uns gelang, seine glühenden Arterien unter Kontrolle zu kriegen, dann könnten wir vielleicht auch diese Mini-Schlaganfälle unter Kontrolle bekommen. Jeder in der Klinik liebte «den Bär», und besonders Ruths Liebenswürdigkeit rührte uns, die immer mit irgendetwas Besonderem in der Klinik erschien. Feigen aus Israel und Dinkel-Mazze-Brot waren zwei Favoriten. Es war bald klar, dass sie die graue Eminenz war, und mit ihrer Hilfe entwickelten wir ein Konzept, das es ihr ermöglichte, die Ernährung «des Bären» zu kontrollieren und sicherzustellen, dass er seine Nahrungsergänzungsmittel einnahm. Ich fand bald heraus, dass es nichts brachte, mit «dem Bären» darüber zu sprechen, Veränderungen zu seinem Wohlergehen zu machen: Seine Kopf steckte noch in der Vergangenheit, in der er als junger Mann alles ohne Konsequenzen essen konnte. Mit Ruths Hilfe bekamen wir jedoch bald heraus, dass man «den Bären» zu fast allem bringen konnte, wenn man es so formulierte, dass andere Menschen verletzt würden, wenn er sich weiterhin weigere, seinen Lebensstil zu verändern.

Bald besserte sich sein Zustand. «Der Bär» begann, jeden Tag zu laufen. Er nahm ab. Sein Cholesterin begann zu sinken. Nach sechs Monaten mit dem Programm begann er, Nikotinpflaster zu verwenden und innerhalb von zwei Woche hatte er das Rauchen komplett aufgegeben. Er schlief nun gut, etwas, was seine Frau zuvor nie beobachten konnte. Bis jetzt war sein Schlaf so unruhig gewesen, dass sie ihn im Spaß als «den Thrasher» bezeichnete.

Leider war der Vater «des Bären», der ältere Rabbiner, mittlerweile gestorben. Als Leiter der Gemeinde hat «der Bär» nun sogar mehr und nicht weniger Verantwortung und Stress. Dennoch sagen die Mitglieder der Synagoge (von denen viele auch Patienten wurden), dass er jetzt nach seiner Krankheit geistig fitter und scharfsinniger sei als zuvor.

Krieger in ihrer Bestform

Beim Krieger dreht sich alles um die Jugend. Sie kommen stark und gesund aus dem Mutterleib und sind wunderschöne Kinder mit wenigen Gesundheitsproblemen und einer angeborenen Kondition, die das Produkt eines beneidenswert effizienten Stoffwechsels ist. Junge Krieger haben hohe Mengen an Wachstumsfaktoren, was ihnen lange Beine mit starken, sichtbaren Sehnen und Bändern verleiht.

Als Jugendliche sind Krieger normalerweise sehr attraktiv. Männer sind auf fast androgyne Weise oft «hübsch», während Frauen eine verlockende Qualität ausstrahlen, die schwer zu beschreiben ist. Ihr Wissensdurst und ihre knospende Jugend machen sich in ihren Gesichtszügen häufig als intensive Leuchtkraft bemerkbar.

Krieger haben weiche, ovale Gesichter, aber keine zusätzlichen Polster unter ihrer Haut. Tatsächlich sind sie, obwohl sie als Kind Heißhunger haben, oft so dünn, dass sie untergewichtig sind.

Der GenoTyp Krieger hat normalerweise ein schnelles und agiles Gehirn mit einer enormen Merkfähigkeit. Wie der Lehrer weiß er, wie er das Wesentliche eines Themas, den Kern der Sache, erfasst. Im jungen Erwachsenenalter ist er nicht nur charismatisch und attraktiv für das andere Geschlecht, sondern auch einer der fruchtbarsten GenoTypen.

Problembereiche für Krieger

Diese glückliche Zeit für Krieger hält in der Jugend und im jungen Erwachsenenalter an, wenn sie sich jedoch dem mittleren Alter nähern, scheinen ihre ehemals effizienten Stoffwechselgene «gegen eine Wand zu fahren» und hören fast auf zu arbeiten. Diese Veränderungen beginnen zuerst unmerklich; in relativ kurzer Zeit beschleunigt sich der Alterungsprozess jedoch.

Ich sehe Krieger in meiner Klinik selten vor dem mittleren Lebensalter. Sie sind einfach zu beschäftigt damit, ihr Leben aufzubauen, eine Familie zu gründen und Karriere zu machen. Sie verzichten häufig auf ärztliche Vorsorgeuntersuchungen – warum sich damit beschäftigen, wenn sie doch bei guter Gesundheit sind? Wie «der Bär» achten Krieger in jungen Jahren normalerweise nicht sehr auf Ernährung und Bewegung. Junge Krieger gehören zu den Menschen, die fünf Kilos ohne Probleme abnehmen können.

Wenn sie jedoch in den späten Vierzigern angekommen sind, beginnt ihre sparsame epigenetische Vererbung einzutreten und ihr Alterungsprozess beschleunigt sich. Im mittleren Lebensalter haben Krieger Schwierigkeiten, Gewicht zu verlieren. Ihre Taille wird allmählich dicker und sammelt das zerstörerische Bauchfett an.

Um die Vierzig beschweren sie sich normalerweise: «Ich sehe nicht mehr aus wie ich selbst.» Krieger sehen beim Blick in den Spiegel, dass sie immer mehr zunehmen. Der Halsbereich wird dicker, weicher und weniger definiert. Krieger mit besonders großen Kieferwinkeln stellen vielleicht fest, dass ihre Kieferlinien allmählich unkenntlich werden. Der BMI und das Taille-Hüfte-Verhältnis steigen mit der Zeit kontinuierlich an, vor allem wenn sie viel Fett und Zucker zu sich nehmen und sich nicht bewegen. Ihre ehemals starken, schlanken Körper beginnen schlaff zu werden, und im Taillenbereich sammelt sich Fett an. Sowohl bei Männern als auch bei Frauen werden die Haare dünner und unter den Augen bilden sich Tränensäcke.

Das Kreislaufsystem ist die Achillesferse des Kriegers. Das einzigartige Herz-Kreislauf-System des Kriegers ist fast vom Moment ihrer Empfängnis an auf Überaktivität programmiert und die Quelle ihrer gesundheitlichen Probleme: beginnend mit der Tendenz, in jungem Alter hämangiomartige Feuermale und Geburtsmale («Engelsküsse») auf der Haut zu entwickeln, bis hin zur Tendenz, im frühen mittleren Lebensalter bei Stress zu erröten, und Problemen mit ihrem Blutdruck und ihrem Herzen im späteren mittleren Lebensalter.

Der Krieger kann auch Probleme haben, die Viskosität oder Dicke seines Blutes zu kontrollieren. Das trifft besonders bei Kriegern zu, wenn sie intensiven und anhaltenden Stress haben.

Eine unglückliche Entwicklung im späteren Lebensalter ist für viele Krieger eine Abnahme ihrer Darmfunktion. Der Stuhlgang wird kompakter, schwierig auszuscheiden und unregelmäßig. Chronische Verstopfung, Krämpfe und Blähungen werden teilweise durch eine Schwäche der Bauchmuskulatur und den zusätzlichen Druck verursacht, den sie auf die inneren Organe ausüben. Glücklicherweise können diese Symptome durch die richtige Ernährung und das richtige Bewegungsprogramm abgeschwächt werden.

Das Stoffwechselprofil des Kriegers

Obwohl die Weltsicht des Kriegers im Grunde genommen sparsam ist, ist der Krieger im Gegensatz zum GenoTyp Sammler keine Reaktion auf ökologische Knappheit, sondern vielmehr ein Resultat des Gründereffekts, der viele der neu entstehenden Zivilisationen betraf, die mit der Jungsteinzeit (vor 11 000 Jahren) begannen und in der Eisenzeit (vor 2500 Jahren) endeten. Die fast konstante Kriegsführung, die Pest und eine minimale Ernährung in dieser Zeit hatten große epigenetische Auswirkungen auf die Bevölkerung (vor allem in Europa), und der Krieger ist ein Überlebender dieser Zeit.

Junge Krieger haben einen hohen Aktivitätslevel an Wachstumsfaktoren, was ihnen lange Beinen mit starken, sichtbaren Sehnen und Bändern verleiht. Weibliche Krieger haben besonders lange Beine. Sie haben weiche, ovale Gesichter, aber anders als frühere sparsame genetische Typen sind Krieger nicht rund und haben keine extra Polster unter ihrer Haut. Tatsächlich sind sie trotz großen Heißhungers manchmal untergewichtig. Ihre Sparsamkeit ist eine epigenetische Antwort auf Dringlichkeit, nicht auf Knappheit.

Wie der Lehrer ist der Krieger ein GenoTyp mit dem A-Blutgruppen-Antigen (Bluttypen A und AB). Krieger haben ein seltsames Verhältnis zu ihrer Fähigkeit, PROP zu schmecken. Entweder können sie es nicht schmecken (Nicht-Schmecker), oder es schmeckt so unangenehm, dass sie den Teststreifen am liebsten einfach nur ausspucken wollen (Super-Schmecker).

Krieger haben tendenziell lange Köpfe – die fast als Eierköpfe beschrieben werden könnten. Der Kopf des Kriegers ist länger, als er breit ist. Studien haben gezeigt, dass wir moderne Menschen zwei eindeutige körperliche Merkmale haben, die uns von unseren antiken und mittelalterlichen Vorfahren unterscheiden: Wir sind größer, und unsere Köpfe sind länglicher. Der Krieger hat normalerweise zu einem gewissen Grad beide dieser Merkmale. Krieger sind häufig groß und haben lange Beine und können deshalb überraschend viel Gewicht auf den Rippen haben, ohne übergewichtig auszusehen.

Das Bogen-Fingerabdruckmuster ist ein Kennzeichen des Kriegers und ist häufig auf den Daumen und Zeigefingern zu sehen.

Krieger sind normalerweise schnelle Acetylierer. Anders als der GT4 Explorer, der ein «Unter-Acetylierer» ist und Schwierigkeiten haben kann, Umweltchemikalien zu entgiften, schafft der GT5 Krieger häufig seine oder ihre eigenen einzigartigen Probleme, indem er Umwelttoxine «über-acetyliert». Aus diesem Grund ist rotes Fleisch keine gute Nahrungsmittelwahl für Krieger – sie wandeln die Nebenprodukte, die in gekochtem roten Fleisch vorkommen, in Karzinogene um, die sich an die DNA heften und Krebsarten des Magens, des Darms und der

Brust verursachen. Die Kombination aus ihrer sparsamen Epigenetik und dem Schneller-Acetylierer-Polymorphismus macht den Krieger auch zu einem Hauptkandidaten für Altersdiabetes.

Das Immunprofil des Kriegers

Der Krieger hat in der Regel eine gute Immunüberwachung. Krieger sind nicht anfällig für langwierige Krankheiten, und wenn sie doch einmal krank werden, haben sie überdurchschnittliche Heilungserfolge.

Krieger sind oft die Patienten, die Krebs besiegen oder Herzinfarkte überleben. Sie können Medikamente und sogar Toxine leicht abbauen und neigen überhaupt nicht zu Allergien. Dieses genetische Erbe reicht zurück bis ins Altertum. Krieger gehörten zu den ersten urbanen Überlebenden, die in der Lage waren, Seuchen und die Pest zu überstehen, während die weniger resistenten Genotypen elend daran starben.

Die GenoTypen-Ernährung des Kriegers

Der Krieger entwickelte sich als landwirtschaftlicher Genotyp, es erscheint also fast widersprüchlich, dass aus ihm einige der größten Krieger der Geschichte hervorgingen. Man würde meinen, GenoTypen wie der Jäger seien die typischen Krieger, aber das ist falsch. Die meisten Jäger waren keine Krieger. Ihre Aufgabe war es, Beute zu jagen, nicht zu kämpfen. Da sie nichts besaßen, hatten sie auch nichts zu verteidigen. In landwirtschaftlichen Gesellschaften gab es die besten Krieger, aus dem einfachen Grund, da sie gut organisiert waren und wertvolle Dinge und ihre Familien verteidigen mussten. Daher ist die ideale Ernährung für Krieger eine Art mediterrane Ernährung, welche eine Mischung aus Fisch, Ölen, Getreide, Gemüse und Früchten enthält.

Viele meiner Patienten befürchten, dass es für eine Änderung ihres Lebenswandels zu spät sei, wenn die Fotokamera ihre schlaffen Kieferkonturen und ihre breiten Taillen dokumentiert hat. Ich sage ihnen dann: «Sie sind zwar kein Kind mehr, aber Sie können ein fitter und jugendlicher Vierzig- oder Fünfzigjähriger werden.» Dazu brauchen

Sie nur Entschlossenheit und den richtigen Plan. Wenn Sie ein Geno-Typ Krieger sind, können Sie mit geringem Aufwand wieder in Topform kommen und ein zweites «Silbernes Zeitalter» voller Gesundheit und Vitalität erleben. Vielleicht wird es nicht mehr so sein wie das erste, aber trotzdem richtig gut – ja vielleicht sogar besser, weil Sie inzwischen viel Lebenserfahrung haben.

War es nicht George Bernard Shaw, der sagte: «Ach wie schade, dass ein Ratschlag wie die Jugend an die jungen Leute verschwendet wird«?

Die «Do's and Don'ts» der Krieger-Ernährung

Die GeoTypen-Ernährung des Kriegers ist eine «modifizierte mediterrane Ernährung», pflanzlich, niedrig glykämisch und reich an Phytonährstoffen. ***Die «Do's» des Kriegers*** sind Superfoods und Nahrungsergänzungsmittel, die ihre sparsamen Gene epigenetisch neu programmieren und dadurch helfen, den Alterungsprozess zu verlangsamen und den Stoffwechsel zu optimieren, was zu mehr Energie und einem idealen Gewicht führt.

Die «Do's» der Krieger-Ernährung

Die besten Superfoods für den GenoTyp Krieger enthalten Nährstoffe, die:

- **die Ernährungsbausteine haben, die für die genetische Verbesserung benötigt werden.** Diese Superfoods sind reich an Gen-metyhlierenden Nährstoffen wie Vitamin B_{12}, Cholin und Betain sowie den Histon-Regulatoren Kurkumin, Kupfer und Biotin.
- **reich an hormonausgleichenden Lignanen sind.** Lignane werden manchmal als Phytoöstrogene bezeichnet. Dieser Begriff ist jedoch irreführend. Viele der krankheitsbekämpfenden Eigenschaften von Lignanen haben nichts mit irgendeiner Art von Hormonaktivität zu tun. Lignane scheinen dem Krieger eine Abwehr gegen viele Krankheiten zu bieten, dazu gehören die hor-

monbedingten Brust- und Prostata-Krebsarten, Osteoporose, Herz-Kreislauf-Erkrankungen und Entzündungen. Die wichtigste Lignan-Quelle sind Lein- und Sesamsamen sowie viele Früchte.

- **die Muskelmasse erhöhen und Fett abbauen.** Ein Ausgleich der Hormone des Kriegers verbessert seinen Grundumsatz, der die richtige Gewichtsabnahme beschleunigt. Die wichtigsten Nahrungsmittel für die Gewichtsabnahme beim Explorer sind mit einem Diamantsymbol (◊) gekennzeichnet.
- **die Arterien und das Herz schützen und nähren.** Im Alter entwickeln viele Krieger Probleme mit ihrem Kreislaufsystem. Nahrungsmittel, die reich an Antioxidantien namens Flavone sind, helfen dabei, die zarten Gefäßwände vor Beschädigungen zu schützen. Viele dieser Flavone kommen in Tee, Obst und Gemüse vor.
- **die biologische Uhr verlangsamen.** Andere Antioxidantien wie Resveratrol, Vitamin E und Selen können dabei helfen, beschleunigtes Altern beim GenoTyp Krieger zu kontrollieren.

Die «Don'ts» der Krieger-Ernährung

Die ***«Don'ts» des Kriegers*** sind Nahrungsmittel, die am besten minimiert oder komplett vermieden werden. *Die «Don'ts» des Kriegers* schließen solche Nahrungsmittel aus, die:

- **die Arterien verbrennen.** Rotes Fleisch und alle Quellen von Transfettsäuren sollten vermieden werden. Sie verursachen bei Kriegern arterielle Entzündungen, verdicken das Blut und beschleunigen den Alterungsprozess.
- **Deinen Stoffwechsel hemmen.** Erstaunlicherweise hemmen viele der Nahrungsmittel, die beim Krieger ein hormonelles Ungleichgewicht verursachen, auch Deinen Stoffwechsel und bewirken eine Gewichtszunahme.
- **ein unerwünschtes Verhältnis von guten zu schlechten Fetten haben:** Ein unerwünschtes Verhältnis von Omega-6- zu Omega-3-Fettsäuren kann Deinen Stoffwechsel verlangsamen und die richtige Funktionsweise Deines Immunsystems beeinträchtigen.

- **hoch-glykämische Nahrungsmittel sind.** Hoch-glykämische Nahrungsmittel erzeugen große Schwankungen des Blutzucker- und Insulinspiegels. Diese zu vermeiden ist das Geheimnis für die Verminderung Deines Risikos für Herzerkrankungen und Diabetes und der Schlüssel für eine nachhaltige Gewichtsabnahme.

Einige Nahrungsmittel auf der *«Don'ts«-Liste des Kriegers* sollten nur für einen kurzen Zeitraum vermieden werden, damit Du Dein Gleichgewicht wiederfinden kannst. Nach drei bis sechs Monaten kannst Du sie in geringen Mengen wieder in Deine Ernährung einfügen. Diese Nahrungsmittel werden durch einen schwarzen Punkt (•) gekennzeichnet. Falls Du jedoch mit einer Krankheit zu kämpfen hast oder merkst, dass Dein Gewicht wieder ansteigt, solltest Du die Ernährungsempfehlungen strenger befolgen, indem Du diese Nahrungsmittel für eine Weile vermeidest.

Nicht aufgelistete Nahrungsmittel

Nicht aufgelistete Nahrungsmittel sind solche, die weder viel Gutes noch Schlechtes zu bewirken scheinen. Sie sind also im Grunde neutral und können mit Bedacht verwendet werden (zwei bis fünf Mal pro Woche). Ihre Inhaltsstoffe sind hilfreich, aber sie werden Dir nicht gezielt dabei helfen, das Gleichgewicht Deiner Gene oder die Gesundheit Deiner Zellen wiederherzustellen. Iss sie ruhig – aber vernachlässige nicht die von mir empfohlenen Nahrungsmittel. Die GenoTypen-Ernährung entwickelt sich immer weiter, und oft füge ich neue Nahrungsmittel hinzu, also melde Dich auf meiner Webseite an (www.genotypediet.com), vor allem, wenn Du Fragen zu einem bestimmten Nahrungsmittel hast.

Lieber Krieger, jetzt ist es an der Zeit, Worte in die Tat umzusetzen. Schlage das Kapitel 14 auf, um zu erfahren, wie Du am besten von Deiner GenoTypen-Ernährung profitieren kannst. Im Anschluss geht es weiter mit Kapitel 19 und den Nahrungsmitteln, den Nahrungsergänzungsmitteln und den Übungsempfehlungen für den Krieger.

KAPITEL 13

GenoTyp 6: Der Nomade

Als GenoTyp der Extreme mit einem hervorragenden Gefühl für Umweltbedingungen – vor allem für Höhenunterschiede und Luftdruck – ist der Nomade anfällig für neuromuskuläre Störungen und Immunprobleme. Zugleich hat ein gut konditionierter Nomade die beneidenswerte Gabe, die Kalorienaufnahme zu kontrollieren und würdevoll zu altern.

Typische Merkmale des Nomaden		
Psychologisch	**Biometrisch**	**Biochemisch**
• «Phlegmatisch» – unkompliziert, Persönlichkeit, die leicht mit Veränderungen zurechtkommt • Ruhig, aber witzig • Im Allgemeinen optimistisch, rational und lebenslustig • Neigt dazu, Emotionen zu verstecken • Fähigkeit, die Visualisierung für Gesundheit und Genesung zu nutzen	• Weiße Linien überall auf den Fingerabdrücken • Große Häufigkeit von ulnaren Schlaufen-Fingerabdruckmustern • Körperliche Symmetrie • Zeige- und Ringfingerlängen sind normalerweise symmetrisch zum Geschlecht • Größenunterschiede – klein oder groß • Eckige Kopfform • Beine normalerweise länger als der Oberkörper • Taille-Hüfte-Verhältnis bei Männern hoch, bei Frauen niedrig • Kleine Zähne; schaufelförmige Schneidezähne üblich • Überdurchschnittliche Anzahl von Rothaarigen, grüne Augen	• Bluttyp B und AB • PROP-Schmecker • Fast immer Rh-positiv

Superstars Nomaden	• Elizabeth I (englische Monarchin) • Pfefferminze Patty (Zeichentrickfigur bei Erdnuss) • Abraham (biblischer Patriarch) • Winston Churchill (britischer Premierminister)
Motto	«Eine neue Karriere in einer neuen Stadt.»
Stärken, auf die Verlass ist	• Hervorragende Körper-Geist-Verbindung • Ausgeglichenes Immunsystem – bei Gesundheit nicht für Allergien oder Entzündungen anfällig • Gute Fähigkeiten zur Stressbewältigung
Schwächen, auf die man achten sollte	• Extreme und Unterschiede machen eine Diagnose schwierig • Sensibler Verdauungstrakt – kann Gluten-Intoleranz haben • «Müllentfernung» durch das Immunsystem kann beeinträchtigt werden
Gesundheitsrisiken	• Tendenz zu «langsamen Infekten» wie lang anhaltende Viruserkrankungen, Warzen oder Parasiten • Neuromuskuläre Erkrankungen im Alter • Leicht erschöpft • Alzheimer

Ich habe manchmal Schwierigkeiten, mich mit jugendlichen Patienten zu identifizieren, weil ich merke, dass sie von ihren Eltern in die Klinik geschleppt wurden. Viele von ihnen sind mir gegenüber einfach passiv-aggressiv, blicken auf ihre Schuhe, geben einsilbige Antworten und seufzen übertrieben, so wie es nur Jugendliche können. Wir Ärzte machen es oft nicht besser – indem wir uns normalerweise nur über ihre Eltern an sie richten oder versuchen, sie mit abstrakten Konzepten wie «Gesundheit» zu motivieren. Die meisten Ärzte haben vergessen, wie es ist, ein Jugendlicher zu sein. Anders als Erwachsene stehen Jugendliche auf konkrete Weise mit der Welt in Beziehung – beobachte einfach mal, wie ein Schulberater mit einem Teenager redet, und Du verstehst, was ich meine.

Claire jedoch war anders als ein durchschnittlicher Teenager-Patient. Eines vorweg: Sie hatte offensichtlich schon viele Ärzte wegen ihrer Krankheit, starke Erschöpfung, aufgesucht. Es waren größtenteils Kinderärzte, jedoch auch ein Immunologe und ein Spezialist für ansteckende Krankheiten. Sie hatte auch ein paar Ernährungsberater aufgesucht. Doch trotz all dieser Anstrengungen und Sorgen, war Claire eine sehr engagierte, charmante Achtzehnjährige mit liebevollen Eltern und Geschwistern.

Außer einer Verdachtsdiagnose auf chronisches Müdigkeitssymptom und Lyme-Borreliose war es niemandem gelungen herauszufinden, was mit der jungen Frau los war. Eigentlich ging Claire in die zehnte Klasse. Seit ihre Gesundheitsprobleme vor fast drei Jahren begonnen hatten, war sie jedoch nicht mehr in der Schule gewesen. Stattdessen wurde sie von Lehrern unterrichtet, die ein paar Mal in der Woche zu ihr nach Hause kamen. Doch auch ein leichtes, kurzes Arbeitspensum erschöpfte sie, und sie war sehr besorgt, in der Schule immer weiter zurückzufallen.

Eine körperliche Untersuchung zeigte, dass Claire unter ihrem Kinn und am Hals geschwollene Drüsen hatte. Sie hatte auch eine leicht vergrößerte Milz. Als Baby hatte sie eine sogenannte «prämature Thelarche», das frühe Anzeichen einer Brustentwicklung bei Mädchen, vor dem normalen Alter. Sie war Bluttyp B und ein Nicht-Sekretor. Sie hatte einen sehr niedrigen Blutdruck, und ihr war häufig sehr schwindelig, wenn sie aus dem Sitzen schnell aufstand. Claire hatte zehn ulnare Schlaufen-Fingerabdruckmuster, und jeder Fingerabdruck war durchsetzt von «weißen Linien» – Bereiche, in denen das Muster keinen Abdruck lieferte, weil die Fingerrillen dort abgenutzt waren. Sie hatte zwei sehr lange Zeigefinger.

Claires Mutter vertraute mir an, dass «Claire je nach Wetter wie zwei verschiedene Personen sei». Ein Fall des barometrischen Drucks, normalerweise ein Anzeichen für einen bevorstehenden Sturm, würde Claire mit bohrenden Kopfschmerzen ins Bett verfrachten. An einem klaren und sonnigen Tag hatte sie wieder mehr Schwung.

Claires Geno-Typing ergab, dass sie eindeutig ein GT6 Nomade war, angefangen von der großen Häufigkeit von ulnaren Schlaufen, über ihren Bluttyp B, bis hin zur ausgeprägten Wetterfühligkeit und Sensibilität auf den barometrischen Druck. Etliche Nomaden leiden am chronischen Müdigkeitssyndrom. Die Ursache und die Heilung dieser Beschwerden sowie der Mehrheit von Claires unzähligen Gesundheitsproblemen liegen in einem winzigen Molekül namens Stickoxid.

Bestehend aus nur je einem Atom Stickstoff und Sauerstoff und so kurzlebig, dass es fast so schnell verschwindet, wie es entsteht, war Stickoxid (NO) der Aufmerksamkeit der medizinischen Forschung bis vor ein paar Jahren entgangen – einfach deshalb, weil niemand wusste, dass es überhaupt da war oder wie es zu finden war. NO bewirkt jedoch eine ganze Reihe wichtiger Vorgänge im Körper: Es hilft, Zellen namens Makrophagen, zu aktivieren. Das sind Zellen des Immunsystems, die «böse» Fremdkörper während einer Verletzung oder Krankheit entfernen. Als «Müllmänner» des Immunsystems verwenden Makrophagen Stickoxid, um Parasiten, Viren und anderen infektiösen Müll zusammenzutragen, damit dieser beseitigt werden kann.

Wie Claire haben viele GT6 Nomadeen Schwierigkeiten, ihr NO auf einem gesunden Niveau und gleichmäßig im Körper verteilt zu halten. Häufig können sie übermäßige Mengen in bestimmten Bereichen haben und dafür in anderen gar keine. In Claires Fall gab es keinen NO-Mangel in ihrem Kreislaufsystem – was den niedrigen Blutdruck und die Wetterfühligkeit verursachte. Andere Teile des Körpers jedoch – zum Beispiel das Immunsystem und das Nervensystem – schienen jedoch eindeutig zu wenig von diesem vitalen Nährstoff zu bekommen.

Zum Glück kann die NO-Regulierung durch Ernährung und Nahrungsergänzungsmittel verbessert werden. Wir verordneten Claire die GT6 Nomaden-Ernährung und fügten ihrem Ernährungsplan mehrere Nahrungsergänzungsmittel hinzu. Zusätzlich empfahlen wir ihren Eltern die über vierzig individuellen Ergänzungsmitteln abzusetzen, die sie auf Rat anderer Ärzte und Ernährungsberater einnahm. Ich ließ Claire auch anfangen, Visualisierungsübungen zu machen – sie sollte sie sich voller Energie vorstellen und dass alle ihre Körpersysteme ganz harmonisch zusammenarbeiteten.

Es dauerte eine Weile – um die sechs Monate – aber allmählich begann Claires Kehrtwende. Sie führte die Visualisierungsübungen gerne aus und erzählte mir, dass sie sich damit «in sich ruhend und entspannt» fühlte. Innerhalb von ein paar Wochen begann sie, mit ihrer Mutter Nahrungsmittel einzukaufen, und war bald abends mit dem Hund der Familie draußen laufen. Als kleines Kind hatte sie es geliebt, mit ihrem Vater an seinem 1968er-Mustang zu arbeiten, und ungefähr zur gleichen Zeit, wie sie in jenem Herbst wieder in die Schule ging, konnte sie auch ihr besonderes Hobby fortsetzen.

Ich war davon ausgegangen, dass ich Claire, als sie aufgrund einer Beförderung ihres Vaters mit ihrer Familie nach Texas zog, nie wieder sehen würde. Aber schon am nächsten Tag erhielt ich eine nette Nachricht und ein süßes Abschlussballfoto, auf dem Claire und ihr gutaussehender, wenn auch stark tätowierter und gepiercter Freund zu sehen waren. Darin stand: «Ohne Sie wäre ich nicht hier gewesen. Alles Liebe, Claire.»

Nomaden in ihrer Bestform

Jeder sollte einen Nomaden als Freund haben, auch andere Nomaden. Dieser GenoTyp besitzt eine unkomplizierte Persönlichkeit, und er kommt leicht mit allem zurechtkommt. Nomaden sind im Allgemeinen optimistisch, rational und lebenslustig.

Man könnte sagen, dass der Nomade der «großartige Kommunikator» ist. Das ist nicht nur einfach ein psychologisches Merkmal, sondern eines, das jeden Aspekt ihrer Physiologie durchzieht. Ihre unheimliche Fähigkeit, die Stickoxidaktivität zu kontrollieren, arbeitet mit ihrer Fähigkeit zusammen, ihren Weg zu einer besseren Gesundheit zu überlegen oder zu visualisieren. Nomaden sind die Patienten, die dramatische Heilerfolge aus Meditations- und Gedankenübungen erlangen – das ultimative Beispiel für eine Körper-Geist-Verbindung.

Insgesamt haben Nomaden eine hervorragende Stoffwechselkapazität und sind bei einem guten Gesundheitszustand und wenn sie ausgeglichen sind nicht anfällig für Fettleibigkeit, Diabetes oder Herz-Kreislauf-Erkrankungen. Normalerweise haben sie eine normale Hormonfunktion, haben tendenziell kaum Probleme mit Stress und schlafen ruhig.

Problembereiche des Nomaden

Der Verlust einer angemessenen Stickoxidkontrolle kann beim Nomaden den gesunden Alterungsprozess beeinträchtigen. Diese Fähigkeit muss durch die Ernährung und den Lebensstil unterstützt werden: Eine Störung dieser wichtigen Funktion des Nomaden geht mit fortschreitendem Alter fast immer mit Problemen hinsichtlich des Immunsystems, der Durchblutung und der Gehirnfunktion einher.

Nomaden tendieren dazu, langsam wachsende, neurodegenerative Krankheiten zu entwickeln, die durch Virusinfektionen in der Jugend ausgelöst wurden. Diese kommen erst viele Jahre später zum Ausbruch. Sie erkranken scheinbar überdurchschnittlich oft an Autoimmunkrankheiten wie Lupus, Multiple Sklerose und ALS («Lou-Gehring-Krankheit»).

Die Leber und die Milz können problematische Bereiche für den Nomaden sein. Aus diesem Grund hat dieser GenoTyp einen sehr hohen Anteil an entzündlichen Lebererkrankungen, Hepatitis und Zirrhose.

Das Stoffwechselprofil des Nomaden

Nomaden haben tendenziell große Knochen, und ihr BMI sowie ihr Taille-Hüfte-Verhältnis sind häufig überdurchschnittlich hoch; das ist nicht unbedingt ein Anzeichen für übermäßig viel Fett, sondern eher für viele Muskeln. Nomaden sind häufig mesomorph und besitzen einen niedrigen bis mittleren Körperfettanteil, eine mittlere bis große Knochengröße, einen mittleren bis hohen Stoffwechsel und eine große Menge von Muskelmasse und Muskelgröße. Kleinere Nomaden sind schmächtiger gebaut mit weniger muskulösen Nacken und Oberkörpern. Die meisten großen Nomaden haben breite, symmetrische Gesichts- und Nasenformen, und viele haben eckige Kiefer. Kleinere Nomaden neigen zu flacheren Gesichtszügen und einem runderen Kiefer.

Die fötale Entwicklung des Nomaden scheint stark durch die Höhenlage beeinflusst zu werden. In Umgebungen, die sich in großer Höhenlage befinden, sind Nomaden häufig groß, wohingegen sie in geringeren Höhenlagen kleiner sind. Kleinere Nomaden sind normalerweise asymmetrischer, während größere Nomaden zu einem symmetrischeren Aussehen neigen. Ein übliches Zeichen für die Asymmetrie des Nomaden sind unterschiedlich große Brüste bei Frauen und Hoden bei Männern. Dagegen ist ein häufiges Zeichen von Symmetrie, dass sich ihr Zeigefinger-Ringfinger-Verhältnis normalerweise wie erwartet verhält – nämlich, dass männliche Nomaden an beiden Händen längere Ringfinger und weibliche Nomaden längere Zeigefinger haben. Fast alle größeren Nomaden neigen zu Symmetrie – ein sicheres Zeichen dafür, dass sie das Leben im Mutterleib genossen haben. Die Dermatoglyphen der Fingerabdrücke des Nomaden sind oft unverkennbar. Sie haben häufig sehr viele ulnare Schlaufenmuster. Wenn die Gesamtzahl der ulnaren Schlaufen mehr als acht bis zehn beträgt, dann könnten sie sehr gut davon profitieren, die Empfehlungen im Abschnitt Nahrungsergänzung des Nomaden-Ernährungsplans zu befolgen, um im späteren Leben ihre kognitiven Fähigkeiten und Gedächtnisleistungen zu erhalten.

Das Immunprofil des Nomaden

Wie so ziemlich jeder andere Aspekt des Nomaden ist auch ihr Immunsystem eine Studie der Extreme. Früher waren sie Hirten, was ihnen eine schnelle und fast kontinuierliche Migration ermöglichte, die sie unterschiedlichsten Klimazonen, Flora und Fauna aussetzte. Die ersten Kulturen, die ein Leben auf Pferden führten, waren die GenoTypen Nomaden, ein technologischer Durchbruch, der die menschlichen Beziehungen in Raum und Zeit veränderte. Die Migration konnte sich nun über Hunderte von Meilen ausdehnen, anstatt nur in einer Jahreszeit den Berg hoch- und in der nächsten ins Tal hinunterzugehen. Das könnte der Grund für das übertolerante Immunsystem des Nomaden sein. Anders als der Lehrer, der im Grunde von einem Ort zum anderen lief und so mehr Zeit hatte, sich an sein neues Zuhause zu gewöhnen, konnte der Nomade auf dem Pferd schnell in Kontakt mit einer Vielzahl von neuen, gefährlichen Mikroben kommen. Das ist genau die Art von Problem, die heutzutage Spezialisten für ansteckende Krankheiten betrifft: Flugpassagiere, die in ein Flugzeug steigen, eine tropische Krankheit bekommen und nach Hause zurückkehren, wo sie Nachbarn ohne natürliche Abwehr anstecken.

Das hat dem Nomaden eine spezifischere, eigenwilligere Toleranz beschert als dem Lehrer sowie ein Immunsystem, das wahrscheinlich mit geringfügigen, chronischen Virusinfekten kämpft, von denen viele ein Leben lang anhalten. Wenn ihre Stickoxidproduktion unausgeglichen ist, wird ihr Immunsystem träge, wenn es darum geht, diese Eindringlinge anzugreifen und zu beseitigen. Eine erdrückende, betäubende Müdigkeit ist beim Nomaden ein sicheres Anzeichen dafür.

Bei einigen Nomaden jedoch wird das Immunsystem, wenn überhaupt, dann überreagieren. Wenn das der Fall ist, liegt die Ursache fast immer in einer übermäßigen Aktivität der so genannten Killerzellen des Immunsystems. In diesem Fall kann der Nomade an einer Autoimmunkrankheit wie Lupus, Rheumatoide Arthritis oder Sarkoidose leiden. Dieses Szenario ist besonders häufig bei Nomaden mit afrikanischer oder asiatischer Herkunft und bei Nomaden, die weiße Linien in ihren Fingerabdruckmustern haben.

Die GenoTypen-Ernährung des Nomaden

Nomaden stellen ein gemischtes Ernährungsbild dar, und es ist etwas zusätzliche Arbeit erforderlich, um das richtige Gleichgewicht zu finden. Sie neigen dazu, bestimmte Unverträglichkeiten zu entwickeln, besonders auf Proteine namens Lektine, die in vielen Nahrungsmitteln vorkommen. Manche Nomaden reagieren auch empfindlich auf Gluten, was weiße Linen in ihren Fingerabdrücken beweisen. Diese Unterschiede machen die Nomaden-Ernährung spezifischer als die der anderen GenoTypen.

Nomaden gehören zu den wenigen GenoTypen, die genetisch an fermentierte Milchprodukte in der Ernährung angepasst sind, auch wenn es einige Nomaden mit Laktose-Intoleranz gibt. Diese Anpassung durch viehhütende und melkende Gesellschaften ermöglichte den Menschen, den Verzehr vieler Milchprodukte ihr Leben lang fortzusetzen. Ein sicheres Zeichen dafür, dass Viehhüten ein Teil der genetischen Geschichte von Nomaden ist, ist das Auftreten von schaufelförmigen Schneidezähnen, einer Einbuchtung auf der Rückseite der oberen Vorderzähne. Ein weiteres Anzeichen für die Anpassung an melkende Gesellschaften ist die Tendenz des Nomaden, kleinere Zähne zu haben.

Als ein GenoTyp Nomade besitzt Du viele natürliche Begabungen. Und während sich «besonders» zu sein manchmal frustrierend anfühlt, weil man nicht akkurat in vorgegebene Muster passt, kann man, wenn man seinen eigenen Weg findet, gesund und weise bis ins hohe Alter sein. Bei der GenoTypen-Ernährung dreht sich alles um die Wissenschaft der Individualität, und Nomaden sind wahre Individuen.

Die «Do's and Don'ts» der Nomaden-Ernährung

Die GenoTypen-Ernährung des Nomaden ist eine «Hirten-Ernährung» – eine omnivore Ernährung, die kaum Lektine und Gluten enthält. ***Die «Do's» des Nomaden*** sind Superfoods und Nahrungsergänzungsmittel, die ihre sparsamen Gene epigenetisch umprogrammieren und so dabei helfen, den Alterungsprozess zu verlangsamen und den Stoffwechsel zu optimieren. Das führt zu mehr Energie und einem idealen Gewicht.

Die Do's der Nomaden-Ernährung

Die besten Superfoods für den GenoTyp Nomade enthalten Nährstoffe, die:

- **die Ernährungsbausteine haben, die für die genetische Verbesserung benötigt werden.** Diese Superfoods sind reich an Gen-metyhlierenden Nährstoffen wie Vitamin B_{12}, grüner Tee sowie den Histon-Regulatoren Kurkumin, Ginseng, Salbei und Biotin.
- **die Stickstoffproduktion und -regulierung optimieren.** Wenn das Herz-Kreislauf-, das Immun- und das Nervensystem des Nomaden reichlich mit Stickoxid versorgt werden, wird ihre Gesamtfunktion verbessert, da bei Nomaden die Funktion der drei als Ganzes größer als die Summe der drei einzelnen ist. Für den Nomaden sind Nahrungsmittel, die reich an den Aminosäuren Arginin und Citrullin sind, KEINE Superfoods.
- **die Darmschleimhaut wieder aufbauen.** Nomaden haben häufig sehr gefährdete Darmschleimhäute, was weiße Linien auf den Fingerabdrücken oft belegen. Nahrungsmittel, die reich an kurzkettigen Fettsäuren und Probiotika (nützlichen Bakterien) sind, fördern die Wiederherstellung des Verdauungstrakts.
- **die Muskelmasse erhöhen und Fett abbauen.** Eine Optimierung der Stickoxidproduktion erhöht den Grundumsatz des Nomaden, der wiederum eine angemessene Gewichtsabnahme beschleunigt. Die Nahrungsmittel, die für die Gewichtsabnahme des Nomaden am wichtigsten sind, sind durch ein Diamantsymbol (◊) gekennzeichnet.

Die «Don'ts» der Nomaden-Ernährung

Die ***«Don'ts» des Nomaden*** sind Nahrungsmittel, die am besten minimiert oder ganz vermieden werden. *Die «Don'ts» des Nomaden* schließen die Nahrungsmittel von der Ernährung aus, die:

- **eine Unterzuckerung verursachen.** Da ein niedriger Blutzuckerspiegel bei Nomaden eine schwächende Erschöpfung auslösen kann, solltest Du Dich an eine Ernährung halten, die Deinen Blutzuckerspiegel innerhalb eines engen Optimalbereichs hält.
- **Deinen Stoffwechsel hemmen.** Erstaunlicherweise hemmen viele der Nahrungsmittel, die beim Nomaden eine Unterzuckerung auslösen oder die richtige Funktionsweise von Stickoxid beeinträchtigen, auch seinen Stoffwechsel und verursachen eine Gewichtszunahme.
- **den Darm reizen.** Viele Nahrungsmittel besitzen Inhaltsstoffe, die die Darmschleimhaut des Nomaden reizen können und zu Erschöpfung und Entzündungen führen. Viele Nahrungsmittel, die Schimmelpilze enthalten, sowie Pilze können vermehrt Entzündungen bei Nomaden auslösen.
- **Gluten enthalten.** Gluten ist ein Protein, das in vielen Getreidekörnern vorkommt und das die Darmschleimhaut bei empfindlichen Menschen reizen kann. Wenn Du ein Nomade bist und weiße Linien auf Deinen Fingerabdrücken entdeckt hast, solltest Du den Verzehr von Nahrungsmitteln, die Gluten enthalten, einschränken.

Einige Nahrungsmittel auf der *«Don'ts»-Liste des Nomaden* sollten nur für einen kurzen Zeitraum vermieden werden, damit Du Dein Gleichgewicht wiederfinden kannst. Nach drei bis sechs Monaten kannst Du sie in geringen Mengen wieder in Deine Ernährung einführen. Diese Nahrungsmittel werden durch einen schwarzen Punkt (•) gekennzeichnet. Falls Du jedoch mit einer Krankheit zu kämpfen hast oder merkst, dass Dein Gewicht wieder ansteigt, solltest Du die Ernährungsempfehlungen strenger befolgen, indem Du diese Nahrungsmittel für eine Weile vermeidest.

Nicht aufgelistete Nahrungsmittel

Nicht aufgelistete Nahrungsmittel sind solche, die weder viel Gutes noch Schlechtes zu bewirken scheinen. Sie sind also im Grunde neutral und können mit Bedacht verwendet werden (zwei bis fünf Mal pro Woche). Ihre Inhaltsstoffe sind hilfreich, aber sie werden Dir nicht gezielt dabei helfen, das Gleichgewicht Deiner Gene oder die Gesundheit Deiner Zellen wiederherzustellen. Iss sie ruhig – aber vernachlässige nicht die von mir empfohlenen Nahrungsmittel. Die GenoTypen-Ernährung entwickelt sich immer weiter, und oft füge ich neue Nahrungsmittel hinzu, also melde Dich auf meiner Webseite an (www.genotypediet.com), vor allem, wenn Du Fragen zu einem bestimmten Nahrungsmittel hast.

Lieber Nomade, jetzt ist es an der Zeit, Worte in die Tat umzusetzen. Schlage das Kapitel 14 auf, um zu erfahren, wie Du am besten von Deiner GenoTypen-Ernährung profitieren kannst. Im Anschluss geht es weiter mit Kapitel 20 und den Nahrungsmitteln, den Nahrungsergänzungsmitteln und den Übungsempfehlungen für den Nomaden.

TEIL 4

Die GenoTypen-Ernährungsarten

Sechs individuelle Wege zu Gesundheit

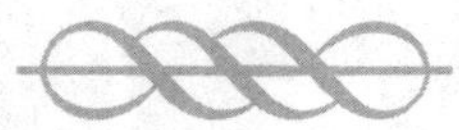

KAPITEL 14

Wie Du aus Deiner Geno-Typen-Ernährung den größten Nutzen ziehst

Auch wenn die meisten Leserinnen und Leser mit den Grundkenntnissen guter Ernährung vertraut sein werden und damit, wie man ein gebildeter und informierter Nahrungsmittelkäufer ist, ist es dennoch sinnvoll, einige Grundlagen des gesunden Essens zu besprechen. Hier kommen ein paar grundlegende Regeln für ein gesundes Leben, die ich mit all meinen Patienten unabhängig von ihrem GenoTyp bespreche.

Die zehn Gebote eines erfolgreichen Lebensstils

1. Nicht das, was Du nicht isst, bringt Dich weiter, sondern das, was Du isst. Als Studenten der komplementären und alternativen Medizin sollten wir nach den Hauptursachen für eine Krankheit Ausschau halten und immer mit der Ernährung beginnen. Allerdings waren meine Dozenten starke Verfechter von Allergietests und einer Ernährung nach dem Ausschlussprinzip. Häufig wurde der Patient, wenn wir die Untersuchung beendet hatten, mit einem Glas Wasser mit Zitrone und einer Reiswaffel stehen gelassen! Nach fünfundzwanzig Jahren klinischer Anwendung weiß ich es besser. Natürlich ist es manchmal so, dass

Patienten «weniger krank» werden, wenn man ihnen sagt, was sie vermeiden sollen. In Wahrheit jedoch macht die Leute tatsächlich das gesund, was man ihnen zu essen empfiehlt. Wenn Du also mit Deiner GenoTypen-Ernährung beginnst, starte mit den Nahrungsmittels, die für Deinen GenoTyp am förderlichsten sind. Entferne dann nach und nach einige der nicht empfohlenen Nahrungsmittel aus der Vorratskammer und dem Kühlschrank.

2. Iss nicht, wenn Du nervös oder gestresst bist. Wenn man unter Anspannung oder unter Umständen isst, die einen vom Entspannen abhalten, kann das erhebliche Auswirkungen auf die Verdauung haben.

3. Nimm keine große Mahlzeit nach 19 Uhr zu Dir. Wenn Du schlank und fit bleiben willst, solltest Du Deine Hauptmahlzeit zu einem früheren Zeitpunkt einnehmen. Studien haben gezeigt, dass von zwei Untersuchungsgruppen, die dieselbe Mahlzeit jedoch zu unterschiedlichen Zeitpunkten gegessen haben, die Gruppe zunahm, die ihre Hauptmahlzeit am Abend gegessen hat, während die Gruppe, die ihre Hauptmahlzeit am Nachmittag gegessen hat, nicht zunahm.

4. Trainiere nicht bis zum Umfallen. Fordere Dich maximal heraus, aber nicht mehr. Wenn Du Dich nach dem Training hinlegen musst, trainierst Du zu intensiv.

5. Mach keine Diäten. Dies mag wie eine seltsame Strategie in einem Ernährungsbuch erscheinen, aber das ist der Punkt: Viele sparsame Krieger und Sammler sind es gewohnt eine Diät «anzufangen» und «abzubrechen». Die GenoTypen-Ernährung ist ein Fahrplan, keine Zwangsjacke. Wenn Du die GenoTypen-Ernährung schrittweise in Dein tägliches Leben integrierst, werden die Vorteile ersichtlich. Ein Hinweis: Mit der richtigen Ernährung wirst Du Dich immer besser fühlen, nicht schlechter.

6. Stehe auf, wenn Du wach wirst. Stehe auf und starte in den Tag, sobald sich Deine Augen öffnen. Dies wird Dir dabei helfen, Deinen Wach-Schlaf-Rhythmus aufeinander abzustimmen und ermöglicht es auch, dass Du Deinen Tag in Topform beginnst. Wenn Du versuchst, noch etwas mehr Schlaf zu kriegen, wird das nur dazu führen, dass Du Dich schlechter fühlst.

7. Gehe nie gestresst ins Bett. Nimm Dir etwas Zeit, vor dem Zubettgehen vom Alltagsstress abzuschalten. Nimm ein heißes Bad. Schau Dir eine Komödie auf DVD an. Unterhalte Dich mit Deinem Partner oder einem guten Freund.

8. Versuche, Kohlenhydrate und Proteine nicht zu kombinieren. Eine gute Nahrungsmittelkombination (der Verzehr von Fleisch mit ballaststoffreichem Gemüse und Kohlenhydrate getrennt voneinander) verbessert die Aufenthaltsdauer der Mahlzeit im Darm, was die Herausforderungen für die Immunzellen, die den Verdauungstrakt auskleiden, verringert. Wenn das Immunsystem im Darm weniger zu tun hat, wird seine Funktionsfähigkeit rasch verbessert, was Entzündungen vermindert. Forciere es nicht zu sehr, aber wenn der Teller am Abend eine gute Nahrungsmittelkombination hergibt, kannst Du zufrieden sein und Dir auf die Schultern klopfen.

9. Äußere Dich. Die Einhaltung Deiner GenoTypen-Ernährung sollte ein Abenteuer sein, keine Qual. Sei offen für neue Nahrungsmittel und neue Zubereitungsarten. Tausche mit Freunden Ideen aus. Benütze Hilfsmittel wie das Internet, um Gruppen zu bilden sowie Unterstützung und Gleichgesinnte zu finden.

10. Nimm das Gute, und lass den Rest. Jedes Glaubenssystem verhindert Wachstum. Wenn etwas in Deiner GenoTypen-Ernährung bei Dir nicht zu funktionieren scheint, lass es jetzt weg und gib Dir etwas Zeit, das umzusetzen, was möglich ist. Wenn Du mit diesen ersten Veränderungen vertraut bist, gibst Du vielleicht den anderen eine zweite Chance.

Wie man die Nahrungsmittelkategorien der GenoTypen-Ernährung versteht

Schauen wir uns nun jede einzelne Nahrungsmittelkategorie an, die Pros und Kontras für jeden GenoTyp und wie Du ein besserer Einkäufer und Verbraucher werden kann.

Rotes Fleisch

Trotz der Quellen, die nach wie vor behaupten, dass alle Menschen erfolgreiche Vegetarier sein können, zeigen anthropologische Aufzeichnungen, dass dies einfach nicht stimmt. Auch wenn rotes Fleisch für die GenoTypen Lehrer und Krieger keine gute Wahl ist, trägt rotes Fleisch von Bio-Bauernhöfen und von freilebendem Wild wesentlich zum Erfolg einiger GenoTypen wie dem Jäger und dem Sammler und zu einem geringeren Grade auch beim Nomaden und Explorer bei. Mit Fetten, Steroiden und Antibiotika gefütterte Tiere, die unter nichtartgerechten Bedingungen gehalten werden, können die ursprünglichen Umweltbedingungen nicht nur nicht nachahmen, sondern neigen auch dazu, die Konzentration der entzündlichen Fette und Giftstoffe in unserem Körper zu erhöhen. Die GenoTypen Sammler und Explorer greifen am besten zu magerem Fleisch mit geringem Fettanteil, während sich die GenoTypen Jäger und Nomade um dem Fettanteil keine Gedanken zu machen brauchen. «Freilandhaltung» und «biologisch» sind gute Bezeichnungen, auf die man achten sollte, aber am besten sind vor allen «mit Gras gefütterte» Tiere, da auch Tiere aus Freilandhaltung und aus biologischer Haltung ausschließlich mit Mais und Sojabohnen gefüttert worden sein können. Nichts davon entspricht der traditionellen Ernährung von Wiederkäuern.

Geflügel

Einige GenoTypen wie der Sammler und der Nomade sollten manche Geflügelarten wie zum Beispiel Hühnchen eher meiden. Für andere, wie den Lehrer, ist es im Allgemeinen sinnvoll, wenig Geflügel zu essen. Jäger und Explorer vertragen Geflügel gut, besonders die «fliegenden Vögel» sind für sie besser als die auf dem Boden lebenden Arten. Diese «fliegenden Vögel» haben einen hohen Anteil an dunklem Fleisch, was mehr Myoglobin bedeutet, ein Muskelprotein, das ein erstklassiger Rohstoff für ihren Stoffwechsel ist. Wie auch bei rotem Fleisch achte bei einem Nahrungsmittel, das so weit oben in der Nahrungskette steht, bitte auf die reinste Erzeugerquelle: Freilandhaltung, Fütterung ohne Hormone und Antibiotika sind ein absolutes Muss.

Eier

Mehr oder weniger alle GenoTypen können handelsübliche Eier als komplette Protein-Quelle nutzen. Viele Betriebe füttern ihre Hennen mit zehn bis zwanzig Prozent Flachs, um den Gehalt an Omega-3 in den Eiern zu erhöhen, was dazu führt, dass diese reicher an Omega-3-Fettsäuren sind als herkömmliche Eier. Versuchen Sie Eier zu finden, die viel DHA (Docosahexaensäure) enthalten, eine der wichtigsten Omega-3-Fettsäuren, die unerlässlich für eine optimale Gesundheit des Nerven- und Immunsystems sind.

Fisch und Meeresfrüchte

Jäger und Explorer (GenoTypen mit reaktiven Weltsichten) und Krieger (ein GenoTyp mit eher dickflüssigem Blut) vertragen am besten die öligen Meeresfischarten, die reich an Omega-3- und Omega-6-Fettsäuren sind. Diese helfen, das entzündungsförderliche Potenzial zu regulieren und korrigieren. Sie wirken zudem ausgleichend auf die HPA (Hypothalamus-Hypophysen-Nebennieren-Stressachse), wecken die Lebensgeister und verbessern die Fähigkeit, erfinderisch auf Stress zu reagieren. Ölige Fische haben diese Öle im Gewebe und in der Bauchhöhle um den Darm im Vergleich zum «weißen» Fisch, der diese Öle nur in der Leber hat. Die GenoTypen Nomade und Lehrer verzehren am besten weißen Fisch, der Proteine enthält, welche die Darmschleimhaut ausgleichen und heilen sowie die bakterielle Überwucherung minimieren können. Achten Sie darauf, dass Sie nur Lachs kaufen, der nicht aus einer «Zucht» stammt, sondern in «freier Wildbahn» gefischt wurde (Wildfang). Alle GenoTypen, vor allem aber Explorer, sollten aufmerksam alle Nachrichten über die Umweltbelastungen der Fische verfolgen. Die Situation verändert sich ständig, deshalb ist es am besten, sich bei Fisch und Wildlife-Organisationen und im Internet zu informiere, um die aktuellsten Informationen zu erhalten.

Milchprodukte

Milchprodukte sind erst relativ spät zur menschlichen Ernährung dazu gekommen und sind deshalb sehr GenoTypen-spezifisch zu betrachten. Viele Milchprodukte, die ein Problem beim einen GenoTyp sein können, sind manchmal beim anderen von Vorteil. Weil sie zum Beispiel bei den Mykotoxinen überreagieren können, sollte der GenoTyp Explorer die «blauen» Käsesorten vermeiden: Gorgonzola, Limburger, Stilton, Roquefort. Sie werden hergestellt, indem man lose gepresste Klumpen mit *Penicillium Roqueforti* oder *Penicillium Glaucum* (Schimmelpilze) formt. Andererseits sind manche dieser Käsesorten «niedrig überwuchert» und können beim GenoTyp Jäger tatsächlich hilfreich sein, um den Verdauungstrakt wieder aufzubauen. Die weicheren Käsesorten wie Ricotta und Mozzarella sind oft gut verträglich für die GenoTypen Krieger und Nomade, während der GenoTyp Jäger die meisten, wenn nicht sogar alle Käsesorten nur schlecht verträgt.

Pflanzliche Proteine

Ein Autor schrieb einmal, dass, wenn wir alle Nahrungsmittel auf je einen Haufen legen würden, die die Menschen seit Beginn unserer Spezies gegessen haben, der Eichelstapel vermutlich der größte wäre. In früheren Zeiten wurde aufgrund von Knappheit häufig darauf zurückgegriffen. Pflanzliche Proteine normalerweise in Form von Bohnen, Nüssen und Samen sind für Jäger eine gute Eiweißquelle – wenn sie gut ausgewählt werden. Viele Nüsse und Samen in der menschlichen Ernährung sind GenoTypen-spezifisch, besonders diejenigen, die Allergene und Lektine enthalten. Versuchen Sie, Anbieter mit einem hohen Umsatz zu finden, so können Sie relativ sicher sein, dass Ihre Samen, Nüsse und Hülsenfrüchte so frisch wie möglich sind.

Anders als tierische Proteine sind viele Gemüseproteine keine «kompletten Proteine», weil sie nicht alle essenziellen Aminosäuren enthalten; ein Protein, dem eine oder mehrere Aminosäuren fehlen, ist ein «unvollständiges Protein». Die meisten unvollständigen Proteine können kombiniert werden, um ein komplettes Spektrum aller essenziellen Aminosäuren zu bilden. Früher dachten Ernährungsberater, dass unvollständige Proteine im Zuge derselben Mahlzeit kombiniert werden müssen. Heute jedoch wissen wir, dass wenn Du viele verschiedene pflanzliche Proteine zu Dir nimmst, es quasi sicher ist, dass Du alle benötigten Aminosäuren erhältst. Soja ist ein besonders gutes Nahrungsmittel für die GenoTypen Lehrer und Krieger; es ist reich an Isoflavonen-Antioxidantien, die hilfreich für die Erhaltung der DNA-Integrität sind. Es enthält auch andere einzigartige Antikrebs-Komponenten. Du liest gelegentlich vielleicht Negatives über Soja und bei manchen GenoTypen mag das stimmen, wenn Du jedoch ein Krieger oder ein Lehrer bist, ist Soja ein gutes Nahrungsmittel.

Fette und Öle

Die Wahl der Öle ist häufig GenoTypen-spezifisch, mit Ausnahme von Olivenöl. Reaktive GenoTypen wie der Jäger und der Explorer nehmen am besten Öle, die einfach-ungesättigt sind, oder eine Kombination aus einfach-ungesättigten und gesättigten Ölen. Tolerante GenoTypen wie der Lehrer und der Nomade verwenden am besten kurzkettige Fettsäuren wie das Butyrat in Ghee (geklärte Butter), die wunderbar dafür geeignet sind, den Verdauungstrakt aufzubauen und eine richtige Assimilation zu fördern. Die richtige Wahl an Ölen und Fetten ist auch entscheidend dafür, den sparsamen Stoffwechsel des Kriegers und Sammlers wieder in Form zu bringen. Versuche immer, qualitativ hochwertige Öle zu kaufen, vorzugsweise kalt-gepresste. Öle werden schnell schlecht (ranzig), also solltest Du nie mehr kaufen, als Du innerhalb von zwei Monaten verbrauchen kannst.

Kohlenhydrate

Keine Nahrungsmittelkategorie hat so viel glückliche/glücklose Änderungen im Bewusstsein der Bevölkerung entfacht wie die Kohlenhydrate. Von den fettarmen «high-carb» der Achtzigerjahre bis zu den «no-carb» der Neunzigerjahre haben wir diese Nahrungsmittelkategorie an den Extremen eines jeden Ernährungsspektrums erlebt. In Wahrheit ist es natürlich so, dass bestimmte Kohlenhydrate für bestimmte Menschen gut sind. Wenn Du empfindlich auf Gluten reagierst wie die GenoTypen Jäger und Nomade, solltest Du beim Verzehr von gluten- und lektinhaltigen Nahrungsmitteln vorsichtig sein. Wenn Du ein Problem mit bakterieller Überwucherung wie der GenoTyp Lehrer hast, solltest Du vermehrt solche Nahrungsmittel einnehmen, die nur leichte Rückstände hinterlassen. Wenn Du sparsam wie der Krieger oder der Sammler bist, solltest Du mehr niedrigglykämische Kohlenhydrate zu Dir nehmen. Wenn Du in Deinen Fingerabdrücken weiße Linien entdeckt hast und diese Kohlenhydratempfehlungen einhältst, verbessert sich Deine Darmschleimhaut innerhalb weniger Monate. Jedoch kann es über ein Jahr dauern, bis die weißen Linien auf den Fingerabdrücken verschwinden. Viele Arten von Gelenk- und Muskelschmerzen, wie Arthritis und Fibromyalgie, sind Entzündungszustände, die durch Weizen in der Ernährung verschlechtert werden. Ein erstes Zeichen, dass Du die richtigen Kohlenhydrate für Deinen GenoTyp gewählt hast, ist das willkommene Verschwinden der morgendlichen Schmerzen und Beschwerden, die durch Steifheit verursacht werden.

Pflanzliche Nahrungsmittel

Pflanzliche Nahrungsmittel wie Gemüse, Seetang und Pilze sind enzymhaltig. Für jeden GenoTyp werden die besten pflanzlichen Nahrungsmittel so bestimmt, dass diese wenige Lektine, Allergene, Chitinasen, Pestizide, bekannte genetisch veränderte Arten und Schimmelpilze enthalten. Eine hervorragende Nahrungsmittelauswahl für jeden GenoTypen sieht so aus: Sie enthält viele Ballaststoffe, Lignane (Phytoamine), Isoflavone, Antioxidantien und alle Arten von anderen Wirkstoffen, die besonders den Stoffwechsel und das Wohlbefinden jedes GenoTyps positiv beeinflussen. Wähle biologisches, pestizidfreies, unbestrahltes, genetisch unverändertes Gemüse und wasche, wasche, wasche es.

Früchte

Die besten Früchte für jeden GenoTyp sind reich an Antioxidantien, Vitaminen und Ballaststoffen. Insbesondere Beeren und Kirschen sind hervorragende Antioxidantien-Nahrungsmittel. Viele dieser pflanzlichen Antioxidantien sind spezifisch für bestimmte Körpergewebe, was sie zu besonders wichtigen Nährstoffe für GenoTypen mit gesundheitlichen Problemen in diesen Bereichen macht. Beispielsweise enthalten viele der blaupigmentierten Früchte Antioxidantien, die Knochengewebe heilen können, während die Antioxidantien der gelbpigmentierten Früchte einen Schutz für das empfindliche Gewebe der Augen und der Eierstöcke darstellen. Was besonders toll an der breiten Auswahl von Früchten ist, ist, dass sie unser heftiges Verlangen nach Kohlenhydraten kompensieren können, das aus einer strengen Getreide-Einschränkung am Anfang des GenoTypen-Programms resultieren kann. Alle Früchte sollten mit einer milden Seife gewaschen und danach mindestens eine Minute lang abgewaschen werden.

Gewürze und Kräuter

Gewürze haben eine historische Verbindung zu den Menschen und spielten früher auch eine wichtige Rolle bei der medizinischen Behandlung. Der GenoTyp Jäger verwendet am besten Gewürze, die das Wohlbefinden seines Immunsystems unterstützen, indem sie Entzündungen verringern und Stress reduzieren. Krieger und Sammler können ihren Stoffwechsel erhöhen, indem sie mehr thermogene Gewürze einsetzen. Jäger können von den antimikrobiellen Fähigkeiten vieler Gewürze profitieren und Explorer von ihren entgiftenden Vorteilen.

Getränke

Alle GenoTypen können von den genschützenden Polyphenolen profitieren, die in grünem Tee enthalten sind. Wie Früchte und pflanzliche Nahrungsmittel sind auch viele Säfte GenoTypen-spezifisch. Alle GenoTypen sollten die Getränke, die mit fruchtzuckerreichem Stärkesirup gesüßt sind und Getränke mit Phosphorsäure, wie Diät-Colas, vermeiden. Kaffee kann für Lehrer und Krieger vorteilhaft sein, sollte aber von den Nomaden und Sammlern nur mäßig getrunken und von Jägern und Explorern ganz gemieden werden.

Würzmittel

Süßstoffe und andere Würzmittel sind normalerweise GenoTypen-spezifisch. Viele handelsübliche Würzmittel enthalten Zusätze und Konservierungsmittel, die von allen GenoTypen gemieden werden sollten. Alternative Möglichkeiten zu den handelsüblichen Würzmitteln, die für Deinen GenoTyp zulässig sind, können mit den erlaubten Inhaltsstoffen häufig zu Hause hergestellt werden. Sammler, Krieger und Nomaden sollten vorsichtig bei fruchtzuckerreichem Stärkesirup und anderen versteckten Zuckerarten sein. Viele Soßen und Fertiggerichte enthalten Verdickungsmittel und Gummis, die von den GenoTypen Jäger, Lehrer und Explorer gemieden werden sollten.

Nahrungsergänzungsmittel für die einzelnen GenoTypen

GenoTypen unterscheiden sich hinsichtlich ihres Bedarfs an bestimmten Vitaminen, Mineralien und Kräutern. Für jeden GenoTyp ist ein genauer Nahrungsergänzungsmittelplan detailliert als Teil des Ernährungskapitels aufgeführt. Hier sind ein paar Punkte, die dem gesunden Menschenverstand entspringen und die ich meinen Patienten immer mitgebe:

1. Kaufe die beste Qualität, die Du Dir leisten kannst. Vitamine, Kräuter und Nahrungsergänzungsmittel unterscheiden sich wesentlich in der Qualität und in der Haltbarkeit. SAMe (S-Adenosyl-L-Methionin) zum Beispiel (ein großartiges Nahrungsergänzungsmittel für die Verbesserung der Methylierung) verliert ab dem Zeitpunkt seiner Herstellung förmlich seine Wirksamkeit. Wird es in einem stickigen Anhänger auf dem Weg von der Fabrik bis in den Laden aufbewahrt, erhält man quasi null biologische Aktivität. Überprüfe Deine Kräuter: Enthalten sie standardisierte aktive Inhaltsstoffe, oder wurden einfach einige trockene Kräuter klein gehackt und in einer Kapsel verpackt?

2. Kaufe bei einem bekannten Hersteller. Hat er einen guten Ruf in der Branche? Kann man sich darauf verlassen, dass er eine Analyse seiner Rezepturen anbietet, um die Wirksamkeit zu gewährleisten? Überprüft er hohe Keimbelastungen in seinen Nahrungsergänzungsmitteln? Bioläden, Verbrauchermagazine und Apotheken sind häufig gute Orte, um die jeweiligen Vorzüge eines Herstellers im Vergleich zu einem anderen zu diskutieren.

3. Nimm nur die Nahrungsergänzungsmittel, die Du brauchst. Heutzutage ist mein Schreibtisch voll von Nahrungsergänzungsmittelflaschen, die Patienten zur Beratung mitbringen. Oftmals tauchen einzelne Nährstoffe immer wieder in verschiedenen Rezepturen auf. Diese Redundanz ist nicht nur eine Verschwendung – sie kann gefährlich sein.

Bewegung für die einzelnen GenoTypen

Jeder GenoTyp hat seinen eigenen Bewegungsplan – sowohl für das körperliche als auch das emotionale Wohlbefinden. Außer dass Bewegung die anerkannten Fitnessvorteile liefert, kann sie auch eine wunderbare Möglichkeit sein, die biochemischen Auswirkungen von Stress zu bekämpfen. Da jeder GenoTyp sein eigenes einzigartiges Stressprofil hat, ist ein individueller Bewegungsplan für jeden GenoTyp als Teil des Kapitels über Ernährung detailliert aufgeführt. Hier sind ein paar Punkte, die dem gesunden Menschenverstand entsprechen und die ich meinen Patienten immer mitzugeben versuche:

Wenn Du keine regelmäßige Bewegung gewöhnt bist, werden Dir diese Tipps den Einstieg erleichtern – und Dich in Bewegung halten:

1. **Finde einen Freund, mit dem Du trainierst.** Ein zügiger Spaziergang am Morgen oder ein Tennisspiel mit einem Freund können sehr motivierend sein.

2. **Verändere Deine Routine.** Sobald Deine Routine langweilig wird, ändere sie alle drei Tage. Bist Du es leid, jeden Morgen als Erstes zu trainieren? Dann trainiere eine Woche lang immer abends, und schaue dann, mit welchen der beiden Zeiten Du Dich besser fühlst.

3. **Fordere Dich mit bestimmten Zielen heraus.** Habe keine Angst, Dich ein bisschen zu pushen. Für viele von uns wird Bewegung eine deutliche Veränderung des Lebensstils bedeuten, und unsere Körper widersetzen sich häufig einer Veränderung, manchmal sogar dann, wenn diese Veränderung gut für uns ist. Erstelle einen wöchentlichen Bewegungsplan – wo befindest Du Dich jetzt, und wo willst Du hin? Denke jedoch daran, was ich oben gesagt habe: Bring Dich nicht bis an den Rand der Erschöpfung.

Jetzt, da Du die Grundlagen beherrschst, lass uns zum Ernährungs-, Bewegungs- und Nahrungsergänzungsmittelplan Deines GenoTyps übergehen.

KAPITEL 15

Die Jäger-Ernährung

Willkommen, lieber Jäger! Dieses Kapitel enthält alle Informationen, die Du für den Beginn Deiner GenoTypen-Ernährung benötigst. Freundschaftliche Unterstützung bei der Ernährung, neue Studien und Hilfe bei Rezepten und Menüplanung befinden sich nur einen Mausklick entfernt auf der offiziellen Webseite der GenoTypen-Ernährung (www.genotypediet.com).

Die Jäger-Ernährung ist in Nahrungsmittelkategorien unterteilt. Jede Kategorie (Rotes Fleisch, Geflügel etc.) enthält zwei Listen. In der Liste auf der linken Seite sind die *Superfoods des Jägers* aufgeführt, Nahrungsmittel, die im Körper des Jägers wie Medizin wirken und die Stress ausgleichen, Gene erneuern und den Verdauungstrakt wieder aufbauen. Superfoods, die Jägern dabei helfen, ihr ideales Gewicht zu halten, die Muskelmasse zu erhöhen und Körperfett abzubauen, sind mit einem Diamantsymbol (◊) gekennzeichnet. Um maximal von der Jäger-Ernährung zu profitieren, sollten diese regelmäßig verzehrt werden.

Die Liste auf der rechten Seite enthält die *Toxine des Jägers*, Nahrungsmittel, die die GenoTypen Jäger meiden sollten. Einige Nahrungsmittel auf der Toxinliste des Jägers müssen nur für einen kurzen Zeitraum gemieden werden, damit Du Dein Gleichgewicht wiederfinden kannst. Nach drei bis sechs Monaten kannst Du sie in geringen Mengen wieder in Deine Ernährung einfügen. Sie sind durch einen schwarzen Punkt (•) gekennzeichnet. Falls Du jedoch mit einer

Krankheit zu kämpfen hast oder merkst, dass Dein Gewicht wieder ansteigt, solltest Du die Ernährungsempfehlungen strenger befolgen, indem Du diese Nahrungsmittel für eine Weile meidest.

Wenn ein Nahrungsmittel nicht aufgeführt ist, ist es im Grunde *neutral.* Das bedeutet, dass die darin enthalten Nährstoffen nützlich für Dich sind, sie Dir jedoch nicht gezielt dabei helfen, das Gleichgewicht Deiner Gene oder die Gesundheit Deiner Zellen wiederherzustellen. Iss sie ruhig – aber vernachlässige nicht die von mir empfohlenen Nahrungsmittel. Eine vollständige Liste aller Nahrungsmittel, die ich getestet habe, ist online verfügbar (www.genotypediet.com).

Rotes Fleisch

Portionsgröße: ungefähr die Größe Deiner Hand (120–180 g)
Häufigkeit: 3–5 Mal pro Woche

Superfoods, die zu wählen sind	Nahrungsmittel mit Toxinen, die eingeschränkt oder gemieden werden
Büffel, Bison ◊	Känguru
Hammel	Opossum
Lamm ◊	Rinderherz •
Rind ◊	Schweinefleisch
Rind, Knochensuppe und -brühe	Schweinespeck
Rinderleber	Schweineschinken
Rinderzunge	Wildschwein
Wildfleisch	
Ziege	

Geflügel

Portionsgröße: ungefähr die Größe Deiner Hand (120–180 g)
Häufigkeit: 2–4 Mal pro Woche

Superfoods, die zu wählen sind	Nahrungsmittel mit Toxinen, die eingeschränkt oder gemieden werden
Ente ◊	Entenleber

Superfoods, die zu wählen sind	Nahrungsmittel mit Toxinen, die eingeschränkt oder gemieden werden
Fasan Hähnchen Junghuhn Moorhuhn Täubchen Truthahn	Gänseleber Hühnerleber Wachtel

Fisch und Meeresfrüchte

Portionsgröße: ungefähr die Größe Deiner Hand (120–180 g)
Häufigkeit: mindestens 4 Mal pro Woche

Superfoods, die zu wählen sind	Nahrungsmittel mit Toxinen, die eingeschränkt oder gemieden werden
Döbel (Alet) Felsenbarsch Forelle, Meerforelle ◊ Forelle, Stahlkopfforelle ◊ Forelle, wilde Regenbogenforelle ◊ Hering Junger Kabeljau Kabeljau, Dorsch Lachs, atlantischer Wildlachs ◊ Lachs, Königslachs ◊ Lachs, Rotlachs ◊ Makrele, atlantische Meeres-Dickkopf Pazifische Flunder Pilchard, Sardine Pompano, Stachelmakrele Sardine ◊ Schellfisch Seehecht (Hechtdorsch) Seezunge Stint Stör	Abalone, Seeohr Barrakuda (Pfeilhecht) Blaubarsch Blauer Katzenwels Froschschenkel Krebs, Krabbe • Lachs, atlantischer Lachs gezüchtet Meeresschnecke Muskellunge Octopus, Krake Schildkröte Schwertfisch Seehecht, Zahnfisch (Chile) Seelachs, Köhler, Kohlfisch Streifenbarsch Tintenfisch, Kalamar Torpedobarsch Wolfsbarsch, Weißbarsch • Zackenbarsch •

Eier und Fischrogen

Portionsgröße: 1 Ei
Häufigkeit: 7–9 Portionen pro Woche

Superfoods, die zu wählen sind	Nahrungsmittel mit Toxinen, die eingeschränkt oder gemieden werden
Entenei, Eiweiß ◊	Gänseei
Fächerfischrogen	Heringsrogen
Hühnerei ◊	Kaviar •
Hühnerei, Eiweiß ◊	Wachtelei
Karpfenrogen	
Lachsrogen	

Milchprodukte

Portionsgröße: Milch: 1,8 dl; Käse: 60–120 g
Häufigkeit: Käse: 3 Mal pro Woche; Butter oder Ghee nach Bedarf

Superfoods, die zu wählen sind	Nahrungsmittel mit Toxinen, die eingeschränkt oder gemieden werden
Butter	Blauschimmelkäse
Ghee (geklärte Butter) ◊	Brie
Kefalotyri	Camembert
Manchego	Cheddar
Parmesan	Chesterkäse
Pecorino	Colby cheese
Romanokäse	Edamer •
	Emmentaler •
	Farmers Käse •
	Feta •
	Frisch-, Rahmkäse
	Gorgonzola
	Gouda
	Gruyère
	Havarti •
	Hüttenkäse
	Jarlsberg •
	Jogurt
	Kasein

Superfoods, die zu wählen sind	Nahrungsmittel mit Toxinen, die eingeschränkt oder vermiden werden
	Limburger Milch, Buttermilch Milch, fettarm Milch, Vollmilch Milch, Ziegenmilch Molkenproteinpulver Monterey Jack Mozzarella • Münsterkäse Neufchâtelkäse Paneer (indischer Frischkäse) Port Salut • Provolone Quark Rahmmilch Ricotta Rumänischer Urdă • Roquefort Sauerrahm Scheibletten-Käse Stiltonkäse String cheese

Pflanzliche Proteine

Portionsgröße: Nüsse, Samen: 1/2 Tasse; Nussbutter: 2 Esslöffel
Häufigkeit: 3–7 Mal pro Woche

Superfoods, die zu wählen sind	Nahrungsmittel mit Toxinen, die eingeschränkt oder gemieden werden
Adzukibohne Butternuss (weiße Walnuss) Brechbohne, grüne Bohne ◊ Chiasamen Mandeln Mandelbutter Saubohne, Fava ◊ Schwarze Bohne Schwarzaugenbohne Distelsamen	Bucheckern Cashew • Cashewbutter • Copper-Bohne Erdnuss Erdnussbutter Erdnussmehl Haselnuss • Hickory-Nuss Kastanie, europäisch

Superfoods, die zu wählen sind	Nahrungsmittel mit Toxinen, die eingeschränkt oder gemieden werden
Erbse	Kidneybohne
Gartenbohne	Linsen, alle Sorten •
Great Northern-Bohne	Linsen, gekeimt •
Hanfsamen	Litchinuss
Johannisbrot ◊	Lotussamen •
Kastanie, chinesisch	Lupinen •
Kichererbse	Mohn
Kürbiskerne ◊	Mungobohne •
Leinsamen ◊	Natto
Limabohne ◊	Paranuss
Limabohnenmehl ◊	Pinto-Bohne •
Macadamia	Pinto-Bohne, gekeimt •
Nährhefe	Pistazien •
Pecannuss	Sojabohne
Pinienkerne, Pignola	Sojabohne, Pasta
Sesam	Sojabohne, Tempeh
Sesambutter, Tahini ◊	Sojabohne, Tofu
Sesammehl ◊	Sojamehl
Walnuss	Sonnenblumenkerne
Wassermelonenkerne	Tamarinden
	Weiße Bohne (Navy-Bohne)
	Yard-long bean •

Fette und Öle

Portionsgröße: 1 Esslöffel
Häufigkeit: 3–9 Mal pro Woche

Superfoods, die zu wählen sind	Nahrungsmittel mit Toxinen, die eingeschränkt oder gemieden werden
Butter	Avocadoöl
Chiasamenöl	Distelöl
Fischöl (Hering) ◊	Erdnussöl
Ghee (geklärte Butter) ◊	Haferkeimöl •
Hanfsamenöl ◊	Haselnussöl •
Kürbiskernöl	Kokosöl •
Lachsöl	Maiskeimöl
Lebertran ◊	Margarine
Leinöl	Palmöl
Leindotteröl	Rapsöl

Superfoods, die zu wählen sind	Nahrungsmittel mit Toxinen, die eingeschränkt oder gemieden werden
Olivenöl	Schmalz
Perillasamenöl	Sheanussöl •
Quinoaöl	Sojaöl
Reiskleieöl ◊	Sonnenblumenöl
Sesamöl	Traubenkernöl
Walnussöl ◊	Weizenkeimöl

Kohlenhydrate

Portionsgröße: 1/2 Tasse Getreide, Müsli, Reis; 1 Scheibe Brot
Häufigkeit: 2–3 Mal täglich

Superfoods, die zu wählen sind	Nahrungsmittel mit Toxinen, die eingeschränkt oder gemieden werden
100% Artischockenmehl	Amaranth •
Buchweizen	Dinkel •
Foniohirse	Emmer
Hiobstränengras	Essener Brot •
Hirse	Gerste
Leinsamenbrot	Hafer, Haferkleie, Hafermehl •
Poi (Wasserbrotwurzel/Taro)	Kamut
Quinoa	Kudzu •
Reis, Basmatireis	Linsenmehl, Dal, Papadam •
Reis, braun	Maisgrieß, Polenta •
Reis, Wildreis	Roggen
Reisflocken, braun	Roggenmehl
Reiskleie	Sojamehl
Teff, Zwerghirse	Weizen, 100% gekeimt •
	Weizen, Bulgur
	Weizen, Couscous
	Weizen, Gluten
	Weizen, helles Mehl
	Weizen, Vollkorn
	Weizenkleie, -keime

Pflanzliche Nahrungsmittel (Gemüse)

Portionsgröße: 1 Tasse
Häufigkeit: mindestens 4–5 Portionen täglich

Superfoods, die zu wählen sind	Nahrungsmittel mit Toxinen, die eingeschränkt oder gemieden werden
Algen, Kelp ◊	Alfalfakeimlinge
Algen, Spirulina	Algen, Agar-Agar
Algen, Wakame ◊	Algen, Irish Moss
Artischocke ◊	Aloe Vera
Bockshornklee	Aubergine •
Broccoli	Avocado •
Broccoli Raab, Rübstiel ◊	Bambussprossen •
Broccoli, Chin. Broccoli ◊	Blattkohl •
Chicoree, Chicoreewurzel ◊	Blumenkohl •
Chinesischer Kohl, Kai-Lan	Borretsch •
Escarole, glatter Endivie	Cassava
Grünkohl	Gurke
Ingwer ◊	Kanpyo, Flaschenkürbis •
Kürbis	Karotte •
Löwenzahn	Kartoffel, mit weißer Schale
Mangold	Lauch, Porree •
Okra	Mais, Popcorn •
Paprika, Chili, Jalapeno ◊	Olive, grün •
Pastinake	Olive, schwarz
Pilz, Enoki, Samtfußrübling	Pickles, eingel. Gemüse in Essig
Pilz, Judasohr, Mu-Err ◊	Pickles, eingel. Gemüse in Salz
Romanesco	Pilz, Austern-Seitling
Rowal, Keluak ◊	Pilz, Portobello, Zucht-Champ.
Senf, chin. Senf ◊	Pilz, Scheidling •
Spargel	Pilz, Shiitake
Speiserübe	Pilz, Weißer Champignon
Steckrübe, Kohlrübe	Pilze, Brauner Champignon •
Stielmus, Rübstiel ◊	Piment, Blätter •
Süßkartoffel	Portulak
Süßkartoffel, Blätter ◊	Quorn
Topinambur	Rhabarber
Weinblätter ◊	Rosenkohl
Zwiebeln, alle Sorten	Rote Beete, Blätter •
	Salat, Kopfsalat, Eisbergsalat •
	Sauerkraut •
	Spargelerbse •
	Spinat •
	Tomatillo •

Superfoods, die zu wählen sind	Nahrungsmittel mit Toxinen, die eingeschränkt oder gemieden werden
	Tomate • Wasserkastanie

Früchte

Portionsgröße: 1 Tasse mit Obst oder 1 mittelgroße Frucht
Häufigkeit: mindestens 3 Portionen pro Tag

Superfoods, die zu wählen sind	Nahrungsmittel mit Toxinen, die eingeschränkt oder gemieden werden
Acai-Beere	Apfel •
Ananas ◊	Aprikose •
Banane	Bittermelone
Birne ◊	Brombeere
Canistel (Gelbe Sapote) ◊	Cantaloupe-Melone
Cranberry ◊	Durian
Crenshaw Melone	Erdbeere
Dattel ◊	Feige •
Gojibeere	Granatapfel •
Grapefruit ◊	Honigmelone
Guave	Kirsche •
Heidelbeere	Kiwi
Holunderbeere	Kochbanane
Jackfrucht	Kokosnuss, Fruchtfleisch •
Kratzbeere	Mandarine
Limette	Nashi-Birne
Loganbeere	Nektarine •
Mamey Sapote, Große Sapote	Orange
Mango ◊	Papaya
Passionsfrucht, Maracuja ◊	Pflaume •
Pawpaw, Asimina	Rosine •
Pfirsich	Tamarillo, Baumtomate
Physalis	Traube •
Preiselbeere ◊	Trockenpflaume •
Quitte	
Sago	
Stachelbeere	
US-Heidelbeere	
Wassermelone ◊	
Zitrone	

Gewürze

Portionsgröße: 1 Teelöffel
Häufigkeit: mindestens 1–2 Portionen pro Tag

Superfoods, die zu wählen sind	Nahrungsmittel mit Toxinen, die eingeschränkt oder gemieden werden
Anis	Guarana
Curry ◊	Gummi Arabicum
Dulse, Rotalge	Kapern
Estragon	Karamell
Gewürznelke	Macis, Muskatblüte
Knoblauch	Maisstärke •
Koriander (-Grün) ◊	Muskatnuss
Kurkuma ◊	Petersilie •
Rosmarin	Pfeffer, schwarz
Safran	Schnittlauch •
Salbei	
Schokolade ◊	
Zimt ◊	

Getränke

Portionsgröße: 1,8–2,4 dl
Häufigkeit: 2–4 Portionen pro Tag

Superfoods, die zu wählen sind	Nahrungsmittel mit Toxinen, die eingeschränkt oder gemieden werden
Ananassaft	Apfelsaft •
Birnensaft	Bier
Cranberrysaft	Brombeersaft
Grapefruitsaft	Coca-Cola
Tee, Grüner Tee, Kukicha, Bancha ◊	Gurkensaft
Tee, Ingwertee	Kaffee •
Tee, Kamillentee ◊	Karottensaft •
Tee, Matetee ◊	Mandarinensaft
Tee, Rooibostee	Milch, Kokosnussmilch •
Tee, Zitronenmelissetee ◊	Milch, Mandelmilch •
Traubensaft	Milch, Reismilch •
	Milch, Sojamilch
	Orangensaft

Superfoods, die zu wählen sind	Nahrungsmittel mit Toxinen, die eingeschränkt oder gemieden werden
	Rote-Beete-Saft, Randensaft • Spirituosen Tee, Kumbucha Tee, Schwarzer Tee Wein, Rotwein • Wein, Weißwein •

Würzmittel und Zusatzstoffe

Portionsgröße: 1 Teelöffel
Häufigkeit: nach Bedarf

Superfoods, die zu wählen sind	Nahrungsmittel mit Toxinen, die eingeschränkt oder gemieden werden
Agavensirup Arrow Root, Pfeilwurzmehl Glyzerin Hefe, Nährhefe ◊ Hefeextrakt, Marmite Johannisbrotkernmehl Melasse Melasse, Blackstrap Senfpulver Umeboshi-Essig	Ahornsirup • Aspartam BHA (Butylhydroxianisol, E320) BHT (Butylhydroxytoluol, E321) Carrageen Dextrose, Traubenzucker Essig, alle Sorten Fruktose Glutamat, Mononatriumglutamat (MNG, E621) Guarkernmehl Kaliumbisulfit Kaliummetabisulfit Ketchup Konjak Maissirup Mastix, Gummiharz • Mayonnaise Mayonnaise aus Tofu Miso Natriumbisulfit Natriummetabisulfit Phytinsäure Pickle Relish Senf, mit Essig Sojasauce, Tamari, ohne Weizen Worcestershiresauce Zucker, braun, weiß

Nahrungsergänzungsmittelleitfaden für den GenoTyp Jäger

Diese Nahrungsergänzungsmittel können dabei helfen, die Resultate Deiner Jäger-Ernährung zu verbessern. Die meisten sind in Naturkostläden jederzeit erhältlich, ein paar sind jedoch schwieriger zu bekommen. Beachte, dass diese Nahrungsergänzungsmittel ausschließlich für die Verwendung im Rahmen des GenoTypen-Ernährungsprogramms des Jägers empfohlen werden. Um zu überprüfen, wie andere Nahrungsergänzungsmittel, die Du vielleicht einnimmst, für den GenoTyp Jäger bewertet werden oder um genauere Informationen über die Wissenschaft hinter der Verwendung dieses Ergänzungsmittelprotokolls zu erhalten, gehe auf die offizielle Webseite der GenoTypen-Ernährung unter www.genotypediet.com. Denke daran, die Verwendung jedes Nahrungsergänzungsmittels immer mit Deinem Arzt zu besprechen, bevor Du ein Nahrungsergänzungsmittelprogramm beginnst.

Nahrungsergänzungsmittel, die die «Entzündungs-Gene» des Jägers abschwächen:

- Scutellaria baicalensis (Chinesisches Helmkraut). Normale tägliche Dosierung: 250–500 mg
- Fischöle. Normale tägliche Dosierung: 750–1000 mg
- Buttersäure. Normale tägliche Dosierung: 750–1000 mg

Nahrungsmittel, die die «schnellen Alterungs-Gene» des Jägers abschwächen und dabei helfen, den Stoffwechsel zu regulieren:

- Kurkumin. Normale tägliche Dosierung: 100–500 mg
- Grüner Tee. Normale tägliche Dosierung: 2-3 Tassen Tee
- Folsäure. Normale tägliche Dosierung: 800 mcg
- Chrom-Polynicotinat. Normale tägliche Dosierung: 50–200 mcg

Nahrungsergänzungsmittel, die Jägern dabei helfen, ihr Stressniveau unter Kontrolle zu bringen:

- Heiliges Basilikum (Ocimum sanctum Linn). Normale tägliche Dosierung: 200–400 mg

- Pantothensäure (Vitamin B_5). Normale tägliche Dosierung: 250–500 mg
- Rhodiola rosea (Rosenwurz). Normale tägliche Dosierung: 250–500 mg

Der Lebensstil des GenoTyps Jäger

Mahlzeitenplanung

Der Jäger hat eine umfangreiche Auswahl an Nahrungsmittelkombinationen und Kochideen, die für eine phantasievolle Mahlzeitenplanung zur Verfügung stehen. Wir haben eine Vielzahl von Speiseplänen (sogar für Familien mit unterschiedlichen GenoTypen) und Hunderte von schmackhaften Rezepten für jeden GenoTyp online auf www.genotypediet.com gesammelt.

Übungsleitfaden

Die GenoTypen Jäger brauchen regelmäßig körperliche Belastung, um fit und gesund zu bleiben, Stress zu reduzieren und ihre Ausdauer zu steigern. Dafür musst Du täglich rund 40 Minuten trainieren. Achte darauf, Dich vor jeder aeroben Aktivität mindestens 5–10 Minuten mit leichtem Stretching aufzuwärmen.

Weniger anspruchsvoll:
- Wandern
- Pilates oder andere Arten der Stärkung der Körpermitte
- Zügiges Gehen: auf ebenem Gelände, mindestens 5 km
- Moderater Wettkampfsport (Tennis, Squash, Volleyball)
- Leichtes Gewichtstraining für den Ober- und Unterkörper

Anspruchsvoller:
- Intensiver Wettkampfsport (Kampfsport, Basketball, Fußball)
- Tanzen

- Turnen
- Moderates Krafttraining
- Joggen

Entspannungsübung
Eine großartige Methode, die Jägern hilft ihr Reaktionsmuster auf Stress zu verändern, ist die alte Yogatechnik der «wechselseitigen Nasenatmung». Obwohl sie etwas seltsam klingt, wurde tatsächlich erwiesen, dass sie die Balance der parasympathischen (stärkenden) und der sympathischen (Flucht oder Kampf) Teile des Nervensystems fördert.

Anleitung wechselseitige Nasenatmung

1. Verschließe das rechte Nasenloch mit Deinem rechten Daumen und atme tief und lang durch das linke Nasenloch ein.
2. Verschließe jetzt das linke Nasenloch mit Deinem rechten Ringfinger und dem kleinen Finger und löse gleichzeitig Deinen Daumen vom rechten Nasenloch. Atme tief und lang durch das rechte Nasenloch aus.
3. Wiederhole das fünf Mal.
4. Jetzt anders herum.
5. Verschließe das linke Nasenloch mit Deinem linken Daumen und atme tief und lang durch das rechte Nasenloch ein.
6. Verschließe jetzt das rechte Nasenloch mit Deinem linken Ringfinger und dem kleinen Finger und löse gleichzeitig den Daumen vom linken Nasenloch. Atme tief und lang durch das rechte Nasenloch aus.
7. Das ist ein Durchgang. Beginne mit 3 Durchgängen und verlängere die Übung jede Woche um einen Durchgang, bis es 7 sind.

KAPITEL 16

Die Sammler-Ernährung

Willkommen, lieber Sammler! Dieses Kapitel enthält alle Informationen, die Du für den Beginn Deiner GenoTypen-Ernährung benötigst. Freundschaftliche Unterstützung bei der Ernährung, neue Studien und Hilfe bei Rezepten und Menüplanung befinden sich nur einen Mausklick entfernt auf der offiziellen Webseite der GenoTypen-Ernährung (www.genotypediet.com).

Die Sammler-Ernährung ist in Nahrungsmittelkategorien unterteilt. Jede Kategorie (Rotes Fleisch, Geflügel etc.) enthält zwei Listen. Die Liste auf der linken Seite enthält die *Superfoods des Sammlers*, Nahrungsmittel, die im Körper des Sammlers wie Medizin wirken und Stress ausgleichen, Gene erneuern und den Verdauungstrakt wieder aufbauen. Superfoods, die Sammlern dabei helfen, ihr ideales Gewicht zu halten, die Muskelmasse zu erhöhen und Körperfett abzubauen, sind mit einem Diamantsymbol (◊) gekennzeichnet. Um maximal von der Sammler-Ernährung zu profitieren, sollten diese regelmäßig verzehrt werden.

Die Liste auf der rechten Seite enthält die *Toxine des Sammlers*, Nahrungsmittel, die die GenoTypen Sammler meiden sollten. Einige Nahrungsmittel auf der Toxinliste des Sammlers müssen nur für einen kurzen Zeitraum gemieden werden, damit Du Dein Gleichgewicht wiederfinden kannst. Nach drei bis sechs Monaten kannst Du sie in geringen Mengen wieder in Deine Ernährung einfügen. Sie sind

durch einen schwarzen Punkt (•) gekennzeichnet. Falls Du jedoch mit einer Krankheit zu kämpfen hast oder merkst, dass Dein Gewicht wieder ansteigt, solltest Du die Ernährungsempfehlungen strenger befolgen, indem Du diese Nahrungsmittel für eine Weile meidest.

Wenn ein Nahrungsmittel nicht aufgeführt ist, ist es im Grunde *neutral*. Das bedeutet, dass die darin enthalten Nährstoffen nützlich für Dich sind, sie Dir jedoch nicht gezielt dabei helfen, das Gleichgewicht Deiner Gene oder die Gesundheit Deiner Zellen wiederherzustellen. Iss sie ruhig – aber vernachlässige nicht die von mir empfohlenen Nahrungsmittel. Eine vollständige Liste aller Nahrungsmittel, die ich getestet habe, ist online verfügbar (www.genotypediet.com).

Rotes Fleisch

Portionsgröße: ungefähr die Größe Deiner Hand (120–180 g)
Häufigkeit: 3–5 Mal pro Woche

Superfoods, die zu wählen sind	Nahrungsmittel mit Toxinen, die eingeschränkt oder gemieden werden
Büffel, Bison Hammel ◊ Hase, Kaninchen Lamm ◊ Rentier Ziege ◊	Bries (Milke) Rinderherz Rinderleber Schweinefleisch Schweineschinken Schweinespeck Wildfleisch • Wildschwein

Geflügel

Portionsgröße: ungefähr die Größe Deiner Hand (120–180 g)
Häufigkeit: 2–5 Mal pro Woche

Superfoods, die zu wählen sind	Nahrungsmittel mit Toxinen, die eingeschränkt oder gemieden werden
Emu ◊	Ente

Superfoods, die zu wählen sind	Nahrungsmittel mit Toxinen, die eingeschränkt oder gemieden werden
Fasan	Entenleber
Strauß ◊	Gans
Täubchen	Gänseleber
Truthahn ◊	Hähnchen •
	Hühnerleber
	Junghuhn •
	Moorhuhn
	Perlhuhn •
	Rebhuhn
	Wachtel

Fisch und Meeresfrüchte

Portionsgröße: ungefähr die Größe Deiner Hand (120–180 g)
Häufigkeit: mindestens 4 Mal pro Woche

Superfoods, die zu wählen sind	Nahrungsmittel mit Toxinen, die eingeschränkt oder gemieden werden
Blauer Katzenwels	Abalone, Seeohr
Butterfisch ◊	Alse (Maifisch)
Döbel ◊	Anchovis, Sardelle •
Erntefisch ◊	Auster
Flunder	Barrakuda (Pfeilhecht)
Flussbarsch	Blaubarsch
Gelbschwanz-Makrele	Felsenbarsch
Gestreifter Seewolf	Forelle, gezüchtet
Goldmakrele ◊	Forelle, Meerforelle •
Granat-, Kaiserbarsch	Forelle, Stahlkopfforelle •
Hecht	Forelle, wilde Regenbogenforelle
Heilbutt	Froschschenkel
Hering ◊	Hummer •
Karpfen	Jakobsmuschel
Katzen-, Zwergwels	Krebs, Krabbe
Lachs, Königslachs ◊	Makrele, atlantische
Lachs, Rotlachs ◊	Makrele, spanische •
Meeräsche ◊	Meeresschnecke
Meeres-Dickkopf	Miesmuschel
Nagebarsch	Muskellunge
Pazifische Rotzunge ◊	Octopus, Krake
Pazifischer Rotbarsch, Goldbarsch	Rochen
Pilchard, Sardine	Sandklaffmuschel, Venusmuschel •

Superfoods, die zu wählen sind	Nahrungsmittel mit Toxinen, die eingeschränkt oder gemieden werden
Sardine ◊ Schellfisch Seehecht (Hechtdorsch) Steinbutt Thunfisch, Blauflossenthunfisch ◊ Thunfisch, Bonito Thunfisch, Gelbflossenthunfisch Tilapia, Buntbarsch Torpedobarsch ◊ Wimpel-, Saugkarpfen Wittling, Merlan Zackenbarsch Zander, Hechtbarsch Ziegelbarsch	Schildkröte Seebrasse, Meerbrasse Seelachs, Köhler, Kohlfisch Shrimp, Garnele Stint Streifenbarsch (gezüchtet) • Tintenfisch, Kalamar • Weakfish, Umber • Wolfsbarsch, Weißbarsch

Eier und Fischrogen

Portionsgröße: 1 Ei
Häufigkeit: 7–9 Portionen pro Woche

Superfoods, die zu wählen sind	Nahrungsmittel mit Toxinen, die eingeschränkt oder gemieden werden
Entenei, Eiweiß Heringsrogen Hühnerei Hühnerei, Eiweiß ◊	Entenei Fächerfischrogen Gänseei Karpfenrogen Kaviar Lachsrogen Wachtelei

Milchprodukte

Portionsgröße: Milch: 1,8 dl; Käse: 60–120 g; Ghee, Butter: 1 TL
Häufigkeit: Käse: 3 Mal pro Woche; Ghee: 4 Mal pro Woche

Superfoods, die zu wählen sind	Nahrungsmittel mit Toxinen, die eingeschränkt oder gemieden werden
Farmers Käse ◊	Blauschimmelkäse

Superfoods, die zu wählen sind	Nahrungsmittel mit Toxinen, die eingeschränkt oder gemieden werden
Ghee (geklärte Butter)	Brie
Hüttenkäse ◊	Camembert
Paneer (indischer Frischkäse) ◊	Cheddar
Quark	Chesterkäse
Rumänischer Urdă	Colby cheese
Ricotta ◊	Frisch-, Rahmkäse
	Edamer
	Emmentaler
	Feta •
	Gjetost (norwegischer Ziegenkäse) •
	Gorgonzola
	Gouda
	Gruyère •
	Havarti
	Jarlsberg
	Jogurt
	Kasein
	Kefalotyri •
	Kefir
	Limburger
	Manchego •
	Milch, Buttermilch
	Milch, fettarm
	Milch, Vollmilch
	Milch, Ziegenmilch •
	Molkenproteinpulver •
	Monterey Jack
	Mozzarella •
	Münsterkäse
	Neufchâtelkäse
	Parmesan
	Pecorino
	Port Salut •
	Provolone
	Rahmmilch
	Romanokäse
	Roquefort
	Sauerrahm
	Scheibletten-Käse
	Stiltonkäse
	String cheese

Pflanzliche Proteine

Portionsgröße: Nüsse, Samen: 1/2 Tasse; Nussbutter: 2 Esslöffel
Häufigkeit: 3–7 Mal pro Woche

Superfoods, die zu wählen sind	Nahrungsmittel mit Toxinen, die eingeschränkt oder gemieden werden
Brechbohne, grüne Bohne	Adzukibohne •
Butterbohne ◊	Bucheckern
Butternuss (weiße Walnuss)	Schwarze Bohne •
Cannellini-Bohne	Cashew •
Chiasamen, Pinole ◊	Cashewbutter •
Erbse ◊	Copper Bohne •
Goabohne (Flügelbohne)	Distelsamen
Great Northern-Bohne ◊	Erdnuss
Hickory-Nuss	Erdnussbutter
Johannisbrot ◊	Erdnussmehl
Kastanie, chinesisch	Gartenbohne
Kürbiskern ◊	Hanfsamen
Leinsamen	Haselnuss
Lupinen ◊	Kastanie, europäisch
Mandel ◊	Kichererbse
Mandelbutter	Kidneybohne
Mattenbohne	Linsen, alle Sorten •
Nährhefe	Linsen, gekeimt •
Pecannuss ◊	Litchinuss
Walnuss	Mohn
Wassermelonenkerne ◊	Mungobohne
Weiße Bohne	Natto
	Paranuss •
	Pinienkern, Pignola
	Pinto-Bohne •
	Pinto-Bohne, gekeimt •
	Pistazie •
	Saubohne, Fava
	Schwarzaugenbohne
	Sesam •
	Sesambutter, Tahini •
	Sesammehl •
	Sojabohne
	Sojabohne, gekeimt
	Sojabohne, Pasta
	Sojabohne, Tempeh
	Sojabohne, Tofu
	Sonnenblumenkerne •

Superfoods, die zu wählen sind	Nahrungsmittel mit Toxinen, die eingeschränkt oder gemieden werden
	Tamarinden Weiße Bohne (Navy-Bohne)

Fette und Öle

Portionsgröße: 1 Esslöffel
Häufigkeit: 3–6 Mal pro Woche

Superfoods, die zu wählen sind	Nahrungsmittel mit Toxinen, die eingeschränkt oder gemieden werden
Aprikosenkernöl Chiasamenöl Haferkeimöl Hanfsamenöl Haselnussöl Leindotteröl ◊ Leinöl Macadamiaöl ◊ Mandelöl ◊ Olivenöl ◊ Perillasamenöl Quinoaöl Reiskleieöl ◊ Traubenkernöl ◊ Walnussöl ◊	Avocadoöl Baumwollkernöl Distelöl Erdnussöl Kokosöl • Kürbiskernöl • Lebertran • Maiskeimöl Margarine Palmöl Rapsöl • Schmalz Sesamöl • Sojaöl Sonnenblumenöl Weizenkeimöl

Kohlenhydrate

Portionsgröße: 1/2 Tasse Getreide, Müsli, Reis; 1 Scheibe Brot
Häufigkeit: 2–3 Mal täglich

Superfoods, die zu wählen sind	Nahrungsmittel mit Toxinen, die eingeschränkt oder gemieden werden
100% Artischockenmehl Amaranth ◊	Buchweizen • Dinkel •

Superfoods, die zu wählen sind	Nahrungsmittel mit Toxinen, die eingeschränkt oder gemieden werden
Essener Brot	Emmer, Vollkorn
Foniohirse ◊	Kamut, Vollkorn
Gerste	Linsenmehl, Dal
Haferkleie	Maisgrieß, Polenta
Hafermehl	Papadam •
Hiobstränengras	Reis, braun •
Hirse ◊	Reis, weiß •
Leinsamenbrot ◊	Reis, Wildreis •
Quinoa ◊	Reisflocken, braun •
Reis, Basmatireis	Reisflocken, weiß •
Reiskleie ◊	Roggen •
Teff, Zwerghirse	Roggenmehl •
	Sojamehl
	Sorghumhirse
	Tapioka, Maniok, Cassava
	Weizen, Bulgur
	Weizen, Couscous
	Weizen, helles Mehl
	Weizen, Puffweizen
	Weizen, Vollkorn
	Weizenkleie, -keime

Pflanzliche Nahrungsmittel (Gemüse)

Portionsgröße: 1 Tasse
Häufigkeit: mindestens 4–5 Portionen pro Tag

Superfoods, die zu wählen sind	Nahrungsmittel mit Toxinen, die eingeschränkt oder gemieden werden
Algen, Kelp ◊	Alfalfakeimlinge
Algen, Spirulina ◊	Aloe Vera
Bambussprossen	Algen, Agar-Agar
Bockshornklee ◊	Aubergine •
Chicoreewurzel	Avocado •
Escarole, glatter Endivie	Blumenkohl
Farnspitzen	Broccoli •
Fenchel	Brunnenkresse •
Kanpyo, Flaschenkürbis	Chayote, Gemüsebirne
Löwenzahn	Chinesischer Kohl, Kai-Lan •
Okra ◊	Grünkohl •
Paprika, Chili, Jalapeno	Gurke •

Superfoods, die zu wählen sind	Nahrungsmittel mit Toxinen, die eingeschränkt oder gemieden werden
Peperoni, Glockenform	Haferwurzel •
Pilz, Austern-Seitling ◊	Karotte •
Pilz, Brauner Champignon ◊	Kartoffel, mit weißer Schale
Pilz, Enoki, Samtfußrübling ◊	Lauch, Porree
Pilz, kommerziell ◊	Mais, Popcorn
Pilz, Maitake, Klapperschwamm ◊	Olive, grün
Pilz, Portobello, Zucht-Champ. ◊	Olive, schwarz
Piment, Blätter	Pak Choi, Senfkohl
Samtpappel, Schönmalve	Palmenherzen
Schalotten	Pastinake •
Spargel	Pickles, eingel. Gemüse in Essig
Spargelerbse ◊	Pickles, eingel. Gemüse in Salz
Spinat	Pilz, Shiitake
Staudensellerie ◊	Quorn
Stielmus, Rübstiel	Radieschen •
Süßkartoffel, Blätter	Rettichkeimlinge •
Taro	Rhabarber
Tomate ◊	Romanesco •
Wasserkastanie	Rosenkohl •
Yams	Rote Beete •
Zucchini	Sauerkraut
Zwiebeln, alle Sorten	Squash, Speisekürbis •
	Süßkartoffel •
	Weinblätter •
	Weißkohl •

Früchte

Portionsgröße: 1 Tasse Obst oder 1 mittelgroße Frucht
Häufigkeit: mindestens 3 Portionen pro Tag

Superfoods, die zu wählen sind	Nahrungsmittel mit Toxinen, die eingeschränkt oder gemieden werden
Ananas ◊	Apfel •
Aprikose	Banane •
Brotfrucht ◊	Birne •
Cherimoya	Bittermelone
Cranberry	Brombeere
Feijoa, Brasilianische Guave	Cantaloupe-Melone •
Grapefruit ◊	Dattel
Guave ◊	Durian

Superfoods, die zu wählen sind	Nahrungsmittel mit Toxinen, die eingeschränkt oder gemieden werden
Himbeere	Erdbeere •
Holunderbeere ◊	Granatapfel
Johannisbeere	Heidelbeere •
Karanda-Pflaume	Honigmelone •
Kratzbeere	Kaki
Limette	Kaktusfeige
Loganbeere ◊	Kirsche •
Mamey Sapote, Große Sapote	Kiwi
Maulbeere	Kochbanane •
Moltebeere	Kokosnuss, Fruchtfleisch
Nektarine	Kumquat •
Noni	Loquat, jap. Wollmispel
Pampelmuse, Pomelo ◊	Mandarine •
Papaya	Musk Melone, Zuckermelone
Pfirsich ◊	Nashi-Birne
Preiselbeere ◊	Orange •
Stachelbeere	Persian Melone
Wassermelone ◊	Pflaume
Zitrone	Rosine •
	Spanish Melone
	Sternfrucht
	Traube •
	Trockenpflaume •
	US-Heidelbeere
	Vogelbeere

Gewürze

Portionsgröße: 1 Teelöffel
Häufigkeit: mindestens 1–2 Portionen pro Tag

Superfoods, die zu wählen sind	Nahrungsmittel mit Toxinen, die eingeschränkt oder gemieden werden
Basilikum	Anis •
Cardamom	Chili
Curry ◊	Gewürznelke •
Fenchel	Guarana
Knoblauch	Gummi Arabicum
Koriander (-Grün) ◊	Kapern
Kurkuma ◊	Koriander (Samen) •
Paprika	Macis, Muskatblüte

Superfoods, die zu wählen sind	Nahrungsmittel mit Toxinen, die eingeschränkt oder gemieden werden
Petersilie ◊ Safran Schokolade 70% ◊ Zimt ◊	Maisstärke Pfeffer, schwarz Piment, Nelkenpfeffer • Rosmarin • Vanille •

Getränke

Portionsgröße: 1,8–2,4 dl
Häufigkeit 2–4 Portionen pro Tag

Superfoods, die zu wählen sind	Nahrungsmittel mit Toxinen, die eingeschränkt oder gemieden werden
Cranberrysaft Holunderbeersaft Milch, Reismilch Nonisaft Pampelmusensaft ◊ Tee, Ginsengtee ◊ Tee, Grüner Tee ◊ Tee, Ingwertee Tee, Kamillentee Tee, Kumbucha Tee, Matetee ◊ Tee, Schwarzer Tee Tee, Zitronenmelissetee Wasser mit Zitrone Wassermelonensaft	Apfelsaft Bier Birnensaft Brombeersaft Cola-Getränke Granatapfelsaft Gurkensaft Heidelbeersaft Kaffee • Kirschsaft • Kohlsaft Mandarinensaft Milch, Kokosnussmilch Milch, Mandelmilch • Milch, Sojamilch Orangensaft Spirituosen Tomatensaft Wein, Rotwein Wein, Weißwein •

Würzmittel und Zusatzstoffe

Portionsgröße: 1 Teelöffel
Häufigkeit: Nach Bedarf

Superfoods, die zu wählen sind	Nahrungsmittel mit Toxinen, die eingeschränkt oder gemieden werden
Epazote	Ahornsirup •
Glyzerin	Aspartam
Hefe, Nährhefe	Carrageen
Hefeextrakt, Marmite	Dextrose, Traubenzucker
Johannisbrotkernmehl	Ethylmaltol
Meersalz	Fruktose
Melasse	Gerstenmalz
Melasse, Blackstrap	Guanosinmonophosphat
Pektin ◊	Guarkernmehl
Seetangpulver	Honig •
Stevia	Invertase
Tulsi (Heiliges Basilikum)	Invertzuckersirup
Umeboshi-Essig	Kaliumsorbat
	Karamell, Karamell-Farbstoff
	Ketchup
	Maissirup
	Maltitol
	Mayonnaise
	Mayonnaise aus Tofu
	Miso
	Pickle Relish
	Reissirup
	Sojasoße, Tamari, ohne Weizen
	Sorbinsäure
	Sorbitol
	Sucralose
	Worcestershiresauce
	Zucker, braun, weiß

Nahrungsergänzungsmittelleitfaden für den GenoTyp Sammler

Diese Nahrungsergänzungsmittel können dabei helfen, die Resultate Deiner Sammler-Ernährung zu verbessern. Die meisten sind in Naturkostläden jederzeit erhältlich, ein paar sind jedoch schwieriger zu bekommen. Beachte, dass diese Nahrungsergänzungsmittel ausschließlich für die Verwendung im Rahmen des GenoTypen-Ernährungsprogramms des Sammlers empfohlen werden. Um zu überprüfen, wie andere Nahrungsergänzungsmittel, die Du eventuell einnimmst, für den GenoTyp Sammler bewertet werden oder um genauere Informationen über die Wissenschaft hinter der Verwendung dieses Ergänzungsmittelprotokolls zu erhalten, gehe auf die offizielle Webseite der GenoTypen-Ernährung unter www.genotypediet.com. Denke daran, die Verwendung jedes Nahrungsergänzungsmittels immer mit Deinem Arzt zu besprechen, bevor Du ein Nahrungsergänzungsmittelprogramm beginnst.

Nahrungsergänzungsmittel, die die «AGE-Glykierungs-Gene» des Sammlers abschwächen:

- Quercetin. Normale tägliche Dosierung: 250–500 mg
- Carnosin.* Normale tägliche Dosierung: 50–100 mg
- Matetee (Ilex paraguariensis). Normale tägliche Dosierung: Tee, 2 Tassen; als Nahrungsergänzungsmittel 200–400 mg

Nahrungsergänzungsmittel, die die Stimmung des Sammlers heben, die Effizienz der hormonellen Reaktion erhöhen und dabei helfen, den Stoffwechsel und das Kontrollzentrum für Appetit zu regulieren:

- Magnolia officinalis. Normale tägliche Dosierung: 250–400 mg
- Melatonin oder Methylcobalamin. Normale tägliche Dosierung:
  Melatonin: 3 mg vor dem Schlafengehen
  Methylcobalamin: 50 mcg vor dem Schlafengehen

---

* *Bemerkung:* Verwechsle dieses Nahrungsergänzungsmittel nicht mit der besser erhältlichen Aminosäure L-Kartinin.

- Coleus forskohlii (Forskolin). Normale tägliche Dosierung: Standardisiertes Wurzelextrakt 150–250 mg

Nahrungserzänzungmittel, die dabei helfen, die sparsame genetische Tendenz zu minimieren:
- Salacia oblonga. Normale tägliche Dosierung: 250–400 mg
- Resveratrol. Normale tägliche Dosierung: 50–100 mg
- Liponsäure. Normale tägliche Dosierung: 50–100 mg
- Grüntee-Extrakt. Normale tägliche Dosierung: 2–3 Tassen Tee

Der Lebensstil des GenoTyps Sammler

Mahlzeitenplanung

Der Jäger hat eine umfangreiche Auswahl an Nahrungsmittelkombinationen und Kochideen, die für eine phantasievolle Mahlzeitenplanung zur Verfügung stehen. Wir haben eine Vielzahl von Speiseplänen (sogar für Familien mit unterschiedlichen GenoTypen) und Hunderte von schmackhaften Rezepten für jeden GenoTyp online auf www.genotypediet.com zusammengestellt.

Übungsleitfaden

Das Bewegungsprogramm des Sammlers sollte so gestaltet sein, dass das Muskelwachstum erhöht und die Insulineffizienz verbessert wird. Für die GenoTypen Sammler sind Stretch- und Dehnübungen, die auch eine Widerstandskomponente haben, am besten geeignet. Versuchen Sie an sechs Tagen pro Woche mindestens 30–40 Minuten lang zu trainieren. Achten Sie darauf, sich zum Aufwärmen am Anfang und zum Abkühlen am Schluss für fünf Minuten zu stretchen. Wählen Sie eine Sportart aus der folgenden Liste.

Weniger anspruchsvoll:
- Golfen: neun Loch, ohne Golfcart
- Zügiges Gehen: Auf ebenem Boden, mindestens 3 km

- Aktives Hatha oder Bikram Yoga
- Schwimmen

Anspruchsvoller:
- Wandern: gemäßigtes Tempo in hügeligem Gelände
- Krafttraining: leichtes Zirkeltraining oder leichte Handgewichte (1–2 kg) beim Spazierengehen oder Wandern
- Pilates
- Tennis
- Aerobic

Beruhigen und Entgiften
Gehen Sie am Anfang des Programms zur Entgiftung mindestens zwei Mal pro Woche in die Sauna (vorzugsweise in eine der neuen «Ferninfrarot-Saunen»). Saunieren hilft dabei, giftige Chemikalien aus Ihrem Fettgewebe zu entfernen und den Abbau von gespeichertem Fett zu mobilisieren. Ferninfrarot dringt bis in eine Tiefe von 2,5 bis 7,5 Zentimeter in die Körpergewebe ein, viel tiefer als Dampf oder andere Arten von trockener Hitze. Dieses «tiefe Erhitzen» ist zusammen mit Schwitzen verantwortlich für die Gesundheitsvorteile, die mit diesen Infrarotstrahlen in Verbindung gebracht werden.

Anleitung zum Saunabesuch

- Halte immer mit Deinem Arzt Rücksprache, bevor Du in eine Sauna gehst. Menschen mit Multipler Sklerose, Lupus, adrenaler Suppression, Schilddrüsenüberfunktion oder Hämophilie sollte nicht in die Sauna gehen. Schwangere Frauen, Kinder unter fünf Jahren und Menschen mit künstlichen Gelenken, Metallstiften oder Brustimplantaten aus Silikon sollten nicht in die Sauna gehen.
- Wenn Du Dich zu irgendeinem Zeitpunkt während des Saunierens nicht wohl fühlst, gehe sofort raus, vor allem, wenn Du Dich schwach, leicht benommen und schwindlig fühlst, oder Dir übel ist. Wenn die Symptome nicht verschwinden, solltest Du einen Arzt aufsuchen.

- Der beste Zeitpunkt für das Saunieren ist am frühen Morgen oder am späten Abend vor dem Zubettgehen.
- Trinke ein Glas Wasser pro 15 Minuten Aufenthalt in der Sauna.
- Beginne mit 15 Minuten pro Tag, die Du allmählich steigerst. Erhöhe den Aufenthalt auf 30–40 Minuten nach ein paar Wochen. Falls Du ernsthafte Gesundheitsprobleme hast, beginne mit 10 Minuten.
- Die Anzahl Saunagänge und die Aufenthaltsdauer in der Sauna solltest Du mit Deinem Arzt besprechen. Dies sollte individuell festgelegt werden. Normalerweise sind 2–3 Mal pro Woche okay.
- Ruhe Dich nach dem Saunagang aus, und kühle Dich für mindestens 15 Minuten ab, zum Beispiel mit einer Dusche oder einer Entspannungstechnik Deiner Wahl.

KAPITEL 17

Die Lehrer-Ernährung

Willkommen, lieber Lehrer! Dieses Kapitel enthält alle Informationen, die Du für den Beginn Deiner GenoTypen-Ernährung benötigst. Freundschaftliche Unterstützung bei der Ernährung, neue Studien und Hilfe bei Rezepten und Menüplanung befinden sich nur einen Mausklick entfernt auf der offiziellen Webseite der GenoTypen-Ernährung (www.genotypediet.com).

Die Lehrer-Ernährung ist in Nahrungsmittelkategorien unterteilt. Jede Kategorie (Rotes Fleisch, Geflügel, etc.) enthält zwei Listen. Die Liste auf der linken Seite enthält die *Superfoods des Lehrers*, Nahrungsmittel, die im Körper des Lehrers wie Medizin wirken und die Stress ausgleichen, Gene erneuern und den Verdauungstrakt wieder aufbauen. Superfoods, die Lehrern dabei helfen, ihr ideales Gewicht zu halten, die Muskelmasse zu erhöhen und Körperfett abzubauen, sind durch ein Diamantsymbol (◊) gekennzeichnet. Um maximal von der Lehrer-Ernährung zu profitieren, sollten diese regelmäßig verzehrt werden.

Die Liste auf der rechten Seite enthält die *Toxine des Lehrers*, Nahrungsmittel, die die GenoTypen Lehrer meiden sollten. Einige Nahrungsmittel auf der Toxinliste des Lehrers müssen nur für einen kurzen Zeitraum gemieden werden, damit Du Dein Gleichgewicht wiederfinden kannst. Nach drei bis sechs Monaten kannst Du sie in geringen Mengen wieder in Deine Ernährung einführen. Sie sind

durch einen schwarzen Punkt (•) gekennzeichnet. Falls Du jedoch mit einer Krankheit zu kämpfen hast oder merkst, dass Dein Gewicht wieder ansteigt, solltest Du die Ernährungsempfehlungen strenger befolgen, indem Du diese Nahrungsmittel für eine Weile meidest.

Wenn ein Nahrungsmittel nicht aufgeführt ist, ist es im Grunde *neutral.* Das bedeutet, dass die darin enthalten Nährstoffen nützlich für Dich sind, sie Dir jedoch nicht gezielt dabei helfen, das Gleichgewicht Deiner Gene oder die Gesundheit Deiner Zellen wiederherzustellen. Iss sie ruhig – aber vernachlässige nicht die von mir empfohlenen Nahrungsmittel. Eine vollständige Liste aller Nahrungsmittel, die ich getestet habe, ist online verfügbar (www.genotypediet.com).

Rotes Fleisch

Portionsgröße: ungefähr die Größe Deiner Hand (120–180 g)
Häufigkeit: 0–2 Mal pro Woche

Superfoods, die zu wählen sind	Nahrungsmittel mit Toxinen, die eingeschränkt oder gemieden werden
Hammel Ziege	Bries (Milke) Büffel, Bison Elch Hase, Kaninchen Känguru Kalbsfleisch Knochenmarksuppe Knochensuppe Lamm • Opossum Pferd Rentier • Rind Rinderherz, Rinderleber, Rinderzunge Schweinefleisch Schweineschinken Schweinespeck Wildfleisch Wildschwein

Geflügel

Portionsgröße: ungefähr die Größe Deiner Hand (120–180 g)
Häufigkeit: 1–3 Mal pro Woche

Superfoods, die zu wählen sind	Nahrungsmittel mit Toxinen, die eingeschränkt oder gemieden werden
Emu ◊ Strauß ◊ Täubchen Truthahn ◊	Hähnchen • Hühnerleber • Junghuhn • Ente Entenleber Gans Gänseleber Moorhuhn Perlhuhn Rebhuhn Fasan Wachtel

Fisch und Meeresfrüchte

Portionsgröße: ungefähr die Größe Deiner Hand (120–180 g)
Häufigkeit: 3–4 Mal pro Woche

Superfoods, die zu wählen sind	Nahrungsmittel mit Toxinen, die eingeschränkt oder gemieden werden
Abalone, Seeohr Butterfisch Döbel ◊ Flossenfleck-Umber Flussbarsch ◊ Goldmakrele Grasbarsch Halfmoon Fisch Hecht ◊ Junger Kabeljau ◊ Kabeljau, Dorsch ◊ Karpfen	Aal Alse (Maifisch) Anchovis, Sardelle Auster Barrakuda (Pfeilhecht) Blaubarsch Blauer Katzenwels Erntefisch Felsenbarsch Flunder Forelle, gezüchtet Forelle, Meerforelle

Superfoods, die zu wählen sind	Nahrungsmittel mit Toxinen, die eingeschränkt oder gemieden werden
Katzen-, Zwergwels ◊	Forelle, Stahlkopfforelle •
Lachs, Alaskalachs ◊	Forelle, wilde Regenbogenforelle •
Katzen-, Zwergwels ◊	Froschschenkel
Lachs, Alaskalachs ◊	Gelbschwanz-Makrele •
Lachs, Königslachs ◊	Granat-, Kaiserbarsch
Lachs, Rotlachs ◊	Haifisch
Lumb, Brosme	Heilbutt
Meeräsche ◊	Hering •
Meeres-Dickkopf	Hummer
Muskellunge ◊	Jakobsmuschel
Papageienfisch	Krebs, Krabbe
Pilchard, Sardine	Lachs, gezüchtet
Pompano, Stachelmakrele ◊	Makrele, atlantische
Rotbarsch	Makrele, spanische •
Rotbrasse	Meeresschnecke
Roter Trommler	Miesmuschel
Sardine ◊	Nagebarsch
Seebrasse, Meerbrasse	Octopus, Krake
Seelachs, Köhler, Kohlfisch	Pazifische Rotzunge
Seeteufel, Angelfisch	Qualle, getrocknet, gesalzen
Steinbutt	Rochen
Stint	Sandklaffmuschel, Venusmuschel
Thunfisch, Bonito	Schellfisch
Thunfisch, Gelbflossen-Thun	Schildkröte
Tilapia, Buntbarsch	Schwertfisch
Weinbergschnecke ◊	Seehecht (Hechtdorsch)
Wimpel-, Saugkarpfen	Seewolf, gestreifter
Zander, Hechtbarsch ◊	Seezunge
Ziegelbarsch ◊	Shrimp, Garnele
	Sommerflunder
	Sträflings-Meerbrasse
	Streifenbarsch
	Tintenfisch, Kalamar
	Torpedobarsch
	Weakfisch, Umber
	Wittling, Merlan •
	Wolfsbarsch, Weißbarsch
	Zackenbarsch

Eier und Fischrogen

Portionsgröße: 1 Ei
Häufigkeit: 6–9 Portionen pro Woche

Superfoods, die zu wählen sind	Nahrungsmittel mit Toxinen, die eingeschränkt oder gemieden werden
Fächerfischrogen ◊	Entenei
Hühnerei ◊	Entenei, Eiweiß
Hühnerei, Eigelb	Gänseei
Hühnerei, Eiweiß ◊	Heringsrogen
Lachsrogen ◊	Karpfenrogen •
	Kaviar
	Wachtelei

Milchprodukte

Portionsgröße: Milch: 1,8 dl; Käse: 60–120 g; Ghee: nach Bedarf
Häufigkeit: 4–6 Mal pro Woche

Superfoods, die zu wählen sind	Nahrungsmittel mit Toxinen, die eingeschränkt oder gemieden werden
Brie	Butter •
Colby cheese Edamer	Cheddar •
Emmentaler	Chesterkäse
Ghee (geklärte Butter)	Farmers Käse
Gorgonzola ◊	Feta •
Gouda ◊	Frisch-, Rahmkäse
Gruyère	Hüttenkäse
Havarti ◊	Kasein
Jarlsberg	Kefalotyri
Joghurt	Kefir
Manchego ◊	Limburger
Milch, Buttermilch	Milch, Büffelmilch •
Monterey Jack	Milch, fettarm
Münsterkäse ◊	Milch, Vollmilch
Parmesan ◊	Milch, Ziegenmilch
Pecorino ◊	Molkenproteinpulver
Provolone ◊	Mozzarella
Romanokäse ◊	Neufchâtelkäse
Stiltonkäse	Paneer (indischer Frischkäse)

Superfoods, die zu wählen sind	Nahrungsmittel mit Toxinen, die eingeschränkt oder gemieden werden
	Port Salut •
	Quark
	Rahmmilch
	Ricotta
	Rumänischer Urdă
	Sauerrahm
	Scheibletten-Käse
	String cheese

Pflanzliche Proteine

Portionsgröße: Nüsse, Samen: 1/2 Tasse; Nussbutter: 2 Esslöffel
Häufigkeit: 7–10 Mal pro Woche

Superfoods, die zu wählen sind	Nahrungsmittel mit Toxinen, die eingeschränkt oder gemieden werden
Adzukibohne	Cashew •
Brechbohne, grüne Bohne	Cashewbutter
Cannellini-Bohne	Copper-Bohne •
Distelsamenffl	Goabohne (Flügelbohne)
Erbse ◊	Haselnuss •
Erdnuss ◊	Kichererbse •
Erdnussbutter ◊	Kidneybohne •
Erdnussmehl	Kürbiskerne •
Gartenbohne	Limabohne
Great-Northern-Bohne	Litchinuss
Hanfsamen	Lotussamen
Johannisbrot ◊	Lotuswurzel
Kastanie, europäisch	Lupinen
Leinsamen ◊	Macadamia •
Linsen, alle Sorten	Mohn •
Mandel ◊	Mungobohne
Mandelbutter ◊	Paranuss •
Nährhefe	Pistazie
Natto ◊	Sapodilla
Pecannuss ◊	Schwarzaugenbohne
Pinienkerne, Pignola	Sesam •
Pinto-Bohne ◊	Sesambutter, Tahini •
Saubohne, Fava ◊	Sesammehl •

Superfoods, die zu wählen sind	Nahrungsmittel mit Toxinen, die eingeschränkt oder gemieden werden
Schwarze Bohne Sojabohne Sojabohne, gekeimt Sojabohne, Pasta Sojabohne, Tempeh Sojabohne, Tofu Walnuss ◊ Wassermelonenkerne	Sonnenblumenkerne • Tamarinden Weiße Bohne (Navy-Bohne)

Fette und Öle

Portionsgröße: 1 Esslöffel
Häufigkeit: 3–6 Mal pro Woche

Superfoods, die zu wählen sind	Nahrungsmittel mit Toxinen, die eingeschränkt oder gemieden werden
Borretschöl Chiasamenöl Distelöl Fischöl (Hering) Ghee (geklärte Butter) Haferkeimöl Hanfsamenöl ◊ Kokosöl ◊ Lachsöl Leindotteröl ◊ Leinöl ◊ Mandelöl Olivenöl ◊ Perillasamenöl ◊ Quinoaöl ◊ Reiskleieöl ◊ Schwarze-Johannisbeersamenöl Traubenkernöl ◊	Aprikosenkernöl Avocadoöl • Butter • Erdnussöl • Haselnussöl • Maiskeimöl Margarine Palmöl Rapsöl Schmalz Sesamöl • Sojaöl • Sonnenblumenöl • Walnussöl •

Kohlenhydrate

Portionsgröße: 1/2 Tasse Getreide, Müsli, Reis; 1 Scheibe Brot
Häufigkeit: 2–5 Mal pro Tag

Superfoods, die zu wählen sind	Nahrungsmittel mit Toxinen, die eingeschränkt oder gemieden werden
100% Artischockenmehl ◊	Amarant •
Buchweizen	Essener Brot •
Dinkel	Foniohirse •
Emmer	Gerste
Haferkleie	Hiobstränengras •
Hafermehl	Hirse •
Kamut	Mais, Maisgrieß, Polenta •
Kudzu ◊	Reis, Basmatireis •
Leinsamenbrot ◊	Reis, weiß •
Linsenmehl, Dal, Papadam	Reisflocken, weiß •
Poi	Roggen
Quinoa ◊	Roggenmehl
Reis, braun	Tapioka, Maniok, Cassava
Reis, Wildreis	Weizen, 100% gekeimt •
Reiskleie	Weizen, Bulgur •
Reismehl, braun	Weizen, helles Mehl •
Sorghumhirse	
Teff, Zwerghirse	

Pflanzliche Nahrungsmittel (Gemüse)

Portionsgröße: 1 Tasse
Häufigkeit: mindestens 4-5 Portionen pro Tag

Superfoods, die zu wählen sind	Nahrungsmittel mit Toxinen, die eingeschränkt oder gemieden werden
Alfalfakeimlinge	Algen, Agar-Agar
Algen, Irish Moss ◊	Aloe Vera •
Algen, Kelp	Aubergine
Algen, Wakame	Blattkohl
Artischocke	Blumenkohl •

Superfoods, die zu wählen sind	Nahrungsmittel mit Toxinen, die eingeschränkt oder gemieden werden
Avocado ◊	Bockshornklee •
Brunnenkresse ◊	Cassava
Chinesischer Kohl, Kai-Lan ◊	Chayote •
Escarole, glatter Endivie ◊	Chicoree
Farnspitzen ◊	Daikon-Rettich
Frühlingszwiebel	Endiviensalat •
Grünkohl ◊	Gurke •
Ingwer	Jicama, Yambohne
Karotte ◊	Kartoffel, mit weißer Schale
Kürbis ◊	Kohlrabi
Lauch, Porree ◊	Mais, Popcorn
Löwenzahn	Okra •
Mangold ◊	Olive, grün •
Meerrettich	Olive, schwarz
Pak Choi, Senfkohl ◊	Paprika, Chili, Jalapeno
Palmenherzen	Pastinake •
Pilz, Enoki, Samtfußrübling	Peperoni, Glockenform •
Pilz, kommerziell ◊	Pickles, eingel. Gemüse in Essig
Pilz, Maitake, Klapperschwamm	Pilz, Austern-Seitling •
Rettichkeimlinge	Pilz, Portobello, Zucht-Champignons •
Rosenkohl ◊	Pilz, Scheidling •
Rote Beete ◊	Pilz, Shiitake
Rucola	Portulak
Sauerkraut	Quorn •
Senf, chin. Senf	Radieschen •
Squash, Speisekürbis	Rhabarber
Steckrübe, Kohlrübe ◊	Rote Beete (Randen), Blätter
Stielmus, Rübstiel ◊	Salat, Kopfsalat, Eisbergsalat
Tomatillo	Spargel •
Weinblätter ◊	Speiserübe •
Weißkohl	Spinat
Zucchini	Staudensellerie
Zwiebel, alle Sorten ◊	Süßkartoffel
	Tomate •
	Topinambur
	Wasserkastanie •
	Yams

Früchte

Portionsgröße: 1 Tasse Obst oder 1 mittelgroße Frucht
Häufigkeit: mindestens 3 Portionen täglich

Superfoods, die zu wählen sind	Nahrungsmittel mit Toxinen, die eingeschränkt oder gemieden werden
Ananas ◊	Apfel •
Cherimoya	Aprikose •
Cranberry ◊	Banane
Dattel ◊	Birne •
Durian ◊	Bittermelone
Gojibeere	Brombeere •
Grapefruit	Erdbeere •
Heidelbeere	Granatapfel
Himbeere	Guave •
Holunderbeere	Honigmelone
Johannisbeere ◊	Kirsche •
Kaki	Kokosnuss, Fruchtfleisch
Kiwi	Kumquat
Kratzbeere	Loquat, jap. Wollmispel
Limette ◊	Mandarine
Loganbeere ◊	Mango •
Mamey Sapote, Große Sapote	Noni
Maulbeere	Orange
Moltebeere	Pfirsich •
Musk Melone	Rosine
Nektarine ◊	Traube
Papaya	Wassermelone •
Passionsfrucht, Maracuja	
Pawpaw, Asimina	
Physalis	
Preiselbeere ◊	
Quitte	
Stachelbeere	
Tamarillo, Baumtomate	
Vogelbeere ◊	
Youngberry	
Zitrone ◊	

Gewürze

Portionsgröße: 1 Teelöffel
Häufigkeit: mindestens 1–2 Portionen pro Tag

Superfoods, die zu wählen sind	Nahrungsmittel mit Toxinen, die eingeschränkt oder gemieden werden
Arrow Root, Pfeilwurzmehl	Anis •
Basilikum ◊	Bohnenkraut •
Curry ◊	Chili
Dill	Cumin, Kreuzkümmel •
Fenchel	Estragon •
Kapern	Gummi Arabicum
Knoblauch ◊	Kerbel •
Koriander (-Grün) ◊	Lakritze/Süßholz
Kurkuma ◊	Maisstärke
Lorbeer	Majoran •
Muskatnuss	Pfeffer, schwarz
Oregano ◊	Schnittlauch
Paprika	Schokolade
Pfefferminze	Selleriesamen •
Piment, Nelkenpfeffer	Weinstein
Rosmarin ◊	Wintergrün
Salbei	
Thymian	
Zimt ◊	

Getränke

Portionsgröße: 1,8–2,4 dl
Häufigkeit: 2–4 Portionen pro Tag

Superfoods, die zu wählen sind	Nahrungsmittel mit Toxinen, die eingeschränkt oder gemieden werden
Ananassaft ◊	Apfelsaft •
Cranberrysaft	Bier
Grapefruitsaft ◊	Birnensaft
Gurkensaft	Brombeersaft
Holunderbeersaft ◊	Cola-Getränke

Superfoods, die zu wählen sind	Nahrungsmittel mit Toxinen, die eingeschränkt oder gemieden werden
Kaffee	Diätlimonade
Kirschsaft	Mandarinensaft
Milch, Mandelmilch ◊	Milch, Kokosnussmilch
Tee, Ginsengtee ◊	Milch, Reismilch •
Tee, Grüner Tee ◊	Milch, Sojamilch •
Tee, Ingwertee	Orangensaft
Tee, Kamillentee	Pflaumensaft
Tee, Roselle	Selleriesaft
Tee, Schwarzer Tee	Spirituosen
Wasser mit Zitrone ◊	Sprudelwasser •
	Tomatensaft
	Wassermelonensaft •
	Weißwein

Würzmittel und Zusatzstoffe

Portionsgröße: 1 Teelöffel
Häufigkeit: nach Bedarf

Superfoods, die zu wählen sind	Nahrungsmittel mit Toxinen, die eingeschränkt oder gemieden werden
Epazote	Aspartam
Gerstenmalz	Carrageen
Glyzerin ◊	Dextrose, Traubenzucker
Hefe, Backhefe ◊	Essig, alle Sorten
Hefe, Nährhefe ◊	Fruktose
Hefeextrakt, Marmite	Gelatine
Honig ◊	Glutamat
Johannisbrotkernmehl	Guarkernmehl
Mastix, Gummiharz	Kaliumbisulfit
Mayonnaise aus Tofu	Kaliummetabisulfit
Meersalz	Ketchup
Pektin ◊	Konjak
Senfpulver	Maissirup
Sojasoße, Tamari	Mayonnaise
Tulsi (heiliges Basilikum)	Melasse •
	Melasse, Blackstrap •
	Miso •

Superfoods, die zu wählen sind	Nahrungsmittel mit Toxinen, die eingeschränkt oder gemieden werden
	Mono- und Diglyceride Natriumnitrit Natriumsulfit Phosphorsäure Pickle relish Pimaricin (Natamyzin) Polyvinylpyrrolidon Propionsäure Reissirup Schwefeldioxid Senf, mit Essig Worcestershiresauce Zucker, braun, weiß

Nahrungsergänzungsmittelleitfaden für den GenoTyp Lehrer

Diese Nahrungsergänzungsmittel können dabei helfen, die Resultate Deiner Lehrer-Ernährung zu verbessern. Die meisten sind in Naturkostläden jederzeit erhältlich, ein paar sind jedoch schwieriger zu bekommen. Beachte, dass diese Nahrungsergänzungsmittel ausschließlich für die Verwendung im Rahmen des Geno-Typen-Ernährungsprogramms des Lehrers empfohlen werden. Um zu überprüfen, wie andere Nahrungsergänzungsmittel, die Du eventuell einnimmst, für den GenoTyp Lehrer bewertet werden oder um genauere Informationen über die Wissenschaft hinter der Verwendung dieses Ergänzungsmittelprotokolls zu erhalten, gehe auf die offizielle Webseite der GenoTypen-Ernährung www.genotypediet.com. Denke daran, die Verwendung jedes Nahrungsergänzungsmittels immer mit Deinem Arzt zu besprechen, bevor Du ein Nahrungsergänzungsmittelprogramm beginnst.

Nahrungsergänzungsmittel, die Lehrern dabei helfen, die bakterielle Überwucherung zu kontrollieren und den Stoffwechsel zu regulieren:

- Thiamin (Vitamin B_1). Normale tägliche Dosierung: 25–50 mg

- Biotin (Vitamin B_7). Normale tägliche Dosierung: 1–4 mg
- Bifidobakterien Probiotika. Normale tägliche Dosierung: 1,5 Milliarden KBE (koloniebildende Einheit)
- Bierhefe (*Saccharomyces cerevisiae*). Normale tägliche Dosierung: 1 TL

Nahrungsergänzungsmittel, die die epigenetischen Funktionen des Lehrers verbessern (DNA-Methylierung und Histon-Acetylierung):

- Kurkumin (Kurkumaextrakt). Normale tägliche Dosierung: 200–500 mg
- Betain Hydrochlorid. Normale tägliche Dosierung: 1–2 Gramm zum Essen
- Selen. Normale tägliche Dosierung: 25–100 mcg

Nahrungsergänzungsmittel, die die genetische Integrität des Lehrers festigen und Genmutationen verhindern:

- Quercetin. Normale tägliche Dosierung: 200–1000 mg
- Vitamin D (Cholecalciferol). Normale tägliche Dosierung: 400–800 IE
- Grüner Tee. Normale tägliche Dosierung: 2–3 Tassen Tee
- Ginseng (Gattung Panax), standardisiert, um mindestens 10% Ginsenoside zu liefern. Normale tägliche Dosierung: 100–300 mg

Der Lebensstil des GenoTyps Lehrer

Mahlzeitenplanung

Der Lehrer hat eine umfangreiche Auswahl an Nahrungsmittelkombinationen und Kochideen, die für eine phantasievolle Mahlzeitenplanung zur Verfügung stehen. Wir haben eine Vielzahl von Speiseplänen (sogar für Familien mit unterschiedlichen GenoTypen) und Hunderte von schmackhaften Rezepten für jeden GenoTyp online auf www.genotypediet.com zusammengestellt.

Übungsleitfaden

Die GT3 Lehrer GenoTypen benötigen eine regelmäßige, intensive Bewegung, um ihren Stoffwechsel im Gleichgewicht zu halten, die Ausdauer zu steigern und ihre Abwehrkraft zu maximieren. Du solltest sowohl *anspruchsvollere* als auch *weniger anspruchsvolle* Übungen mischen, so dass es ingesamt 4–5 Mal pro Woche 40 Minuten sind. Achte darauf, Dich mindestens 5–10 Minuten vor jeder aeroben Aktivität mit einem leichten Stretching aufzuwärmen.

Weniger anspruchsvoll
- Pilates oder andere Sportarten zur Stärkung der Körpermitte
- Chi Gong oder Tai Chi
- Leichtes Gewichtstraining für Ober- und Unterkörper
- Yoga

Anspruchsvoller
- Wandern
- Zügiges Spazieren
- Moderater Leistungssport (Tennis, Squash, Volleyball)
- Moderates Krafttraining

Entschlacken und Tonisieren
Als sich die Eigenschaften dieses GenoTypen zu manifestieren begannen, konnte ich beim Lehrer ein fast kulturelles Element erkennen, einen Lebensstil und eine Reihe von persönlichen Gewohnheiten, die – gelinde gesagt – spartanisch erscheinen. Die frühen Lehrer übten *Misogi* aus, eine Methode, bei der man sich vor Sonnenaufgang – oft unter einem Wasserfall – mit kaltem Wasser reinigte. Bevor sie den Wasserfall betraten, versuchten sie ihren Stoffwechsel anzukurbeln und so viel Chi wie möglich durch besondere Arten des tiefen Atmens aufzunehmen. Paradoxerweise sind viele Lehrer, besonders wenn sie gestresst sind oder unter hoher Anspannung leiden, von einem kalten Bad, einer kalten Dusche oder kalten Getränken nicht gerade angetan, auch wenn es für sie äußerst wohltuend wäre. Wenn Sie wie die meisten Menschen keinen Wasserfall zur Stelle haben, ziehen Sie eine kur-

ze Abkühlung im Anschluss an das Duschen in Erwägung. Es könnte etwas gewöhnungsbedürftig sein, aber möglicherweise werden Sie schnell süchtig danach.

Anleitung zum kalten Duschen

- Stehe in die Dusche und stelle die Füße dicht nebeneinander. Beginne mit lauwarmem Wasser. Entspanne Dich und lasse alle Sorgen und Ablenkungen los.
- Öffne Deinen Mund leicht.
- Drücke Deinen Bauch behutsam und sanft mit Deinen Handflächen nach innen. Atme aus, während Du bis 6 zählst.
- Halte den Atem, während Du bis 2 zählst.
- Lasse los und atme ein, während Du bis 6 zählst.
- Halte den Atem, während Du bis 2 zählst.
- Wiederhole diesen Ablauf drei Mal.
- Lass Deine Arme seitlich hängen und schließe Deine Augen, falls sie noch nicht geschlossen sind.
- Lass alles los und genieße diesen Zustand des «Nichts» für cirka 5 Minuten oder so lange, wie es sich für Dich richtig anfühlt.
- Senke die Wassertemperatur, bis sie etwas unangenehm ist.
- Wiederhole diesen Ablauf drei Mal.
- Zum Schluss reibst Du Deinen Körper von Kopf bis Fuß mit einem rauen Handtuch ab.

KAPITEL 18

Die Explorer-Ernährung

Willkommen, lieber Explorer! Dieses Kapitel enthält alle Informationen, die Du für den Beginn Deiner GenoTypen-Ernährung benötigst. Freundschaftliche Unterstützung bei der Ernährung, neue Studien und Hilfe bei Rezepten und Menüplanung befinden sich nur einen Mausklick entfernt auf der offiziellen Webseite der GenoTypen-Ernährung (www.genotypediet.com).

Die Explorer-Ernährung ist in Nahrungsmittelkategorien unterteilt. Jede Kategorie (Rotes Fleisch, Geflügel etc.) enthält zwei Listen. Die Liste auf der linken Seite enthält die *Superfoods des Explorers*, Nahrungsmittel, die im Körper des Explorers wie Medizin wirken und die Stress ausgleichen, Gene erneuern und den Verdauungstrakt wieder aufbauen. Superfoods, die Explorern dabei helfen, ihr ideales Gewicht zu halten, die Muskelmasse zu erhöhen und Körperfett abzubauen, sind durch ein Diamantsymbol (◊) gekennzeichnet. Um maximal von der Explorer-Ernährung zu profitieren, sollten diese regelmäßig verzehrt werden.

Die Liste auf der rechten Seite enthält die *Toxine des Explorers*, Nahrungsmittel, die die GenoTypen Explorer vermeiden sollten. Einige Nahrungsmittel auf der Toxinliste des Explorers müssen nur für einen kurzen Zeitraum gemieden werden, damit Du Dein Gleichgewicht wiederfinden kannst. Nach drei bis sechs Monaten kannst Du sie in geringen Mengen wieder in Deine Ernährung einfügen. Sie sind durch einen schwarzen Punkt (•) gekennzeichnet. Falls Du jedoch mit einer Krankheit zu kämpfen hast oder merkst, dass Dein Gewicht wieder ansteigt, solltest Du die Ernährungsempfehlungen strenger befolgen, indem Du diese Nahrungsmittel für eine Weile meidest.

Wenn ein Nahrungsmittel nicht aufgeführt ist, ist es im Grunde *neutral*. Das bedeutet, dass die darin enthalten Nährstoffen nützlich für Dich sind, sie Dir jedoch nicht gezielt dabei helfen, das Gleichgewicht Deiner Gene oder die Gesundheit Deiner Zellen wiederherzustellen. Iss sie ruhig – aber vernachlässige nicht die von mir empfohlenen Nahrungsmittel. Eine vollständige Liste aller Nahrungsmittel, die ich getestet habe, ist online verfügbar (www.genotypediet.com).

Rotes Fleisch

Portionsgröße: ungefähr die Größe Deiner Hand (120–180 g)
Häufigkeit: 2–3 Mal pro Woche

Superfoods, die zu wählen sind	Nahrungsmittel mit Toxinen, die eingeschränkt oder gemieden werden
Hammel	Bries (Milke)
Hase, Kaninchen	Pferd
Kalbsleber	Rinderherz
Lamm ◊	Rinderzunge
Knochenmarksuppe ◊	Schweineschinken
Knochensuppe	Schweinespeck
Ziege	Wildschwein

Geflügel

Portionsgröße: ungefähr die Größe Deiner Hand (120–180 g)
Häufigkeit: 1–3 Mal pro Woche

Superfoods, die zu wählen sind	Nahrungsmittel mit Toxinen, die eingeschränkt oder gemieden werden
Emu ◊	Ente

Superfoods, die zu wählen sind	Nahrungsmittel mit Toxinen, die eingeschränkt oder gemieden werden
Fasan	Entenleber
Rebhuhn ◊	Gänseleber •
Strauß ◊	Hühnerleber
Täubchen Truthahn	
Wachtel ◊	

Fisch und Meeresfrüchte

Portionsgröße: ungefähr die Größe Deiner Hand (120–180 g)
Häufigkeit: nicht mehr als 3 Mal pro Woche in den ersten 3 Monaten des Programms; danach 4 Mal pro Woche

Superfoods, die zu wählen sind	Nahrungsmittel mit Toxinen, die eingeschränkt oder gemieden werden
Alse (Maifisch)	Aal
Blauer Katzenwels ◊	Blaubarsch
Butterfisch	Felsenbarsch
Döbel	Flunder
Erntefisch	Forelle, Meerforelle
Flossenfleck-Umber ◊	Forelle, Stahlkopfforelle •
Halfmoon Fisch	Forelle, wilde Regenbogenforelle •
Junger Kabeljau	Gelbschwanz-Makrele
Kabeljau, Dorsch	Granat-, Kaiserbarsch
Karpfen	Hecht
Katzen-, Zwergwels ◊	Heilbutt •
Lumb, Brosme	Hummer •
Meeres-Dickkopf	Krebs, Krabbe
Nagebarsch	Lachs, atlantischer Wildlachs
Pazifische Rotzunge	Lachs, atlantischer, gezüchtet
Pompano, Stachelmakrele ◊	Lachs, Königslachs •
Roter Trommler ◊	Lachs, Rotlachs •
Seebrasse, Meerbrasse ◊	Makrele, atlantische
Seeteufel, Angelfisch	Makrele, spanische
Seewolf, gestreifter ◊	Meeräsche •
Steinbutt ◊	Miesmuschel
Stör	Roter Schnapper
Weinbergschnecke ◊	Sandklaffmuschel, Venusmuschel
Wimpel-, Saufkarpfen ◊	Schellfisch •
Zackenbarsch	Shrimp, Garnele
Ziegelbarsch ◊	Streifenbarsch

Superfoods, die zu wählen sind	Nahrungsmittel mit Toxinen, die eingeschränkt oder gemieden werden
	Thunfisch, Blauflossen-Thun Thunfisch, Bonito Thunfisch, Gelbflossen-Thun Tilapia, Buntbarsch Torpedobarsch • Wittling, Merlan • Wolfsbarsch, Weißbarsch

Eier und Fischrogen

Portionsgröße: 1 Ei
Häufigkeit: 5–7 Portionen pro Woche

Superfoods, die zu wählen sind	Nahrungsmittel mit Toxinen, die eingeschränkt oder gemieden werden
Fächerfischrogen Gänseei ◊ Wachtelei	Entenei Entenei, Eiweiß Hühnerei • Hühnerei, Eigelb • Hühnerei, Eiweiß • Karpfenrogen

Milchprodukte

Portionsgröße: Milch: 1,8 dl; Käse: 60–120 g
Häufigkeit: Käse: 3–5 Mal pro Woche; Ghee: nach Bedarf

Superfoods, die zu wählen sind	Nahrungsmittel mit Toxinen, die eingeschränkt oder gemieden werden
Ghee (geklärte Butter) ◊ Paneer (indischer Frischkäse) Molkenproteinpulver Mozzarella Ricotta Rumänischer Urdă	Blauschimmelkäse Brie Camembert Cheddar Chesterkäse Colby cheese Edamer Farmers Käse • Feta •

Superfoods, die zu wählen sind	Nahrungsmittel mit Toxinen, die eingeschränkt oder gemieden werden
	Gorgonzola Gouda Gruyère Havarti Hüttenkäse • Jarlsberg Jogurt • Kasein Kefalotyri • Kefir • Limburger Manchego Milch, Buttermilch, fettarm • Milch, fettarm Milch, Vollmilch Milch, Ziegenmilch Monterey Jack Münsterkäse Neufchâtel Parmesan Pecorino Port Salut Provolone Quark • Rahmmilch Romanokäse Roquefort Scheibletten-Käse Stiltonkäse

Pflanzliche Proteine

Portionsgröße: Nüsse, Samen: 1/2 Tasse; Nussbutter: 2 Esslöffel
Häufigkeit: 3–7 Mal pro Woche

Superfoods, die zu wählen sind	Nahrungsmittel mit Toxinen, die eingeschränkt oder gemieden werden
Adzukibohne Brechbohne, grüne Bohne ◊ Butterbohne ◊	Bucheckern Butternuss (weiße Walnuss) Cashew

Superfoods, die zu wählen sind	Nahrungsmittel mit Toxinen, die eingeschränkt oder gemieden werden
Cannellini-Bohne	Cashewbutter
Chiasamen, Pinole ◊	Copper-Bohne •
Erbse ◊	Distelsamen
Gartenbohne	Erdnuss
Goabohne (Flügelbohne)	Erdnussbutter
Great Northern-Bohne ◊	Erdnussmehl
Hickory-Nuss	Hanfsamen
Johannisbrot ◊	Haselnuss
Kastanie, chinesisch	Kastanie, europäisch •
Linsen, alle Sorten ◊	Kichererbse
Linsen, gekeimt ◊	Kidneybohne
Litchinuss	Kürbiskerne
Lotussamen	Leinsamen •
Lotuswurzel	Limabohne
Macadamia ◊	Limabohnenmehl
Mattenbohne	Lupinen
Pecannuss	Mandel •
Pinienkerne, Pignola	Mandelbutter •
Pinto-Bohne ◊	Mohn •
Pinto-Bohne, gekeimt	Mungobohne
Sapodilla	Natto
Spargelbohne	Nährhefe
	Paranuss •
	Pistazie
	Schwarze Bohne •
	Schwarzaugenbohne •
	Saubohne, Fava
	Sesam •
	Sesambutter, Tahini •
	Sesammehl
	Sojabohne
	Sojabohne, gekeimt
	Sojabohne, Miso •
	Sojabohne, Pasta
	Sojabohne, Tempeh
	Sojabohne, Tofu
	Sonnenblumenkerne
	Tamarinden
	Walnuss •
	Wassermelonenkerne
	Weiße Bohne
	Weiße Bohne (Navy-Bohne) •

Fette und Öle

Portionsgröße: 1 Esslöffel
Häufigkeit: 3–9 Mal pro Woche

Superfoods, die zu wählen sind	Nahrungsmittel mit Toxinen, die eingeschränkt oder gemieden werden
Babassuöl	Avocadoöl
Chiasamenöl	Borretschöl
Fischöl (Hering)	Butter
Ghee (geklärte Butter)	Distelöl
Haferkeimöl	Erdnussöl
Hanfsamenöl	Haselnussöl
Lachsöl	Kokosöl
Leindotteröl ◊	Lebertran
Macadamiaöl ◊	Leinöl •
Olivenöl	Maiskeimöl
Perillasamenöl ◊	Maiskeimöl
Quinoaöl ◊	Mandelöl •
Reiskleieöl ◊	Margarine
Sheanussöl ◊	Palmöl
Teesamenöl	Rapsöl
Traubenkernöl	Schmalz
	Sesamöl •
	Sojaöl
	Sonnenblumenöl
	Walnussöl
	Weizenkeimöl

Kohlenhydrate

Portionsgröße: 1/2 Tasse Getreide, Müsli, Reis; 1 Scheibe Brot
Häufigkeit: 2–3 Mal täglich

Superfoods, die zu wählen sind	Nahrungsmittel mit Toxinen, die eingeschränkt oder gemieden werden
100% Artischockenmehl	Buchweizen •
Amarant	Emmer
Dinkel	Gerste
Essener Brot	Haferkleie •
Foniohirse ◊	Hafermehl •

Superfoods, die zu wählen sind	Nahrungsmittel mit Toxinen, die eingeschränkt oder gemieden werden
Hiobstränengras ◊ Hirse ◊ Kudzu Linsenmehl, Dal, Papadam Quinoa ◊ Reis, Basmatireis ◊ Reis, braun ◊ Reis, weiß Reis, Wildreis Reisflocken, braun ◊ Reisflocken, weiß Reiskleie ◊ Tapioka, Maniok, Cassava Teff, Zwerghirse Weizen, 100% gekeimt	Kamut • Leinsamenbrot • Maisgrieß, Polenta • Poi Roggen • Sojamehl Sorghumhirse Weizen, Bulgur Weizen, helles Mehl Weizen, Vollkornmehl Weizenkleie, -keime

Pflanzliche Nahrungsmittel (Gemüse)

Portionsgröße: 1 Tasse
Häufigkeit: mindestens 4–5 Portionen pro Tag

Superfoods, die zu wählen sind	Nahrungsmittel mit Toxinen, die eingeschränkt oder gemieden werden
Algen, Kelp Algen, Spirulina Algen, Wakame Artischocke ◊ Bambussprossen Blattkohl ◊ Borretsch Broccoli Broccoli Raab, Rübstiel Broccoli, Blätter Brunnenkresse Chicoree Chicoreewurzel ◊ Chinesischer Kohl, Kai-Lan ◊ Daikon-Rettich ◊ Escarole, glatter Endivie ◊ Farnspitzen	Alfalfakeimlinge Algen, Agar-Agar Aloe Vera Aubergine Avocado • Blumenkohl Bockshornklee • Kartoffel, mit weißer Schale Lauch, Porree • Mais, Popcorn • Olive, grün Olive, schwarz Paprika, Chili, Jalapeno • Peperoni, Glockenform • Pickles, eingel. Gemüse in Essig Pickles, eingel. Gemüse in Salz Pilz, Austern-Seitling

Superfoods, die zu wählen sind	Nahrungsmittel mit Toxinen, die eingeschränkt oder gemieden werden
Frühlingszwiebel	Pilz, kommerziell
Grünkohl	Pilz, Portobello, Zucht-Champignons
Haferwurzel	Pilz, Scheidling
Ingwer ◊	Pilz, Shiitake
Kanpyo, Flaschenkürbis ◊	Quorn
Karotte	Rhabarber •
Knoblauch ◊	Rosenkohl
Kohlrabi ◊	Sauerkraut
Löwenzahn ◊	Spinat •
Mangold ◊	Süßkartoffel •
Meerrettich ◊	Süßkartoffel, Blätter •
Okra	Tomate •
Pak Choi, Senfkohl	Tomatillo •
Palmenherzen	Wasserkastanie
Pastinake ◊	Weißkohl
Radieschen	Yams •
Rettichkeimlinge ◊	
Romanesco	
Rote Beete (Randen)	
Rote Beete (Randen), Blätter	
Rucola	
Salat, Kopfsalat, Eisbergsalat	
Salat, Romanasalat	
Samtpappel, Schönmalve	
Schalotten	
Senf, chin. Senf	
Spargel	
Spargelerbse	
Speiserübe	
Steckrübe, Kohlrübe ◊	
Stielmus, Rübstiel ◊	
Taro	
Topinambur ◊	
Wasserspinat	
Weinblätter ◊	
Zwiebel, alle Sorten ◊	

Früchte

Portionsgröße: 1 Tasse Obst oder eine mittelgroße Frucht
Häufigkeit: mindestens 3 Portionen pro Tag

Superfoods, die zu wählen sind	Nahrungsmittel mit Toxinen, die eingeschränkt oder gemieden werden
Acai-Beere ◊	Aprikose •
Ananas	Banane •
Apfel	Birne •
Brotfrucht ◊	Bittermelone
Canistel (Eifrucht, Gelbe Sapote)	Brombeere
Cherimoya	Cantaloupe-Melone
Cranberry ◊	Casaba Melone
Feijoa, Brasilianische Guave	Dattel
Gojibeere	Durian •
Granatapfel	Erdbeere
Grapefruit	Feige •
Guave ◊	Heidelbeere •
Himbeere ◊	Honigmelone
Holunderbeere ◊	Kirsche •
Jambolanapflaume	Kiwi
Johannisbeere ◊	Kochbanane
Jujube	Kokosnuss, Fruchtfleisch
Kaki	Loquat, jap. Wollmispel
Kaktusfeige	Mandarine •
Karanda-Pflaume	Mango •
Kumquat	Musk Melone •
Limette	Nashi-Birne
Loganbeere	Nektarine •
Mamey Sapote, Große Sapote	Orange •
Maulbeere	Papaya •
Moltebeere	Pfirsich
Pampelmuse, Pomelo ◊	Pflaume
Passionsfrucht, Maracuja	Rosine
Pawpaw, Asimina ◊	Traube •
Persian Melone ◊	Trockenpflaume
Physalis	
Preiselbeere ◊	
Quitte ◊	
Sapote	
Spanish Melone	
Stachelbeere ◊	
Sternfrucht	
Vogelbeere ◊	

Superfoods, die zu wählen sind	Nahrungsmittel mit Toxinen, die eingeschränkt oder gemieden werden
Wassermelone Zitrone	

Gewürze

Portionsgröße: 1 Teelöffel
Häufigkeit: mindestens 1–2 Portionen pro Tag

Superfoods, die zu wählen sind	Nahrungsmittel mit Toxinen, die eingeschränkt oder gemieden werden
Curry Fenchel Knoblauch ◊ Koriander (-Grün) ◊ Kurkuma Thymian ◊	Anis Guarana Gummi Arabicum Kapern Kümmel Macis, Muskatblüte Pfeffer, schwarz Piment, Nelkenpfeffer Schokolade • Sennesblätter Vanille Zimt

Getränke

Portionsgröße: 1,8–2,4 dl
Häufigkeit: 2–4 Portionen pro Tag

Superfoods, die zu wählen sind	Nahrungsmittel mit Toxinen, die eingeschränkt oder gemieden werden
Apfelsaft ◊ Cranberrysaft Gojibeersaft Granatapfelsaft Tee, Ingwertee Tee, Grüner Tee	Bier Birnensaft Brombeersaft Cola-Getränke Diätlimonade Kaffee

Superfoods, die zu wählen sind	Nahrungsmittel mit Toxinen, die eingeschränkt oder gemieden werden
Tee, Hagebuttentee ◊	Kaffee, koffeinfrei •
Tee, Lakritztee ◊	Mandarinensaft •
Tee, Pfefferminztee	Milch, Kokosnussmilch
Tee, Verbenetee ◊	Milch, Reismilch
Wasser mit Zitrone	Milch, Sojamilch
	Orangensaft •
	Pflaumensaft
	Spirituosen
	Tee, Schwarzer Tee
	Tee, Schwarzer Tee, koffeinfrei •
	Tomatensaft
	Traubensaft •
	Wein, Rotwein •
	Wein, Weißwein •

Würzmittel und Zusatzstoffe

Portionsgröße: 1 Teelöffel
Häufigkeit: nach Bedarf

Superfoods, die zu wählen sind	Nahrungsmittel mit Toxinen, die eingeschränkt oder gemieden werden
Agavensirup	Aspartam
Ahornsirup	Calcium EDTA
Epazote	Calciumdiglutamat (E623)
Glyzerin	Carrageen
Honig	Clonazepam
Johannisbrotkernmehl	Essig, Rotweinessig •
Konjak	Essig, weißer Essig
Meersalz	Fruktose
Melasse ◊	Gelatine
Melasse, Blackstrap ◊	Gerstenmalz •
Pektin	Glutamat (Mononatriumglutamat, E621)
Reissirup	Glutaminsäure
Roselle	Guarkernmehl
Tulsi (Heiliges Basilikum)	Hefe, Nährhefe •
	Hefeextrakt, Marmite •
	Kalium Metabisulfit (E224)
	Kaliumbisulfit (E228)
	Ketchup

Superfoods, die zu wählen sind	Nahrungsmittel mit Toxinen, die eingeschränkt oder gemieden werden
	Koffein Lebensmittelfarbstoff Maissirup Mayonnaise Mayonnaise aus Tofu Monoammoniumglutamate (E624) Monokaliumglutamat (E622) Natriumsulfit (E221) Paracetamol Pickle Relish Polysorbate Schwefeldioxid Senf, mit Essig • Senfpulver • Sojasoße, Tamari Stevia • Sulfasalazin Umeboshi-Essig • Worcestershiresauce Zucker, braun, weiß

Nahrungsergänzungsmittelleitfaden für den GenoTyp Explorer

Diese Nahrungsergänzungsmittel können dabei helfen, die Resultate Deiner Explorer-Ernährung zu verbessern. Die meisten sind in Naturkostläden jederzeit erhältlich, ein paar sind jedoch schwieriger zu bekommen. Beachte, dass diese Nahrungsergänzungsmittel ausschließlich für die Verwendung im Rahmen des GenoTypen-Ernährungsprogramms des Explorers empfohlen werden. Um zu überprüfen, wie andere Nahrungsergänzungsmittel, die Du vielleicht einnimmst, für den GenoTyp Explorer bewertet werden oder um genauere Informationen über die Wissenschaft hinter der Verwendung dieses Ergänzungsmittelprotokolls zu erhalten, gehe auf die offizielle Webseite der GenoTypen-Ernährung unter www.genotypediet.com. Denke daran, die Verwendung jedes Nahrungsergänzungsmittels immer mit Deinem Arzt zu besprechen, bevor Du ein Nahrungsergänzungsmittelprogramm beginnst.

Nahrungsergänzungmittel, die Explorern dabei helfen, die «Entgiftungsgene» aufzudrehen:
- Mariendistel (Silymarin). Normale tägliche Dosierung: 200–500 mg
- N-Acetyl-Glucosamin (NAG). Normale tägliche Dosierung: 200–500 mg
- Artischockenblattextrakt (10–20% Chlorogensäure). Normale tägliche Dosierung: 100–250 mg

Nahrungsergänzungsmittel, die die «auf Chemie empfindlichen Gene» des Explorers abschwächen und dabei helfen, den Stoffwechsel zu regulieren:
- Calcium D-Glucarat. Normale tägliche Dosierung: 200–500 mg
- Pflanzensterole (Steroline). Normale tägliche Dosierung: 25–100 mg
- Reduziertes Glutathion. Normale tägliche Dosierung: 100–500 mg

Nahrungsergänzungsmittel, die das Blut, das Knochenmark und die Leber des Explorers stärken:
- Süßholzextrakt. Normale tägliche Dosierung: 100–200 mg*
- Curcuminextrakt. Normale tägliche Dosierung: 200–500 mg
- Drynaria-Wurzel. Normale tägliche Dosierung: 100–500 mg
- Lärchen-Arabinogalactan-Pulver. Normale tägliche Dosierung: 100–300 mg

Der Lebensstil des GenoTyps Explorer

Mahlzeitenplanung

Der Explorer hat eine umfangreiche Auswahl an Nahrungsmittelkombinationen und Kochideen, die für eine phantasievolle Mahlzeitenplanung zur Verfügung stehen. Wir haben eine Vielzahl von Spei-

---

* Wenn Du Bluthochdruck hast oder Wasser einlagerst, solltest Du Süßholz-Präparate nur unter ärztlicher Aufsicht verwenden. Du kannst jedoch die DGL (entglykierte)-Form von Süßholz (in vielen Naturkostläden und Apotheken erhältlich) verwenden, wenn Du das möchtest.

seplänen (sogar für Familien mit unterschiedlichen GenoTypen) und Hunderte schmackhafter Rezepte für jeden GenoTyp online auf www.genotypediet.com zusammengestellt.

Übungsleitfaden

Es sollte betont werden, dass alle Übungen für Explorer eine Bedingung haben, nämlich dass er ins Schwitzen kommt. Wenn Du ein Explorer bist und beim Sport nicht schwitzt, dann trainierst Du nicht genug! Du solltest 4–5 Mal wöchentlich etwa 40 Minuten trainieren, um gesund und fit bleiben, Stress abzubauen und eine Steigerung Deiner Kondition zu erreichen. Vor dem Beginn jeder aeroben Tätigkeit solltest Du Dich mit einem sanften Stretching mindestens 5–10 Minuten aufwärmen.

Weniger anspruchsvoll
- Wandern
- Pilates or andere Sportarten, die die Körpermitte stärken
- Zügiges Spazierengehen
- Moderater Leistungssport (Tennis, Squash, Volleyball)
- Leichtes Gewichttraining des Ober- und Unterkörpers

Anspruchsvoller
- Aerobic
- Intensiver Leistungssport (Kampfsport, Basketball, Fußball)
- Tanzen
- Turnen
- Moderates Krafttraining
- Joggen

Entgifte jeden Monat «über Nacht»:
Explorer profitieren von regelmäßigen sanften Entgiftungen. Ein einfaches monatliches «Tuning» für die Leber und die Gallenblase beinhaltet eine altehrwürdige Technik, die Rizinusölpackung genannt wird, auf die ein langes und gutes Schwitzen folgen sollte.

Anleitung Rizinusölpackung

- Trinke am Tag, bevor Du Deine «Entgiftung über Nacht» durchführst, alle 3 Stunden bis zu 5 Mal ¼ Liter Bio-Apfelsaft.
- Nimm am Mittag nur leichte Speisen zu Dir wie Salate, Säfte und Früchte.
- Nimm eine Stunde vor dem Schlafengehen zwei Esslöffel Olivenöl und anschließend 2 Esslöffel Zitronen- oder Limettensaft zu Dir.*
- Mache jetzt die Rizinusölpackung, indem Du ein Stück Flanell in Rizinusöl tauchst. Lege es auf die Stelle, wo sich die Leber befindet (auf der rechten Bauchseite, unterhalb der untersten Rippe) und lege zu Beginn eine Wärmequelle, zum Beispiel eine Wärmflasche, darüber. Du kannst die Rizinusölpackung auch über Nacht mithilfe einer Heizdecke als einer Art niedrig eingestellter Heizung wirken lassen.
- Am nächsten Morgen wirst Du wahrscheinlich überrascht sein, wenn Du grüne Klumpen in Deinem Stuhlgang entdeckst. Viele Leute denken, dass das Gallensteine sind, das sind aber keine. Es bedeutet jedoch, dass Deine Leber ein Mittel zum Entfernen der fettlöslichen Giftstoffe gefunden hat.
- Wenn Du in ein Dampfbad gehen kannst, dann gönne Dir 20 Minuten darin!

---

* Wenn Du Gallensteine hast oder an einem Reizdarm-Problem leidest, kannst Du diesen Schritt überspringen.

KAPITEL 19

Die Krieger-Ernährung

Willkommen, lieber Krieger! Dieses Kapitel enthält alle Informationen, die Du für den Beginn Deiner GenoTypen-Ernährung benötigst. Freundschaftliche Unterstützung bei der Ernährung, neue Studien und Hilfe bei Rezepten und Menüplanung befinden sich nur einen Mausklick entfernt auf der offiziellen Webseite der GenoTypen-Ernährung (www.genotypediet.com).

Die Krieger-Ernährung ist in Nahrungsmittelkategorien unterteilt. Jede Kategorie (Rotes Fleisch, Geflügel, etc.) enthält zwei Listen. Die Liste auf der linken Seite enthält die *Superfoods des Kriegers*, Nahrungsmittel, die im Körper des Kriegers wie Medizin wirken und die Stress ausgleichen, Gene erneuern und den Verdauungstrakt wieder aufbauen. Superfoods, die Kriegern dabei helfen, ihr ideales Gewicht zu halten, die Muskelmasse zu erhöhen und Körperfett abzubauen, sind durch ein Diamantsymbol (◊) gekennzeichnet. Um maximal von der Krieger-Ernährung zu profitieren, sollten diese regelmäßig verzehrt werden.

Die Liste auf der rechten Seite enthält die *Toxine des Kriegers*, Nahrungsmittel, die die GenoTypen Krieger vermeiden sollten. Einige Nahrungsmittel auf der Toxinliste des Kriegers müssen nur für einen kurzen Zeitraum gemieden werden, damit Du Dein Gleichgewicht wiederfinden kannst. Nach drei bis sechs Monaten kannst Du sie in geringen Mengen wieder in Deine Ernährung einführen. Sie sind

durch einen schwarzen Punkt (•) gekennzeichnet. Falls Du jedoch mit einer Krankheit zu kämpfen hast oder merkst, dass Dein Gewicht wieder ansteigt, solltest Du die Ernährungsempfehlungen strenger befolgen, indem Du diese Nahrungsmittel für eine Weile meidest.

Wenn ein Nahrungsmittel nicht aufgeführt ist, ist es im Grunde *neutral.* Das bedeutet, dass die darin enthalten Nährstoffen nützlich für Dich sind, sie Dir jedoch nicht gezielt dabei helfen, das Gleichgewicht Deiner Gene oder die Gesundheit Deiner Zellen wiederherzustellen. Iss sie ruhig – aber vernachlässige nicht die von mir empfohlenen Nahrungsmittel. Eine vollständige Liste aller Nahrungsmittel, die ich getestet habe, ist online verfügbar (www.genotypediet.com).

Rotes Fleisch

Portionsgröße: ungefähr die Größe Deiner Hand (120–180 g)
Häufigkeit: 0–1 Mal pro Woche

Superfoods, die zu wählen sind	Nahrungsmittel mit Toxinen, die eingeschränkt oder gemieden werden
Es gibt keine Empfehlungen für Rotes Fleisch.	Bries (Milke) Büffel, Bison Hammel Lamm Rind, Knochensuppe und -brühe Rinderherz Rinderleber Schweinefleisch Schweineschinken Schweinespeck Wildfleisch Wildschwein Ziege

Geflügel

Portionsgröße: ungefähr die Größe Deiner Hand (120–180 g)
Häufigkeit: 0–2 Mal pro Woche

Superfoods, die zu wählen sind	Nahrungsmittel mit Toxinen, die eingeschränkt oder gemieden werden
Es gibt keine Empfehlungen für Geflügel.	Ente Entenleber Fasan Gans Gänseleber Hähnchen Hühnerleber Junghuhn Moorhuhn Perlhuhn Rebhuhn Täubchen Wachtel

Fisch und Meeresfrüchte

Portionsgröße: ungefähr die Größe Deiner Hand (120–180 g)
Häufigkeit: 3–4 Mal pro Woche

Superfoods, die zu wählen sind	Nahrungsmittel mit Toxinen, die eingeschränkt oder gemieden werden
Alse (Maifisch) Anchovis, Sardelle ◊ Erntefisch Flussbarsch Forelle, Stahlkopfforelle Forelle, wilde Regenbogenforelle Gelbschwanz-Makrele ◊ Goldmakrele Halfmoon Fish Hecht Heilbutt Junger Kabeljau ◊ Kabeljau, Dorsch ◊	Auster Barrakuda (Pfeilhecht) Blaubarsch Blauer Katzenwels Döbel Flussbarsch Forelle, gezüchtet Forelle, Meerforelle Flunder Granat-, Kaiserbarsch Haifisch Hering Hummer

Superfoods, die zu wählen sind	Nahrungsmittel mit Toxinen, die eingeschränkt oder gemieden werden
Lachs, Alaskalachs ◊	Lachs, atlantischer, gezüchtet
Lachs, Rotlachs ◊	Lachs, atlantischer Wildlachs
Meeräsche	Makrele, atlantische
Meeres-Dickkopf	Makrele, spanische
Miesmuschel	Meeresschnecke
Muskellunge	Pompano, Stachelmakrele
Nagebarsch	Rochen
Octopus, Krake	Sandklaffmuschel, Venusmuschel
Pilchard, Sardine	Sardine •
Rotbrasse	Schwertfisch
Roter Schnapper ◊	Seezunge
Schellfisch	Shrimp, Garnele
Seehecht (Hechtdorsch)	Stint •
Seeteufel, Angelfisch	Streifenbarsch
Seewolf, gestreifter	Tintenfisch, Kalamar
Sommerflunder	Weakfish, Umber
Steinbutt	Wolfsbarsch, Weißbarsch
Stör	
Sträflings-Meerbrasse	
Thunfisch, Bonito	
Tilapia, Buntbarsch	
Torpedobarsch ◊	
Tuna, Gelbflossen-Thun	
Weinbergschnecke ◊	
Wimpel-, Saugkarpfen	
Wittling, Merlan ◊	
Zackenbarsch ◊	
Zander, Hechtbarsch ◊	
Ziegelbarsch	

Eier und Fischrogen

Portionsgröße: 1 Ei
Häufigkeit: 5–7 Portionen pro Woche

Superfoods, die zu wählen sind	Nahrungsmittel mit Toxinen, die eingeschränkt oder gemieden werden
Hühnerei	Entenei
Hühnerei, Eiweiß ◊	Fächerfischrogen

Superfoods, die zu wählen sind	Nahrungsmittel mit Toxinen, die eingeschränkt oder gemieden werden
	Gänseei Karpfenrogen Kaviar Wachtelei

Milchprodukte

Portionsgröße: Milch: 1,8 dl; Käse: 60–120 g; Ghee, Butter, 1 TL
Häufigkeit: Käse: 4 Mal pro Woche

Superfoods, die zu wählen sind	Nahrungsmittel mit Toxinen, die eingeschränkt oder gemieden werden
Farmers Käse Hüttenkäse Jogurt Kefir Molkenproteinpulver Paneer (indischer Frischkäse) Quark	Blauschimmelkäse Brie Camembert Cheddar Chesterkäse Colby cheese Edamer Emmentaler Feta • Frisch-, Rahmkäse Gorgonzola Gouda Gruyère Havarti Jarlsberg Kasein Kefalotyri Limburger Manchego Milch, Büffelmilch Milch, Buttermilch • Milch, fettarm Milch, Vollmilch Milch, Ziegenmilch Monterey Jack Mozzarella Münsterkäse

Superfoods, die zu wählen sind	Nahrungsmittel mit Toxinen, die eingeschränkt oder gemieden werden
	Neufchâtel Parmesan Pecorino Port Salut Provolone Rahmmilch Ricotta • Rumänischer Urdă • Romanokäse Roquefort Sauerrahm Scheibletten-Käse Stiltonkäse String cheese

Pflanzliche Proteine

Portionsgröße: Nüsse, Samen: 1/2 Tasse; Nussbutter: 2 Esslöffel
Häufigkeit: mindestens zwei Mal täglich

Superfoods, die zu wählen sind	Nahrungsmittel mit Toxinen, die eingeschränkt oder gemieden werden
Adzukibohne ◊ Brechbohne, grüne Bohne ◊ Bucheckern Butterbohne Cannellini Bohne Erbse ◊ Erdnuss ◊ Erdnussbutter ◊ Erdnussmehl ◊ Gartenbohne Hanfsamen ◊ Kürbiskerne Leinsamen ◊ Linsen, alle Sorten Linsen, gekeimt Lotussamen Lupinen Mandel ◊	Cashew • Cashewbutter • Distelsamen Haselnuss • Kichererbse Kidneybohne • Limabohne Limabohnenmehl Macadamia • Paranuss Pistazie Sesam • Sesambutter, Tahini • Sesammehl • Sonnenblumenkerne Tamarinden

Superfoods, die zu wählen sind	Nahrungsmittel mit Toxinen, die eingeschränkt oder gemieden werden
Mandelbutter ◊	
Mohn	
Natto ◊	
Navybohne	
Pecannuss ◊	
Pinienkerne, Pignola ◊	
Pinto-Bohne	
Pinto-Bohne, gekeimt	
Saubohne, Fava ◊	
Sojabohne	
Sojabohne, Edamame ◊	
Sojabohne, gekeimt ◊	
Sojabohne, Miso ◊	
Sojabohne, Tempeh ◊	
Sojabohne, Tofu	
Walnuss ◊	
Wassermelonenkerne	
Weiße Bohne ◊	

Fette und Öle

Portionsgröße: 1 Esslöffel
Häufigkeit: 3–6 Mal pro Woche

Superfoods, die zu wählen sind	Nahrungsmittel mit Toxinen, die eingeschränkt oder gemieden werden
Aprikosenkernöl	Avocadoöl
Borretschöl	Babassuöl
Chiasamenöl	Butter
Ghee (geklärte Butter)	Distelöl
Hanfsamenöl ◊	Erdnussöl •
Kürbiskernöl	Fischöl (Hering)
Lachsöl	Haferkeimöl •
Lebertran	Haselnussöl
Leindotteröl ◊	Kokosöl
Leinöl ◊	Macadamiaöl •
Mandelöl ◊	Maiskeimöl
Nachtkerzenöl ◊	Margarine
Olivenöl	Palmöl
Perillasamenöl ◊	Reiskleieöl •

Superfoods, die zu wählen sind	Nahrungsmittel mit Toxinen, die eingeschränkt oder gemieden werden
Quinoaöl ◊ Schwarze-Johannisbeersamenöl Walnussöl ◊ Weizenkeimöl ◊	Schmalz Sesamöl • Sheanussöl Sojaöl • Sonnenblumenöl Teesamenöl Traubenkernöl

Kohlenhydrate

Portionsgröße: 1/2 Tasse Getreide, Müsli, Reis; 1 Scheibe Brot
Häufigkeit: 2–3 Mal pro Tag

Superfoods, die zu wählen sind	Nahrungsmittel mit Toxinen, die eingeschränkt oder gemieden werden
Amarant Dinkel Emmer ◊ Gerste ◊ Haferkleie Hafermehl Kamut Kudzu ◊ Leinsamenbrot ◊ Linsenmehl, Dal Papadam Poi Quinoa Reis, Basmatireis Reis, braun ◊ Reisflocken, braun ◊ Roggen ◊ Roggenmehl ◊ Sojamehl Weizen, gekeimt Weizen, Vollkorn Weizenkleie	100% Artischockenmehl • 100% gekeimtes Brot • Buchweizen • Essener Brot • Foniohirse Hiobstränengras Hirse Maisgrieß, Polenta Reis, weiß Reis, Wildreis Reiskleie • Reismehl, weiß Sorghumhirse Tapioka, Maniok, Cassava Teff, Zwerghirse • Weizen, Couscous Weizen, weißes Mehl

Pflanzliche Nahrungsmittel (Gemüse)

Portionsgröße: 1 Tasse
Häufigkeit: mindestens 4–5 Portionen pro Tag

Superfoods, die zu wählen sind	Nahrungsmittel mit Toxinen, die eingeschränkt oder gemieden werden
Alfalfakeimlinge	Algen, Agar-Agar
Algen, Spirulina	Aloe Vera
Artischocke ◊	Aubergine •
Blattkohl	Avocado •
Blumenkohl ◊	Bockshornklee
Borretsch	Broccoli •
Broccoli, Blätter	Chayote, Gemüsebirne
Broccoli, chin. Broccoli	Haferwurzel
Brunnenkresse	Kartoffel, mit weißer Schale
Chicoree	Mais, Popcorn
Chinesischer Kohl, Kai-Lan ◊	Olive, schwarz
Endiviensalat ◊	Paprika, Chili, Jalapeno
Escarole, glatter Endivie ◊	Pastinake •
Farnspitzen	Peperoni, Glockenform •
Frühlingszwiebel	Pickles, eingel. Gemüse in Essig
Grünkohl ◊	Pickles, eingel. Gemüse in Salz
Gurke	Pilz, Shiitake
Ingwer	Pilz, Weißer Champignon
Kanpyo, Flaschenkürbis	Radieschen •
Kürbis	Rettichkeimlinge •
Lauch, Porree	Rhabarber
Löwenzahn	Sauerkraut
Mangold	Spargel
Okra ◊	Squash, Speisekürbis •
Olive, grün ◊	Süßkartoffel
Pak Choi, Senfkohl	Tomate •
Pilz, Maitake, Klapperschwamm	Tomatillo •
Portulak ◊	Topinambur
Quorn	Weißkohl •
Romanesco ◊	Yams
Rosenkohl ◊	
Rote Beete (Randen), Blätter ◊	
Salat, Kopfsalat, Eisbergsalat	
Salat, Romanasalat	
Samtpappel, Schönmalve	
Senf, chin. Senf	
Spargelerbse	
Spargelsalat	

Superfoods, die zu wählen sind	Nahrungsmittel mit Toxinen, die eingeschränkt oder gemieden werden
	Spinat
	Staudensellerie
	Steckrübe, Kohlrübe ◊
	Stielmus, Rübstiel
	Süßkartoffel, Blätter
	Wasserspinat
	Weinblätter ◊
	Zwiebel, alle Sorten ◊

Früchte

Portionsgröße: 1 Tasse Obst oder 1 mittelgrosse Frucht
Häufigkeit: mindestens 3 Portionen täglich

Superfoods, die zu wählen sind	Nahrungsmittel mit Toxinen, die eingeschränkt oder gemieden werden
Apfel	Ananas •
Aprikose ◊	Banane
Brombeere	Birne •
Brotfrucht	Bittermelone
Cantaloupe-Melone	Canistel
Cranberry ◊	Dattel •
Durian ◊	Granatapfel
Erdbeere	Guave
Feige	Heidelbeere •
Gojibeere	Honigmelone
Grapefruit ◊	Huckleberries (US-Heidelbeere)
Holunderbeere ◊	Kaki
Johannisbeere	Kaktusfeige
Kumquat	Kirsche •
Limette ◊	Kiwi •
Noni	Kochbanane
Pampelmuse, Pomelo	Kokosnuss, Fruchtfleisch
Pawpaw, Asimina	Kratzbeere
Pfirsich ◊	Loganbeere
Pflaume	Loquat, jap. Wollmispel
Preiselbeere ◊	Mandarine
Stachelbeere	Mango
Tamarillo, Baumtomate	Muskmelone •

Superfoods, die zu wählen sind	Nahrungsmittel mit Toxinen, die eingeschränkt oder gemieden werden
Traube ◊ Zitrone	Nektarine • Orange Persian Melone Quitte Rosine • Sago Spanish Melone • Sternfrucht • Trockenpflaume •

Gewürze

Portionsgröße: 1 Teelöffel
Häufigkeit: mindestens 1–2 Portionen pro Tag

Superfoods, die zu wählen sind	Nahrungsmittel mit Toxinen, die eingeschränkt oder gemieden werden
Curry Knoblauch ◊ Koriander (-Grün) Kurkuma Lorbeer Oregano ◊ Petersilie ◊ Rosmarin Schokolade ◊ Zimt ◊	Anis • Chili Gewürznelke Guarana Kapern Macis, Muskatblüte • Muskatnuss • Paprika Pfeffer, rote Flocken Pfeffer, schwarz Piment, Nelkenpfeffer Salbei • Wintergrün

Getränke

Portionsgröße: 1,8–2,4 dl
Häufigkeit: 2–4 Portionen pro Tag

Superfoods, die zu wählen sind	Nahrungsmittel mit Toxinen, die eingeschränkt oder gemieden werden
Ananassaft	Bier
Brombeersaft ◊	Birnensaft •
Cranberrysaft ◊	Cola-Getränke
Gojibeersaft	Diätlimonade
Grapefruitsaft	Granatapfelsaft
Holunderbeersaft ◊	Heidelbeersaft
Kaffee	Kirschsaft •
Milch, Mandelmilch	Kohlsaft
Milch, Reismilch	Mandarinensaft
Pampelmusensaft	Milch, Kokosnussmilch
Selleriesaft	Orangensaft
Tee, Grüner Tee	Spirituosen
Tee, Ingwertee	Sprudelwasser
Tee, Kukicha, Bancha ◊	Tomatensaft •
Tee, Matetee ◊	Wassermelonensaft
Tee, Schwarzer Tee ◊	Wein, Weißwein
Traubensaft ◊	
Wasser mit Zitrone	
Wein, Rotwein	

Würzmittel und Zusatzstoffe

Portionsgröße: 1 Teelöffel bis 1 Esslöffel
Häufigkeit: nach Bedarf

Superfoods, die zu wählen sind	Nahrungsmittel mit Toxinen, die eingeschränkt oder gemieden werden
Ahornsirup	Aspartam
Gerstenmalz ◊	BHA (Butylhydroxianisol, E320)
Glyzerin	BHT (Butylhydroxytoluol, E321)
Hefe, Nährhefe	Calcium EDTA
Mastix, Gummiharz	Carrageen (E407)
	Essig, alle Sorten

Superfoods, die zu wählen sind	Nahrungsmittel mit Toxinen, die eingeschränkt oder gemieden werden
Mayonnaise aus Tofu Meersalz Pektin Senf, trocken ◊ Sojasoße, Tamari	Gelatine Guarkernmehl Gummi Arabicum Honig • Ketchup Maissirup Mayonnaise Melasse • Melasse, Blackstrap (Zuckerrohrmelasse) • Mono- und Diglyceride Natriumnitrit Natriumsulfit Pickle Relish Senf, mit Essig und Weizen Worcestershiresauce

Nahrungsergänzungsmittelleitfaden für den GenoTyp Krieger

Diese Nahrungsergänzungsmittel können dabei helfen, die Resultate Deiner Krieger-Ernährung zu verbessern. Die meisten sind in Naturkostläden jederzeit erhältlich, ein paar sind jedoch schwieriger zu bekommen. Beachte, dass diese Nahrungsergänzungsmittel ausschließlich für die Verwendung im Rahmen des GenoTypen-Ernährungsprogramms des Kriegers empfohlen werden. Um zu überprüfen, wie andere Nahrungsergänzungsmittel, die Du eventuell einnimmst, für den GenoTyp Krieger bewertet werden oder um genauere Informationen über die Wissenschaft hinter der Verwendung dieses Plans für Nahrungsergänzungsmittel zu erhalten, gehe auf die offizielle Webseite der GenoTypen-Ernährung unter www.genotypediet.com. Denke daran, die Verwendung jedes Nahrungsergänzungsmittels immer mit Deinem Arzt zu besprechen, bevor Du mit einem Nahrungsergänzungsmittelprogramm beginnst.

Nahrungsergänzungsmittel, die die schnelle Alterung des Kriegers in Folge seiner «sich reduzierenden Chromosomen» abschwächen:

- Resveratrol. Normale tägliche Dosierung: 250–500 mg
- Gemüsesprossensupplement. Normale tägliche Dosierung: 200–500 mg
- Danshen (Salvia miltiorrhiza). Normale tägliche Dosierung: 50–250 mg

Nahrungsergänzungsmittel, die das Herzkreislaufsystem des Kriegers beruhigen, Entzündungen verringern sowie das Herz und die Arterien schützen:

- Gynostemma. Normale tägliche Dosierung: 100–400 mg
- Selen. Normale tägliche Dosierung: 50–100 mcg
- Mutterkraut (Parthenolid). Normale tägliche Dosierung: 100–400 mg

Nahrungsergänzungsmittel, die dabei helfen, die sparsamen genetischen Tendenzen des Kriegers abzuschwächen und den Stoffwechsel sowie das Kontrollzentrum für Appetit zu regulieren:

- Liponsäure. Normale tägliche Dosierung: 50–100 mg
- Vitamin B_6 (Pyridoxalphosphat). Normale tägliche Dosierung: 50–100 mg
- Punarnava (Boerhavia diffusa). Normale tägliche Dosierung: 50–250 mg

Der Lebensstil des GenoTyps Krieger

Mahlzeitenplanung

Der Jäger hat eine umfangreiche Auswahl an Nahrungsmittelkombinationen und Kochideen, die für eine phantasievolle Mahlzeitenplanung zur Verfügung stehen. Wir haben eine Vielzahl von Speiseplänen (sogar für Familien mit unterschiedlichen GenoTypen) und Hunderte von schmackhaften Rezepten für jeden GenoTyp online auf www.genotypediet.com zusammengestellt.

Übungsleitfaden

Der Bewegungsplan des Kriegers sollte so gestaltet sein, dass er das Muskelwachstum erhöht, das Herzkreislaufsystem stärkt und seine Tendenz zu vorzeitigem Altern ausgleicht. Die GenoTypen Krieger machen am besten Stretch- und Dehnübungen mit Widerstand. Versuchen Sie an 5 Tagen die Woche mindestens 30–40 Minuten Sport zu machen. Achten Sie darauf, jeweils ein fünfminütiges Stretching zum Aufwärmen und zum Abkühlen zu machen. Je nach Grad Ihrer physischen Kondition wählen Sie eine der folgenden Sportarten aus:

Weniger anspruchsvoll

- Golf: Neun-Loch-Spiel ohne Golfwagen
- Aktives Hatha Yoga
- Tai Chi, Chi Gong
- Schwimmen

Anspruchsvoller

- Zügiges Gehen: mindestens 3 km in ebenem Terrain
- Wandern: gemäßigtes Tempo in einem hügeligen Gelände
- Widerstandstraining: Leichtes Zirkeltraining oder leichte Handgewichte (1–2,5 kg) beim Walking oder Wandern
- Pilates
- Tennis

Meditieren

Meditation hat einen positiven Effekt auf Cortisol, eines der wichtigsten Stresshormone des Kriegers. Überschüssiges Cortisol hat beim Krieger negative Auswirkungen auf den Stoffwechsel, es erhöht das Bauchfett und greift in die zuständigen Speicherfunktionen ein. Viele Menschen assoziieren Meditation mit bestimmten religiösen Praktiken, aber eigentlich ist es ein Zustand konzentrierter Aufmerksamkeit. Um zu meditieren, fokussiert man seine Aufmerksamkeit auf einen Gegenstand oder einen Gedanken.

Anleitung zur Meditation

Es gibt hervorragende Bücher über Meditationstechniken, aber hier ist ein schneller Einstieg:

- Gehe an einen ruhigen Ort.
- Trage lockere und bequeme Kleidung.
- Die meisten Menschen bevorzugen es, im Schneidersitz zu meditieren, weil dieser auf natürliche Weise bequem ist. Wenn Du willst, setze Dich auf ein Kissen oder ein Handtuch. Du kannst auch auf einem Stuhl sitzen, versuche aber nur auf der vorderen Hälfte des Stuhls zu sitzen. Manche meditieren gerne mit einer Decke oder einem Schal über den Schultern, damit ihnen nicht kalt wird.
- Die Schultern sollten entspannt sein und die Hände auf dem Schoß liegen.
- Schließe Deine Augen nur zur Hälfte, ohne dabei etwas anzuschauen.
- Versuche nicht Deine Atmung zu ändern, lasse Deine Aufmerksamkeit einfach auf dem Atemfluss ruhen. Das Ziel ist, dass das «Geplapper» in Deinem Kopf allmählich abklingt.
- Entspanne jeden Muskel in Deinem Körper. Lass Dir dabei Zeit, denn die braucht es, um ganz zu entspannen. Entspanne Dich Schritt für Schritt, beginnend bei Deinen Zehen bis hinauf zu Deinem Kopf.
- Visualisiere einen Ort, der Dich beruhigt. Dieser kann real oder imaginär sein.

Meditation ist eine erlernbare Fähigkeit, und Krieger profitieren von einer täglichen Meditationsübung. Beginne mit 5 Minuten jeden Tag und steigere allmählich bis zu 20 oder 30 Minuten. Wenn Du wie viele andere Krieger bist, wirst Du Deine tägliche Meditation als eine Art Körperpanzer tragen und Dich bald weigern, aus dem Haus zu gehen, ohne jeden Tag meditiert zu haben.

KAPITEL 20

Die Nomaden-Ernährung

Willkommen, lieber Nomade! Dieses Kapitel enthält alle Informationen, die Du für den Beginn Deiner GenoTypen-Ernährung benötigst. Freundschaftliche Unterstützung bei der Ernährung, neue Studien und Hilfe bei Rezepten und Menüplanung befinden sich nur einen Mausklick entfernt auf der offiziellen Webseite der GenoTypen-Ernährung (www.genotypediet.com).

Die Nomaden-Ernährung ist in Nahrungsmittelkategorien unterteilt. Jede Kategorie (Rotes Fleisch, Geflügel etc.) enthält zwei Listen. Die Liste auf der linken Seite enthält die *Superfoods des Nomaden*, Nahrungsmittel, die im Körper des Nomaden wie Medizin wirken und die Stress ausgleichen, Gene erneuern und den Verdauungstrakt wieder aufbauen. Superfoods, die Nomaden dabei helfen, ihr ideales Gewicht zu halten, die Muskelmasse zu erhöhen und Körperfett abzubauen, sind durch ein Diamantsymbol (◊) gekennzeichnet. Um maximal von der Nomaden-Ernährung zu profitieren, sollten diese regelmäßig verzehrt werden.

Die Liste auf der rechten Seite enthält die *Toxine des Nomaden*, Nahrungsmittel, die die GenoTypen Nomaden meiden sollten. Einige Nahrungsmittel auf der Toxinliste des Nomaden müssen nur für einen kurzen Zeitraum gemieden werden, damit Du Dein Gleichgewicht wiederfinden kannst. Nach drei bis sechs Monaten kannst Du sie in geringen Mengen wieder in Deine Ernährung einfügen. Sie sind durch einen schwarzen Punkt (•) gekennzeichnet. Falls Du jedoch mit einer

Krankheit zu kämpfen hast oder merkst, dass Dein Gewicht wieder ansteigt, solltest Du die Ernährungsempfehlungen strenger befolgen, indem Du diese Nahrungsmittel für eine Weile meidest.

Wenn ein Nahrungsmittel nicht aufgeführt ist, ist es im Grunde *neutral*. Das bedeutet, dass die darin enthalten Nährstoffen nützlich für Dich sind, sie Dir jedoch nicht gezielt dabei helfen, das Gleichgewicht Deiner Gene oder die Gesundheit Deiner Zellen wiederherzustellen. Iss sie ruhig – aber vernachlässige nicht die von mir empfohlenen Nahrungsmittel. Eine vollständige Liste aller Nahrungsmittel, die ich getestet habe, ist online verfügbar (www.genotypediet.com).

Rotes Fleisch

Portionsgröße: ungefähr die Größe Deiner Hand (120–180 g)
Häufigkeit: 2–3 Mal pro Woche; Leber einmal pro Woche

Superfoods, die zu wählen sind	Nahrungsmittel mit Toxinen, die eingeschränkt oder gemieden werden
Elch Hammel ◊ Hase, Kaninchen Känguru Kalbsleber ◊ Lamm Rinderleber ◊ Rentier Ziege	Bär Bries (Milke) Pferd Rinderherz Schweinefleisch Schweineschinken Schweinespeck Wildschwein

Geflügel

Portionsgröße: ungefähr die Größe Deiner Hand (120–180 g)
Häufigkeit: 2–4 Mal pro Woche; Leber einmal pro Woche

Superfoods, die zu wählen sind	Nahrungsmittel mit Toxinen, die eingeschränkt oder gemieden werden
Emu ◊ Fasan	Ente Entenleber

Superfoods, die zu wählen sind	Nahrungsmittel mit Toxinen, die eingeschränkt oder gemieden werden
Gänseleber	Gans •
Strauß ◊	Hähnchen •
Truthahn ◊	Hühnerleber
	Junghuhn •
	Moorhuhn
	Perlhuhn
	Rebhuhn
	Täubchen
	Wachtel

Fisch und Meeresfrüchte

Portionsgröße: ungefähr die Größe Deiner Hand (120–180 g)
Häufigkeit: 4–5 Mal pro Woche

Superfoods, die zu wählen sind	Nahrungsmittel mit Toxinen, die eingeschränkt oder gemieden werden
Alse (Maifisch)	Aal
Blauer Katzenwels	Anchovis, Sardelle •
Döbel ◊	Auster
Erntefisch	Barrakuda (Pfeilhecht)
Flossenfleck-Umber	Butterfisch
Flussbarsch ◊	Felsenbarsch
Goldmakrele	Forelle, gezüchtet
Granat-, Kaiserbarsch ◊	Forelle, Meerforelle •
Grasbarsch	Forelle, Stahlkopfforelle •
Haifisch	Forelle, wilde Regenbogenforelle •
Halfmoonfish	Froschschenkel
Hecht	Gelbschwanz-Makrele
Heilbutt ◊	Hummer
Hering ◊	Krebs, Krabbe
Jakobsmuschel	Lachs, gezüchtet
Junger Kabeljau ◊	Meeresschnecke
Kabeljau, Dorsch ◊	Miesmuschel
Katzen-, Zwergwels	Octopus, Krake
Lachs, Alaskalachs ◊	Pazifische Rotzunge •
Lachs, atlantischer Wildlachs	Qualle
Lachs, Königslachs ◊	Rochen
Lachs, Rotlachs ◊	Sandklaffmuschel, Venusmuschel
Lumb, Brosme	Schildkröte
Makrele, atlantische ◊	Seebrasse, Meerbrasse
Makrele, spanische ◊	Seelachs, Köhler, Kohlfisch

Superfoods, die zu wählen sind	Nahrungsmittel mit Toxinen, die eingeschränkt oder gemieden werden
Muskellunge Nagebarsch ◊ Papageienfisch Pilchard, Sardine Pompano, Stachelmakrele Rotbarsch ◊ Roter Schnapper ◊ Roter Trommler Sardine ◊ Schwertfisch Seehecht (Hechtdorsch) ◊ Seeteufel, Angelfisch Sommerflunder Stint ◊ Stör Sträflings-Meerbrasse Thunfisch, Blauflossen-Thun ◊ Thunfisch, Bonito Thunfisch, Gelbflossen-Thun Tilapia, Buntbarsch Tintenfisch, Kalamar Torpedobarsch ffl Wimpel-, Saugkarpfen Wittling, Merlan Zackenbarsch ◊ Zander, Hechtbarsch Ziegelbarsch ◊ Meeräsche ◊ Meeres-Dickkopf	Seezunge Shrimp, Garnele Streifenbarsch Wolfsbarsch, Weißbarsch

Eier und Fischrogen

Portionsgröße: 1 Ei
Häufigkeit: 5–7 Portionen pro Woche

Superfoods, die zu wählen sind	Nahrungsmittel mit Toxinen, die eingeschränkt oder gemieden werden
Entenei, Eiweiß Fächerfischrogen ◊ Hühnerei ◊ Hühnerei, Eiweiß Karpfenrogen ◊ Kaviar ◊	Entenei Gänseei • Lachsrogen Wachtelei

Milchprodukte

Portionsgröße: Milch: 1,8 dl; Käse: 60–120 g; Ghee, Butter: 1 TL
Häufigkeit: Käse: 4 Mal pro Woche

Superfoods, die zu wählen sind	Nahrungsmittel mit Toxinen, die eingeschränkt oder gemieden werden
Brie ◊	Blauschimmelkäse
Camembert ◊	Chesterkäse •
Cheddar ◊	Farmers Käse •
Colby cheese ◊	Feta •
Edamer ◊	Frisch-, Rahmkäse
Emmentaler ◊	Gorgonzola
Gouda ◊	Hüttenkäse •
Gruyère ◊	Kasein
Havarti ◊	Kefalotyri
Jarlsberg ◊	Limburger
Joghurt	Milch, fettarm
Kefir	Milch, Buttermilch, fettarm •
Manchego ◊	Milch, Vollmilch
Münsterkäse	Milch, Ziegenmilch •
Neufchâtel	Molkenproteinpulver
Parmesan ◊	Mozzarella •
Pecorino ◊	Paneer (indischer Frischkäse) •
Provolone	Port Salut •
Rumänischer Urdă	Quark •
Romanokäse	Rahmmilch
Stiltonkäse ◊	Ricotta •
	Roquefort
	Scheibletten-Käse
	String cheese

Pflanzliche Proteine

Portionsgröße: Nüsse, Samen: 1/2 Tasse; Nussbutter: 1 Esslöffel
Häufigkeit: mindestens 5 Mal pro Woche

Superfoods, die zu wählen sind	Nahrungsmittel mit Toxinen, die eingeschränkt oder gemieden werden
Brechbohne, grüne Bohne	Adzukibohne
Bucheckern	Butterbohne
Butternuss (weiße Walnuss) ◊	Cannellini-Bohne •

Superfoods, die zu wählen sind	Nahrungsmittel mit Toxinen, die eingeschränkt oder gemieden werden
Chiasamen, Pinole	Cashew •
Erbse	Cashewbutter •
Great-Northern-Bohne	Copper-Bohne •
Hanfsamen ◊	Distelsamen
Hickory-Nuss	Erdnuss •
Kastanie, chinesisch	Erdnussbutter •
Kastanie, europäisch	Erdnussmehl •
Leinsamen ◊	Gartenbohne
Macadamia ◊	Goabohne (Flügelbohne)
Mandel ◊	Haselnuss
Mandelbutter ◊	Johannisbrot •
Nährhefe ◊	Kichererbse
Navy-Bohne ◊	Kidneybohne •
Paranuss	Kürbiskerne
Pecannuss ◊	Limabohne
Sojabohne, gekeimt	Limabohnenmehl
Tamarinden	Linsen, alle Sorten •
Walnuss ◊	Linsen, gekeimt •
Wassermelonenkerne ◊	Lotussamen
	Lupinen
	Mattenbohne
	Mohn
	Mungobohne
	Natto
	Pinienkern, Pignola •
	Pistazie
	Sapodilla
	Saubohne, Fava
	Schwarzaugenbohne
	Schwarze Bohne
	Sesam
	Sesambutter, Tahini
	Sesammehl
	Sojabohne
	Sojabohne, Pasta
	Sojabohne, Tempeh
	Sojabohne, Tofu
	Sojamehl
	Sonnenblumenkerne
	Spargelbohne
	Weiße Bohne •

Fette und Öle

Portionsgröße: 1 Esslöffel
Häufigkeit: 3–6 Mal pro Woche

Superfoods, die zu wählen sind	Nahrungsmittel mit Toxinen, die eingeschränkt oder gemieden werden
Babassuöl, extra vergine	Avocadoöl
Butter	Borretschöl
Fischöl (Hering) ◊	Distelöl
Ghee (geklärte Butter)	Erdnussöl
Hanfsamenöl ◊	Kokosöl, kommerziell
Haselnussöl	Kürbiskernöl
Kokosöl, extra vergine ◊	Maiskeimöl
Lachsöl ◊	Margarine
Lebertran ◊	Palmöl
Leindotteröl ◊	Rapsöl
Leinöl ◊	Schmalz
Macadamiaöl ◊	Sesamöl
Mandelöl	Sojaöl
Nachtkerzenöl	Sonnenblumenöl
Olivenöl ◊	Weizenkeimöl
Perillasamenöl ◊	
Reiskleieöl	
Walnussöl	

Kohlenhydrate

Portionsgröße: 1/2 Tasse Getreide, Müsli, Reis; 1 Scheibe Brot
Häufigkeit: 2–3 Mal pro Tag

Superfoods, die zu wählen sind	Nahrungsmittel mit Toxinen, die eingeschränkt oder gemieden werden
Arabinogalactan (Lärchenfaser)	Amarant
Brot ohne Gluten und Getreide	Artischockenmehl
Foniohirse	Gerste
Haferkleie	Buchweizen
Hafermehl	Maisgrieß, Polenta
Hiobstränengras	Essener Brot •
Hirse	Linsenmehl, Dal
Kudzu	Mastix, Gummiharz

Superfoods, die zu wählen sind	Nahrungsmittel mit Toxinen, die eingeschränkt oder gemieden werden
Leinsamenbrot	Papadam •
Poi	Reis, Wildreis •
Quinoa	Roggen •
Reis, Basmatireis	Roggenmehl •
Reis, braun	Sorghumhirse
Reis, weiß	Tapioka, Maniok, Cassava
Reisflocken, braun	Teff, Zwerghirse
Reisflocken, weiß	Weizenkleie, -keime
Reiskleie	Weizen, Bulgur
	Weizen, Couscous
	Emmer •
	Kamut
	Dinkel •
	Weizen, helles Mehl
	Weizen, Vollkorn
	Weizen, 100% gekeimt •

Pflanzliche Nahrungsmittel (Gemüse)

Portionsgröße: 1 Tasse
Häufigkeit: mindestens 4-5 Portionen pro Tag

Superfoods, die zu wählen sind	Nahrungsmittel mit Toxinen, die eingeschränkt oder gemieden werden
Alfalfakeimlinge	Aloe Vera
Algen, Kelp	Artischocke
Algen, Spirulina	Avocado
Algen, Wakame	Blattkohl •
Aubergine ◊	Bockshornklee
Blumenkohl ◊	Chicoree •
Broccoli	Daikon-Rettich •
Broccoli Raab	Frühlingszwiebel •
Brunnenkresse	Jicama, Yambohne •
Chayote, Gemüsebirne	Kartoffel, mit weißer Schale •
Chinesischer Kohl, Kai-Lan	Kohlrabi •
Grünkohl	Kürbis
Gurke ◊	Mais, Popcorn
Ingwer ◊	Okra •
Karotte ◊	Olive, grün •
Knollensellerie	Olive, schwarz
Lauch, Porree	Pastinake •

Superfoods, die zu wählen sind	Nahrungsmittel mit Toxinen, die eingeschränkt oder gemieden werden
Mangold	Pickles, eingel. Gemüse in Essig
Meerrettich	Pickles, eingel. Gemüse in Salz
Pak Choi, Senfkohl	Quorn
Palmenherzen	Radieschen •
Paprika, Chili, Jalapeno	Rettichkeimlinge •
Peperoni, Glockenform	Rhabarber
Pilz, Austern-Seitling ◊	Speiserübe •
Pilz, Brauner Champignon ◊	Tomate
Pilz, Enoki, Samtfußrübling ◊	Tomatillo
Pilz, Zuchtpilze ◊	Topinambur
Pilz, Maitake, Klapperschwamm ◊	Wasserkastanie
Pilz, Portobello, Zucht-Champ. ◊	
Pilz, Scheidling ◊	
Pilz, Shiitake	
Romanesco	
Rosenkohl	
Rote Beete ◊	
Rote Beete, Blätter	
Salat, Kopfsalat, Eisbergsalat	
Salat, Romanasalat	
Samtpappel, Schönmalve, Potherb	
Sauerkraut ◊	
Seegurke	
Senf, chin. Senf	
Spargel ◊	
Spargelerbse	
Spinat ◊	
Squash, Speisekürbis	
Staudensellerie, Stangensellerie ◊	
Steckrübe, Kohlrübe ◊	
Stielmus, Rübstiel	
Süßkartoffel ◊	
Weinblätter	
Weißkohl ◊	
Yams	
Zucchini	
Zwiebeln, alle Sorten ◊	

Früchte

Portionsgröße: 1 Tasse Obst oder 1 mittelgroße Frucht
Häufigkeit: mindestens 3 Portionen pro Tag

Superfoods, die zu wählen sind	Nahrungsmittel mit Toxinen, die eingeschränkt oder gemieden werden
Ananas	Banane •
Apfel	Bittermelone
Aprikose	Cherimoya •
Birne ◊	Granatapfel
Brotfrucht	Guave
Canistel	Huckleberries (US-Heidelbeere)
Cantaloupe-Melone ◊	Jackfrucht •
Cranberry ◊	Johannisbeere •
Dattel	Kaki
Durian	Kaktusfeige
Erdbeere ◊	Kochbanane •
Feige	Kokosnuss, Fruchtfleisch •
Grapefruit	Kratzbeere
Heidelbeere ◊	Kumquat •
Himbeere ◊	Loquat, jap. Wollmispel
Holunderbeere	Mango
Kirsche ◊	Noni •
Kiwi ◊	Orange
Limette ◊	Quitte
Loganbeere	Sago
Mamey Sapote, Große Sapote	Sternfrucht
Mandarine	Tamarillo, Baumtomate •
Nektarine ◊	
Papaya	
Passionsfrucht, Maracuja	
Pawpaw, Asimina ◊	
Persian Melone	
Pfirsich ◊	
Pflaume	
Preiselbeere	
Rosine	
Spanish Melone	
Traube ◊	
Trockenpflaume	
Wassermelone ◊	
Zitrone	
Zuckermelone ◊	

Gewürze

Portionsgröße: 1 Teelöffel
Häufigkeit: mindestens 1–2 Portionen pro Tag

Superfoods, die zu wählen sind	Nahrungsmittel mit Toxinen, die eingeschränkt oder gemieden werden
Basilikum ◊	Anis •
Curry	Guarana
Knoblauch	Kapern •
Koriander (-Grün) ◊	Kümmel •
Kurkuma	Pfeffer, rote Flocken •
Lakritze/Süßholz	Pfeffer, schwarz •
Lorbeer	Piment, Nelkenpfeffer •
Muskatnuss	Schokolade •
Oregano	Selleriesamen •
Paprika	Senf, trocken •
Petersilie ◊	Zimt •
Pfefferminze	
Rosmarin	
Salbei	
Schnittlauch	
Thymian ◊	
Zitronengras	

Getränke

Portionsgröße: 1,8–2,4 dl
Häufigkeit: 2–4 Portionen pro Tag

Superfoods, die zu wählen sind	Nahrungsmittel mit Toxinen, die eingeschränkt oder gemieden werden
Ananassaft	Cola-Getränke
Bier ◊	Diätlimonade
Brombeersaft	Granatapfelsaft
Cranberrysaft	Kaffee •
Grapefruitsaft	Milch, Kokosnussmilch
Holunderbeersaft	Milch, Mandelmilch •
Karottensaft	Milch, Sojamilch
Kirschsaft	Orangensaft
Milch, Reismilch	Rote-Beete-Saft

Superfoods, die zu wählen sind	Nahrungsmittel mit Toxinen, die eingeschränkt oder gemieden werden
Selleriesaft ◊ Tee, Ginsengtee ◊ Tee, Grüner Tee Tee, Ingwertee Tee, Kukicha, Bancha ◊ Tee, Lakritztee ◊ Tee, Verbenetee ◊ Traubensaft Wasser mit Zitrone Wassermelonensaft ◊ Wein, Rotwein	Spirituosen Tee, Kumbucha • Tee, Schwarzer Tee Tomatensaft Wein, Weißwein •

Würzmittel und Zusatzstoffe

Portionsgröße: 1 Teelöffel bis 1 Esslöffel
Häufigkeit: nach Bedarf

Superfoods, die zu wählen sind	Nahrungsmittel mit Toxinen, die eingeschränkt oder gemieden werden
Agavensirup ◊ Ahornsirup Epazote Glyzerin ◊ Hefe, Nährhefe ◊ Hefeextrakt, Marmite Honig ◊ Meersalz Melasse ◊ Melasse, Blackstrap (Zuckerrohrmelasse) ◊ Pektin Reissirup Roselle	Algen, Agar-Agar Algen, Irish Moss Arrow Root, Pfeilwurzmehl • Aspartam Calciumdiglutamat Carrageen Essig, Weinessig • Essig, weißer Essig Gelatine Gerstenmalz Glutamat (Mononatriumglutamat) Glutaminsäure Guarkernmehl Gummi Arabicum Ketchup Maissirup Maisstärke Mayonnaise aus Tofu Mayonnaise • Miso Monoammoniumglutamat

Superfoods, die zu wählen sind	Nahrungsmittel mit Toxinen, die eingeschränkt oder gemieden werden
	Monokaliumglutamat Pickle relish Senf, mit Essig • Sojasoße, Tamari Stevia Umeboshi-Essig • Weinstein Worcestershiresauce Zucker, braun, weiß

Nahrungsergänzungsmittelleitfaden für den GenoTyp Nomade

Diese Nahrungsergänzungsmittel können dabei helfen, die Resultate Deiner Nomaden-Ernährung zu verbessern. Die meisten sind in Naturkostläden jederzeit erhältlich, ein paar sind jedoch schwieriger zu bekommen. Beachte, dass diese Nahrungsergänzungsmittel ausschließlich für die Verwendung im Rahmen des GenoTypen-Ernährungsprogramms des Nomaden empfohlen werden. Um zu überprüfen, wie andere Nahrungsergänzungsmittel, die Du eventuell einnimmst, für den GenoTyp Nomade bewertet werden oder um genauere Informationen über die Wissenschaft hinter der Verwendung dieses Nahrungsergänzungsmittelplans zu erhalten, gehe auf die offizielle Webseite der GenoTypen-Ernährung unter www.genotypediet.com. Denke daran, die Verwendung jedes Nahrungsergänzungsmittels immer mit Deinem Arzt zu besprechen, bevor Du mit einem Nahrungsergänzungsmittelprogramm beginnst.

Nahrungsergänzungsmittel, die die Produktion von Stickoxid beim Nomaden ausgleichen, seine Herz-Kreislauf-, seine neurologischen und seine Entgiftungsfunktionen verbessern:

- L-Arginin. Normale tägliche Dosierung: 250–500 mg
- *Cordyceps sinensis*. Normale tägliche Dosierung: 200–500 mg
- Ginseng (*Sorte Panax*). Normale tägliche Dosierung: 50–250 mg

Nahrungsergänzungsmittel, die das innere Ökosystem des Nomaden fördern, vorzeitiges Altern verlangsamen und die Immunfunktion verbessern:

- Lärche (*Sorte Larix*) Arabinogalactan. Normale tägliche Dosierung: 250–400 mg
- Vitamin B_7 (Biotin). Normale tägliche Dosierung: 1–4 mg
- Vitamin B_9 (Folsäure). Normale tägliche Dosierung: 400–800 mcg
- *Schisandra chinensis.* Normale tägliche Dosierung: 300–500 mg

Nahrungsergänzungsmittel, die die Rezeptorsensibilität bei Nomaden und ihre Reaktion auf Stress verbessern, die Empfindlichkeit der körpereigenen Hormone erhöhen und die Stoffwechselfunktionen verbessern:

- Forskolinextrakt (*Sorte Coleus*). Normale tägliche Dosierung: 150–250 mg
- L-Lysin. Normale tägliche Dosierung: 250–500 mg
- Creatin-Pulver. Normale tägliche Dosierung: 1–3 Gramm

Der Lebensstil des GenoTyps Nomade

Mahlzeitenplanung

Der Nomade hat eine umfangreiche Auswahl an Nahrungsmittelkombinationen und Kochideen, die für eine phantasievolle Mahlzeitenplanung zur Verfügung stehen. Wir haben eine Vielzahl von Speiseplänen (sogar für Familien mit unterschiedlichen GenoTypen) und Hunderte von schmackhaften Rezepten für jeden GenoTyp online auf www.genotypediet.com zusammengestellt.

Übungsleitfaden

Der Bewegungsplan des Nomaden sollte so gestaltet sein, dass das Muskelwachstum erhöht, die Stoffwechselfunktion gefördert und Stress reduziert wird. Für die GenoTypen Nomaden sind Stretch- und Dehnübungen, die auch eine Widerstandskomponente haben, am besten geeignet. Versuchen Sie an mindestens fünf Tagen pro Woche

30–40 Minuten lang zu trainieren, indem Sie *weniger anspruchsvolle* und *anspruchsvollere* Übungen kombinieren, je nachdem, wie ihre Kondition gerade ist. Achten Sie darauf, sich zum Aufwärmen am Anfang und zum Abkühlen am Schluss für 5 Minuten zu stretchen. Wählen Sie eine Sportart aus der folgenden Liste:

Weniger anspruchsvoll
- Golf: Neun Loch, ohne Golfcart
- Aktives Hatha Yoga
- Tai Chi, Chi Gong
- Schwimmen
- Pilates
- Zügiges Gehen: auf ebenem Terrain, mindestens 3 km
- Wandern: gemäßigtes Tempo auf hügeligem Gelände

Anspruchsvoller
- Krafttraining: leichtes Zirkeltraining oder leichte Handgewichte (1–2 kg) beim Gehen oder Wandern
- Intensiver Leistungssport (Kampfsport, Basketball, Fußball)
- Joggen
- Tennis

Abbürsten
Die Haut hat mehr Immun- und Nervengewebe als jedes andere Organ des Körpers. Das Trockenbürsten hat einen wunderbar ausgleichenden Effekt auf den Nomaden. Es durchblutet seine Haut, stärkt sein Nervensystem und hilft dabei, seine Abwehrkräfte zu verbessern. Versuche, diese Methode für einen Monat lang zwei Mal pro Woche durchzuführen, und bald wirst Du süchtig danach sein.

Anleitung Trockenbürsten

- Verwende für das Trockenbürsten eine weiche Bürste aus Naturfasern mit einem langen Griff, so dass Du in der Lage bist, alle Körperteile zu erreichen. Du kannst auch einen Luffa-Schwamm oder ein raues Handtuch benützen.

- Stelle Dich in die Dusche und lasse das Wasser laufen:
- Beginne bei Deinen Füßen und bürste in kleinen Kriesen hinauf zum Herzen. Drücke da, wo die Haut dünn ist, nur ganz leicht und an anderen Stellen, wie den Fußsohlen, stärker.
- Lasse Hautverletzungen, Ausschläge oder Bereiche, in denen die Haut dünn ist, wie das Gesicht oder die Innenseiten der Oberschenkel, aus.
- Nachdem Du mit beiden Beinen fertig bist, mache mit Deinen Armen weiter. Bürste immer von den Fingerspitzen in Richtung Herz.
- Greife nach hinten und bürste von Deinem Rücken aus zu Deinem Bauch.
- Wenn Du fertig bist, dusche Dich fünf Minuten lang heiß ab und beende die Dusche mit kaltem Wasser.
- Trage eine dünne Schicht Öl auf (Babassuöl und extra vergine Kokos- und Mandelöle sind eine gute Wahl) und massiere dieses gut ein.

EPILOG

Die Zukunft von morgen und darüber hinaus

Vor über drei Jahrzehnten war ich ein typischer Teenager, und ging in eine hochangesehene katholische Highschool. Im zweiten Schuljahr hatten wir das große Glück, den lebenserfahrenen Pater Kenney als Religionslehrer zu haben. Sein Unterricht war immer gut besucht, vielleicht aufgrund seiner Regel, dass Schüler im Unterricht Zigaretten rauchen durften.

Zwischen langen Zügen aus seiner eigenen Zigarette, gefolgt von dichten Wolken gräulich-blauen Rauches, erläuterte Pater Kenney das Universum.

«Pater Kenney, warum geschieht guten Menschen Böses?»

«Nun, weil Gott die freie Wahl so schätzt. Er ist bereit, sowohl gute als auch schlechte Ereignisse geschehen zu lassen.»

«Wie kann man Wissenschaft und Evolution anerkennen und doch an Gott glaube?»

Er inhalierte tief. Und atmete langsam aus.

«Weil es nichts noch so Kleines oder noch so Elementares gibt, in dem man nicht die Hand Gottes erkennen kann.»

Nun sind ja viele Evolutionsforscher Atheisten. Ich bin zufällig keiner von ihnen. Das Problem bezüglich der Vermischung von Religion und Wissenschaft ist jedoch, dass man versucht Sicherheit und Unsicherheit in Einklang zu bringen. Wenn man sich einer Sache sicher ist, können die Gedanken diesbezüglich nicht groß wachsen.

Genetik ist eng mit Evolution und natürlicher Selektion verbunden. Wenn sich Gene reproduzieren, geht dieser Prozess gelegentlich schief, und ein Fehler, oder eine *Mutation*, geschieht. Die meisten Mutationen sind schlecht, doch von Zeit zu Zeit kommt eine Mutation vor, die das Schicksal der überlebenden Spezies verändert. Wenn es eine Verbesserung ist, die bedeutend genug ist, fließt sie in den Genpool ein, und möglicherweise ist eine neue Spezies geboren. Theoretisch geschieht all dies auf beliebige Art und Weise und über einen sehr langen Zeitraum. Über Gene zu sprechen, ist immer etwas riskant – viele Menschen geben zu, dass sie durch die ganze Sache besorgt oder verängstigt sind und wünschen sich vielleicht, dass Genetiker es einfach gut sein lassen. Genetik steckt jedoch voller Möglichkeiten trotz der Tatsache, dass das Entdeckte häufig längst akzeptierte Ideen und Meinungen infrage stellt.

Als ich fünf Jahre alt war, wurde ich von einem schweren Fall von Masern heimgesucht. Um meine Lebensgeister zu wecken, brachten mir meine Eltern ein neues Spielzeug mit nach Hause. Es war eine Art Terrariumbehälter, in das man ein spezielles Pulver und Wasser gab. In den nächsten Tagen verwandelte sich meine Lustlosigkeit und Apathie in Staunen, als knallbunte Stalagmiten auftauchten und immer höher wuchsen. Jeden Morgen nach dem Aufwachen rannte ich durch mein Zimmer zu meinem Schreibtisch, um zu staunen, welche Zauberei während meines Schlafs geschehen war.

Wie wäre jedoch meine Reaktion gewesen, wenn meine Eltern mir einfach einen vorgefertigten Stalaktitgarten geschenkt hätten? Ich kann es Dir sagen: Ungefähr zwei Minuten Aufmerksamkeit und dann ab in den Schrank. Was so interessant an dem Spielzeug war, war sein *Prozess*, nicht sein *Ergebnis*. Wenn wir davon ausgehen, dass Ereignisse, die Gott faszinieren, der Art von Dingen ähnlich sind, die einen kleinen Jungen faszinieren, so ist es möglich, zu glauben und gleichzeitig in einer faktenbasierten Welt zu leben.

Epigenetik bringt die Evolutionsdiskussion eine Stufe weiter. Anstatt Dich zu fragen, ob Du von einer Amöbe oder einem kleinen Säugetier abstammst, das falsche Abbiegungen nahm, kannst Du Dich mit viel relevanteren Dingen befassen – wie der Frage, ob die Schwäche, die von Deinen Großeltern oder Eltern in Deine Vererbung eingeführt wurden, auf Dich zurückfallen wird. Viel wichtiger aber ist, dass Du mehr tun kannst, als Dir nur Gedanken darüber zu machen – Du kannst etwas daran ändern. Indem Du die GenoTypen-Ernährung anwendest, triffst Du nicht nur Entscheidungen, die Dein Schicksal verändern werden. Unter den richtigen Bedingungen werden sie das Schicksal Deiner Nachkommen verändern.

Es gibt eine bekannte Geschichte über einen Rabbi und ein kleines Kind: Der Rabbi pflanzte einen Pflaumenbaumschössling. Wie die meisten Kinder war auch dieses sehr direkt und brachte es auf den Punkt: «Ist es nicht sehr dumm, einen kleinen Schössling zu pflanzen, wenn es in Ihrem Alter keine Möglichkeit mehr gibt, dass Sie lange genug leben, um die Pflaumen auch zu essen?», fragte das Kind. Der Rabbi dachte einen Augenblick nach und beantwortete die Frage des Kindes mit seiner eigenen Frage: «Magst Du Pflaumen?»

Hoffentlich verstehst Du den Sinn. Es gibt eine Zukunft, irgendwo dort draußen. Wenn wir verantwortungsbewusst sind, können wir in der Gegenwart leben und wissen, dass die Zukunft sich um sich selbst kümmern kann. Für diejenigen von uns, die die Ambition und die Bereitschaft haben, diese Arbeit zu erledigen, ist Epigenetik das Versprechen einer verbesserungswürdigen Zukunft der Gesundheit für uns und für die, die nach uns kommen.

Was wäre, wenn ich Dir erzählen würde, dass Du und Deine unmittelbaren Nachkommen innerhalb von vier Generationen die epigenetischen Muster der Vererbung in Deiner Familie verändern und Krankheiten wie Diabetes, Herzkrankheiten und verschiedene Arten von Krebs eliminieren könnt? Wir alle kennen Familien, in denen alle alt werden, oder auch Familien, in denen niemand an Krebs erkrankt, sich jedoch alle Sorgen machen, dass sie Alzheimer bekommen, weil die Hälfte dieser Familie davon betroffen ist. Dies sind epigenetische Merkmale in diesen Familien. Über mehrere Generationen weitergetragen, prägen sich diese im Epigenom der Familie ein. Medikamente, Toxine und eine schlechte Ernährung arbeiten sich auch in das Epigenom Deiner Familie ein. Dies ist der Grund, warum wir so viele Aufmerksamkeitsstörungen (ADHS), Übergewicht, Bluthochdruck, Krebs und Diabetes in unserer modernen Bevölkerung sehen.

Es gibt so viel von der goldenen Agouti-Maus zu lernen. Denke darüber nach. Wenn wir schlechte Dinge aufgrund mangelnder Aufmerksamkeit oder Ignoranz in unsere Gene einprägen können, können wir dann mit dem entsprechenden Wissen nicht genauso einfach auch Gutes einprägen?

Deine Enkelkinder könnten die ersten sein, die diese neue Generation epigenetisch gesunder Kinder großzieht. Alles, was es dazu braucht, ist Mut, eine Vision und einen Plan. Darum geht es bei der GenoTypen-Ernährung.

ANHANG

Tabellen des Fortgeschrittenen GenoTypen-Rechners

Dieser Anhang enthält die vier Nachschlagetabellen, die für die GenoTypen-Berechnung mit dem fortgeschrittenen Biomarker Sekretorstatus verwendet werden. Schaue im Abschnitt «Fortgeschrittener GenoTypen-Stärke-Tester» in Kapitel 6 für weitere Informationen nach.

Fortgeschrittener GenoTypen-Rechner: Tabelle 1

Verwende diese Tabelle wenn:

- Dein OBERKÖRPER ist LÄNGER oder gleich lang wie Deine BEINE
- Dein OBERSCHENKEL ist LÄNGER als Dein UNTERSCHENKEL

Und …	*Bluttyp*	*Rhesus (Rh)*	*Sekretorstatus*	*GenoTyp*
Deine Zeigefinger sind an beiden Händen länger als Deine Ringfinger.	A	+	Sekretor	GT3 LEHRER
			Nicht-Sekretor	GT3 LEHRER *(Frauen)* GT4 EXPLORER *(Männer)*
		–	Sekretor	GT3 LEHRER (Frauen) GT4 EXPLORER *(Männer)*
			Nicht-Sekretor	GT4 EXPLORER
	AB	+	Sekretor	GT6 NOMADE
			Nicht-Sekretor	GT4 EXPLORER
		–	Sekretor	GT4 EXPLORER *(Männer)* GT6 NOMADE *(Frauen)*
			Nicht-Sekretor	GT4 EXPLORER
	B	+	Sekretor	GT6 NOMADE
			Nicht-Sekretor	GT6 NOMADE
		–	Sekretor	GT4 EXPLORER *(Männer)* GT6 NOMADE *(Frauen)*
			Nicht-Sekretor	GT4 EXPLORER
	0	+	Sekretor	GT2 SAMMLER
			Nicht-Sekretor	GT2 SAMMLER
		–	Sekretor	GT2 SAMMLER
			Nicht-Sekretor	GT2 SAMMLER *(Frauen)* GT4 EXPLORER *(Männer)*
Deine Ringfinger sind an beiden Händen länger als Deine Zeigefinger.	A	+	Sekretor	GT3 LEHRER
			Nicht-Sekretor	GT3 LEHRER *(Männer)* GT4 EXPLORER *(Frauen)*
		–	Sekretor	GT3 LEHRER
			Nicht-Sekretor	GT4 EXPLORER
	AB	+	Sekretor	GT6 NOMADE
			Nicht-Sekretor	GT6 NOMADE
		–	Sekretor	GT6 NOMADE *(Männer)* GT4 EXPLORER *(Frauen)*
			Nicht-Sekretor	GT4 EXPLORER

Fortgeschrittener GenoTypen-Rechner: Tabelle 1 (Fortsetzung) *Verwende diese Tabelle wenn:* • Dein OBERKÖRPER ist LÄNGER oder gleich lang wie Deine BEINE • Dein OBERSCHENKEL ist LÄNGER als Dein UNTERSCHENKEL				
Und …	*Bluttyp*	*Rhesus (Rh)*	*Sekretorstatus*	*GenoTyp*
Deine Ringfinger sind an beiden Händen länger als Deine Zeigefinger.	B	+	Sekretor	GT6 NOMADE
			Nicht-Sekretor	GT6 NOMADE
		–	Sekretor	GT4 EXPLORER *(Frauen)* GT6 NOMADE *(Männer)*
			Nicht-Sekretor	GT4 EXPLORER
	0	+	Sekretor	GT1 JÄGER
			Nicht-Sekretor	GT1 JÄGER *(Männer)* GT4 EXPLORER *(Frauen)*
		–	Sekretor	GT1 JÄGER
			Nicht-Sekretor	GT1 JÄGER *(Männer)* GT4 EXPLORER *(Frauen)*
Dein Zeigefinger ist an der einen Hand länger und Dein Ringfinger an der anderen.	A	+	Sekretor	GT3 LEHRER
			Nicht-Sekretor	GT3 LEHRER
		–	Sekretor	GT3 LEHRER
			Nicht-Sekretor	GT3 LEHRER
	AB	+	Sekretor	GT5 KRIEGER
			Nicht-Sekretor	GT5 KRIEGER
		–	Sekretor	GT4 EXPLORER
			Nicht-Sekretor	GT4 EXPLORER
	B	+	Sekretor	GT2 SAMMLER
			Nicht-Sekretor	GT2 SAMMLER
		–	Sekretor	GT4 EXPLORER
			Nicht-Sekretor	GT4 EXPLORER
	0	+	Sekretor	GT2 SAMMLER
			Nicht-Sekretor	GT2 SAMMLER *(Frauen)* GT4 EXPLORER *(Männer)*
		–	Sekretor	GT2 SAMMLER *(Frauen)* GT4 EXPLORER *(Männer)*
			Nicht-Sekretor	GT4 EXPLORER

Fortgeschrittener GenoTypen-Rechner: Tabelle 2

Verwende diese Tabelle wenn:

- Dein OBERKÖRPER ist LÄNGER oder gleich lang wie Deine BEINE
- Dein UNTERSCHENKEL ist LÄNGER oder gleich lang wie Dein OBERSCHENKEL

Und …	*Bluttyp*	*Rhesus (Rh)*	*Sekretorstatus*	*GenoTyp*
Deine Zeigefinger sind an beiden Händen länger als Deine Ringfinger.	A	+	Sekretor	GT5 KRIEGER
			Nicht-Sekretor	GT5 KRIEGER
		–	Sekretor	GT5 KRIEGER
			Nicht-Sekretor	GT4 EXPLORER
	AB	+	Sekretor	GT5 KRIEGER *(Männer)* GT6 NOMADE *(Frauen)*
			Nicht-Sekretor	GT5 KRIEGER *(Männer)* GT6 NOMADE *(Frauen)*
		–	Sekretor	GT5 KRIEGER *(Männer)* GT6 NOMADE *(Frauen)*
			Nicht-Sekretor	GT5 KRIEGER *(Männer)* GT6 NOMADE *(Frauen)*
	B	+	Sekretor	GT6 NOMADE
			Nicht-Sekretor	GT2 SAMMLER
		–	Sekretor	GT2 SAMMLER
			Nicht-Sekretor	GT2 SAMMLER
	0	+	Sekretor	GT2 SAMMLER
			Nicht-Sekretor	GT2 SAMMLER
		–	Sekretor	GT2 SAMMLER
			Nicht-Sekretor	GT2 SAMMLER *(Frauen)* GT4 EXPLORER *(Männer)*
Deine Ringfinger sind an beiden Händen länger als Deine Zeigefinger.	A	+	Sekretor	GT3 LEHRER
			Nicht-Sekretor	GT3 LEHRER
		–	Sekretor	GT3 LEHRER *(Männer)* GT4 EXPLORER *(Frauen)*
			Nicht-Sekretor	GT3 LEHRER *(Männer)* GT4 EXPLORER *(Frauen)*
	AB	+	Sekretor	GT3 LEHRER
			Nicht-Sekretor	GT3 LEHRER
		–	Sekretor	GT3 LEHRER
			Nicht-Sekretor	GT4 EXPLORER

Fortgeschrittener GenoTypen-Rechner: Tabelle 2 (Fortsetzung)

Verwende diese Tabelle wenn:

- Dein OBERKÖRPER ist LÄNGER oder gleich lang wie Deine BEINE
- Dein UNTERSCHENKEL ist LÄNGER oder gleich lang wie Dein OBERSCHENKEL

Und…	*Bluttyp*	*Rhesus (Rh)*	*Sekretorstatus*	*GenoTyp*
Deine Ringfinger sind an beiden Händen länger als Deine Zeigefinger.	B	+	Sekretor	GT6 NOMADE
			Nicht-Sekretor	GT6 NOMADE *(Männer)* GT4 EXPLORER *(Frauen)*
		–	Sekretor	GT4 EXPLORER
			Nicht-Sekretor	GT4 EXPLORER
	0	+	Sekretor	GT1 JÄGER
			Nicht-Sekretor	GT1 JÄGER
		–	Sekretor	GT4 EXPLORER
			Nicht-Sekretor	GT1 JÄGER *(Männer)* GT4 EXPLORER *(Frauen)*
Dein Zeigefinger ist an der einen Hand länger und Dein Ringfinger an der anderen.	A	+	Sekretor	GT3 LEHRER
			Nicht-Sekretor	GT3 LEHRER
		–	Sekretor	GT3 LEHRER
			Nicht-Sekretor	GT3 LEHRER
	AB	+	Sekretor	GT3 LEHRER
			Nicht-Sekretor	GT3 LEHRER
		–	Sekretor	GT3 LEHRER
			Nicht-Sekretor	GT4 EXPLORER
	B	+	Sekretor	GT6 NOMADE
			Nicht-Sekretor	GT2 SAMMLER
		–	Sekretor	GT4 EXPLORER
			Nicht-Sekretor	GT4 EXPLORER
	0	+	Sekretor	GT2 SAMMLER
			Nicht-Sekretor	GT2 SAMMLER
		–	Sekretor	GT2 SAMMLER
			Nicht-Sekretor	GT4 EXPLORER

Fortgeschrittener GenoTypen-Rechner: Tabelle 3

Verwende diese Tabelle wenn:

- Deine BEINE sind LÄNGER oder gleich lang wie Dein OBERKÖRPER
- Dein OBERSCHENKEL ist LÄNGER als Dein UNTERSCHENKEL

Und …	*Bluttyp*	*Rhesus (Rh)*	*Sekretorstatus*	*GenoTyp*
Deine Zeigefinger sind an beiden Händen länger als Deine Ringfinger.	A	+	Sekretor	GT5 KRIEGER
			Nicht-Sekretor	GT5 KRIEGER
		–	Sekretor	GT4 EXPLORER
			Nicht-Sekretor	GT4 EXPLORER
	AB	+	Sekretor	GT5 KRIEGER *(Männer)* GT6 NOMADE *(Frauen)*
			Nicht-Sekretor	GT5 KRIEGER *(Männer)* GT6 NOMADE *(Frauen)*
		–	Sekretor	GT5 KRIEGER
			Nicht-Sekretor	GT5 KRIEGER
	B	+	Sekretor	GT2 SAMMLER *(Männer)* GT6 NOMADE *(Frauen)*
			Nicht-Sekretor	GT2 SAMMLER
		–	Sekretor	GT4 EXPLORER *(Männer)* GT6 NOMADE *(Frauen)*
			Nicht-Sekretor	GT4 EXPLORER
	0	+	Sekretor	GT2 SAMMLER
			Nicht-Sekretor	GT2 SAMMLER *(Frauen)* GT4 EXPLORER *(Männer)*
		–	Sekretor	GT2 SAMMLER
			Nicht-Sekretor	GT2 SAMMLER *(Frauen)* GT4 EXPLORER *(Männer)*
Deine Ringfinger sind an beiden Händen länger als Deine Zeigefinger.	A	+	Sekretor	GT5 KRIEGER
			Nicht-Sekretor	GT4 EXPLORER *(Männer)* GT5 KRIEGER *(Frauen)*
		–	Sekretor	GT5 KRIEGER
			Nicht-Sekretor	GT4 EXPLORER
	AB	+	Sekretor	GT5 KRIEGER
			Nicht-Sekretor	GT5 KRIEGER
		–	Sekretor	GT5 KRIEGER
			Nicht-Sekretor	GT4 EXPLORER

Fortgeschrittener GenoTypen-Rechner: Tabelle 3 (Fortsetzung)

Verwende diese Tabelle wenn:

- Deine BEINE sind LÄNGER oder gleich lang wie Dein OBERKÖRPER
- Dein OBERSCHENKEL ist LÄNGER als Dein UNTERSCHENKEL

Und ...	*Bluttyp*	*Rhesus (Rh)*	*Sekretorstatus*	*GenoTyp*
Deine Ringfinger sind an beiden Händen länger als Deine Zeigefinger.	B	+	Sekretor	GT6 NOMADE
			Nicht-Sekretor	GT6 NOMADE
		–	Sekretor	GT4 EXPLORER *(Frauen)* GT6 NOMADE *(Männer)*
			Nicht-Sekretor	GT4 EXPLORER
	0	+	Sekretor	GT1 JÄGER
			Nicht-Sekretor	GT1 JÄGER
		–	Sekretor	GT1 JÄGER *(Männer)* GT4 EXPLORER *(Frauen)*
			Nicht-Sekretor	GT1 JÄGER *(Männer)* GT4 EXPLORER *(Frauen)*
Dein Zeigefinger ist an der einen Hand länger und Dein Ringfinger an der anderen.	A	+	Sekretor	GT3 LEHRER
			Nicht-Sekretor	GT3 LEHRER
		–	Sekretor	GT3 LEHRER
			Nicht-Sekretor	GT4 EXPLORER
	AB	+	Sekretor	GT3 LEHRER
			Nicht-Sekretor	GT4 EXPLORER
		–	Sekretor	GT3 LEHRER
			Nicht-Sekretor	GT4 EXPLORER
	B	+	Sekretor	GT2 SAMMLER
			Nicht-Sekretor	GT2 SAMMLER
		–	Sekretor	GT4 EXPLORER
			Nicht-Sekretor	GT4 EXPLORER
	0	+	Sekretor	GT1 JÄGER
			Nicht-Sekretor	GT2 SAMMLER
		–	Sekretor	GT1 JÄGER
			Nicht-Sekretor	GT2 SAMMLER

Fortgeschrittener GenoTypen-Rechner: Tabelle 4

Verwende diese Tabelle wenn:

- Deine BEINE sind LÄNGER als Dein OBERKÖRPER
- Dein UNTERSCHENKEL ist LÄNGER oder gleich lang wie Dein OBERSCHENKEL

Und ...	*Bluttyp*	*Rhesus (Rh)*	*Sekretorstatus*	*GenoTyp*
Deine Zeigefinger sind an beiden Händen länger als Deine Ringfinger.	A	+	Sekretor	GT5 KRIEGER
			Nicht-Sekretor	GT5 KRIEGER
		–	Sekretor	GT5 KRIEGER
			Nicht-Sekretor	GT4 EXPLORER *(Männer)* GT5 KRIEGER *(Frauen)*
	AB	+	Sekretor	GT5 KRIEGER *(Männer)* GT6 NOMADE *(Frauen)*
			Nicht-Sekretor	GT5 KRIEGER *(Männer)* GT6 NOMADE *(Frauen)*
		–	Sekretor	GT5 KRIEGER
			Nicht-Sekretor	GT5 KRIEGER
	B	+	Sekretor	GT6 NOMADE
			Nicht-Sekretor	GT2 SAMMLER *(Männer)* GT6 NOMADE *(Frauen)*
		–	Sekretor	GT2 SAMMLER
			Nicht-Sekretor	GT2 SAMMLER
	0	+	Sekretor	GT2 SAMMLER
			Nicht-Sekretor	GT2 SAMMLER *(Frauen)* GT4 EXPLORER *(Männer)*
		–	Sekretor	GT2 SAMMLER *(Frauen)* GT4 EXPLORER *(Männer)*
			Nicht-Sekretor	GT4 EXPLORER
Deine Ringfinger sind an beiden Händen länger als Deine Zeigefinger.	A	+	Sekretor	GT3 LEHRER *(Männer)* GT5 KRIEGER *(Frauen)*
			Nicht-Sekretor	GT3 LEHRER *(Männer)* GT5 KRIEGER *(Frauen)*
		–	Sekretor	GT3 LEHRER *(Männer)* GT5 KRIEGER *(Frauen)*
			Nicht-Sekretor	GT3 LEHRER *(Männer)* GT4 EXPLORER *(Frauen)*
	AB	+	Sekretor	GT5 KRIEGER *(Frauen)* GT6 NOMADE *(Männer)*
			Nicht-Sekretor	GT5 KRIEGER *(Frauen)* GT6 NOMADE *(Männer)*

Fortgeschrittener GenoTypen-Rechner: Tabelle 4 (Fortsetzung)

Verwende diese Tabelle wenn:

- Deine BEINE sind LÄNGER als Dein OBERKÖRPER
- Dein UNTERSCHENKEL ist LÄNGER oder gleich lang wie Dein OBERSCHENKEL

Und…	*Bluttyp*	*Rhesus (Rh)*	*Sekretorstatus*	*GenoTyp*
Deine Ringfinger sind an beiden Händen länger als Deine Zeigefinger.	AB	–	Sekretor	GT5 KRIEGER
			Nicht-Sekretor	GT5 KRIEGER
	B	+	Sekretor	GT6 NOMADE
			Nicht-Sekretor	GT6 NOMADE *(Männer)* GT4 EXPLORER *(Frauen)*
		–	Sekretor	GT6 NOMADE *(Männer)* GT4 EXPLORER *(Frauen)*
			Nicht-Sekretor	GT6 NOMADE *(Männer)* GT4 EXPLORER *(Frauen)*
	0	+	Sekretor	GT1 JÄGER
			Nicht-Sekretor	GT1 JÄGER
		–	Sekretor	GT1 JÄGER
			Nicht-Sekretor	GT1 JÄGER
Dein Zeigefinger ist an der einen Hand länger und Dein Ringfinger an der anderen.	A	+	Sekretor	GT3 LEHRER
			Nicht-Sekretor	GT5 KRIEGER
		–	Sekretor	GT3 LEHRER
			Nicht-Sekretor	GT5 KRIEGER
	AB	+	Sekretor	GT5 KRIEGER *(Männer)* GT6 NOMADE *(Frauen)*
			Nicht-Sekretor	GT5 KRIEGER *(Männer)* GT6 NOMADE *(Frauen)*
		–	Sekretor	GT5 KRIEGER
			Nicht-Sekretor	GT5 KRIEGER
	B	+	Sekretor	GT6 NOMADE
			Nicht-Sekretor	GT6 NOMADE *(Frauen)* GT4 EXPLORER *(Männer)*
		–	Sekretor	GT4 EXPLORER
			Nicht-Sekretor	GT4 EXPLORER
	0	+	Sekretor	GT1 JÄGER
			Nicht-Sekretor	GT1 JÄGER
		–	Sekretor	GT1 JÄGER
			Nicht-Sekretor	GT4 EXPLORER

GLOSSAR

Begriffe der GenoTypen-Ernährung

Acetylierer: Ein genetischer Polymorphismus (siehe Seite 363), der bestimmt, wie schnell eine Person wie viele Substanzen, einschließlich Koffein, entgiften kann. Langsame Acetylierer, wie z.B. der GenoTyp Explorer, reagieren oft empfindlich auf Medikamente, während schnelle Acetylierer, wie z.B. der GenoTyp Krieger, häufig Schwierigkeiten haben, bestimmte Karzinogene zu entfernen.

Allele: Das «alternierende» Set (oder Paar) von Genen, das Sie von beiden Elternteilen, Vater und Mutter, bekommen haben. In den meisten Fällen ist ein Allel für ein bestimmtes genetisches Merkmal dominant oder rezessiv zu einem anderen.

Andrisch («andric»): Maskulin oder männlich geformt, entstanden durch die Anwesenheit von einer größeren androgenen (männlichen) Hormonstimulation im Uterus, unabhängig davon, ob diese Person männlich oder weiblich ist. Die Körperform ist größer, schlanker und muskulöser. Ein Merkmal der andrischen Körperform ist eine breite Öffnung des Raumes zwischen den Beinen oberhalb der Knie.

Archetyp: Ein generisches, idealisiertes Modell einer Person, von dem ähnliche Fälle abgeleitet, kopiert, gestaltet oder nachgeahmt werden. Das Konzept des GenoTyps (siehe rechts), wie in diesem Buch dargestellt, ist ein Kunstwort des «Genetischen Archetyps».

Biometrie: Biometrie ist buchstäblich «das Maß aller lebenden Dinge». Es ist eine Methode zur Messung Deiner Knochenlänge und anderer wichtiger Elemente Deines physischen Selbsts. Fingerabdruckanalysen, auch Dermatoglyphik genannt, sind ebenfalls ein Teil der Biometrie.

Epigenetik: Die Interaktion zwischen Deinen Genen und der Umwelt, die zu einer Veränderung in der Expression des genetischen Materials führen, obwohl die DNA nicht verändert wurde. Epigenetik wird manchmal auch «post-genomische Vererbung» genannt. Es ist die Lehre der Reaktion unserer Gene auf die Umwelt, die Unterschiede kreieren, die wir an unsere Kinder weitergeben können.

Fortgeschrittene Glykierungsendprodukte: Fortgeschrittene Glykierungsendprodukte (AGEs, aus dem engl. «advanced glycation end-products») sind Moleküle, die aus an Proteine gebundenen Kohlenhydraten bestehen (Glykoproteine genannt). Anders als die meisten Glykoproteine, die vom Körper gemacht werden und ein Ergebnis der Enzymaktivität sind, sind AGEs die Folge eines Stoffwechselunfalls, eine Art «Bräunungsreaktion», die im Wesentlichen nicht mehr umkehrbar ist. Viele unserer Alterungserscheinungen sind das Ergebnis von AGE-Ablagerungen in Organen und Geweben.

Gene: Ein Gen ist ein einzelner DNA-Bereich, der alle erforderlichen Informationen für ein bestimmtes Merkmal in sich trägt. Es gibt ungefähr 30 000 verschiedene Gene in uns Menschen.

GenoTyp: In der konventionellen Genetik ist der *Genotyp* die genetische Grundlage eines Merkmals, im Vergleich zum *Phänotyp*, der die körperliche Ausprägung darstellt, die das Merkmal des Genotyps erzeugt. In diesem Buch ist der Begriff GenoTyp ein Kunstwort für «Genetischer Archetyp», eine Reihe von Stärken und Schwächen, die sich aus den Wechselwirkungen von genetischen-, epigenetischen- und Umwelt-Einflüssen auf eine Person ergeben. Dabei geht es vor allem um die Einflüsse während ihrer vorgeburtlichen und frühkindlichen Zeit, so wie sie sich in erkennbaren biochemischen Profilen im Laufe des Lebens organisieren.

Glykierung: Glykierung erfolgt, wenn ein Zuckermolekül wie Fruktose aus Früchten oder Glukose aus raffiniertem Getreide sich mit einem Protein verbindet und es beschädigt. Die beschädigten Proteine beeinträchtigt die Organfunktion, die Blutmenge, die Hormonempfänglichkeit und die Nierenfunktion, und sie kann grauen Star und neuronale Schäden verursachen. Siehe auch **Fortgeschrittene Glykierungsendprodukte**.

Gynisch («gynic»): Feminin oder weiblich geformt, entstanden durch die Anwesenheit von mehr weiblichen Hormonen im Uterus, auch wenn die Person weiblich oder männlich ist. Die Körperform ist runder und weich. Ein Merkmal der gynischen Körperform ist eine schmale Öffnung des Raumes zwischen den Beinen oberhalb der Knie.

Histone: Spulenähnliche Moleküle, die veranlassen, dass sich die DNA in dichten Spulen aufwickelt. Die Aufspulung der DNA legt Gene still. Das Abspulen von Histonen bewirkt, dass die DNA abgelesen werden kann, wodurch die Gene aktiviert werden.

Lektine: Lektine sind Proteine, die in Nahrungsmitteln vorkommen, die Wechselwirkungen mit den vielen Zuckern außerhalb unserer Körperzellen eingehen. Viele Lektine sind spezifisch für einen bestimmten Bluttyp; wenn Du ein Nahrungsmittel verzehrst, das inkompatible Lektine enthält, kann dies die Verdauung, den Stoffwechsel und die ordnungsgemäße Funktion des Immunsystems beeinträchtigen.

Methylierung: Metyhlierung ist einer der wichtigsten Mechanismen der epigenetischen Genregulierung. Sie bezieht sich auf die Andockung einer Methylgruppe an das DNA-Moleküle, so dass das Gen vom Ablesen abgehalten wird. Solche Gene werden als «stillgelegt» betrachtet.

Polymorphismus: Polymorphismen bedeuten wortwörtlich «viele Formen» und sind multiple Allele eines Gens innerhalb einer Population. In der Regel sind sie ein Ausdruck unterschiedlicher Phänotypen. Siehe **GenoTyp**.

Somatotyp: Grundlegende Klassifizierung von Körpertypen, die in den 1940er-Jahren vom amerikanischen Psychologen William Sheldon gemäß der Bedeutung von verschiedenen grundlegenden Gewebetypen entwickelt wurde. Diese formen den rundlichen *endomorphen*, den schlacksigen *ektomorphen* und den muskulösen *mesomorphen* Körpertyp.

Symmetrie: Symmetrie ist die messbare Ähnlichkeit zwischen den Körperseiten. Sie wird als subtiler Indikator für Fitness angesehen, da Asymmetrien zwischen der linken und der rechten Körperseite häufig auf eine instabile Umwelt während der fötalen Entwicklung hinweisen.

Weiße Linien: Weißen Linien erscheinen in einem entsprechend eingefärbten Fingerabdruckmuster und sind ein Zeichen dafür, dass die Höhe der Fingerabdruckrillen niedrig ist, so dass unter der Haut liegende Falten der Haut durchscheinen. Weiße Linien in den Fingerabdrücken sind ein Indiz dafür, dass die Person eine Gluten- und/oder Lektin-Intoleranz haben kann.

Weltsicht: Bezieht sich auf die Rahmenbedingungen von Aktionen und Reaktionen, durch die ein individueller GenoTyp die Welt interpretiert und in ihr interagiert. Die sechs GenoTypen teilen drei grundlegende Weltsichten: die Reaktive Weltsicht (Jäger und Explorer); die Tolerante Weltsicht (Lehrer und Nomaden) und die Sparsame Weltsicht (Sammler und Krieger).

Empfohlene Leseliste und mehr

Wie Du mehr über GenoTypen erfährst

Für diejenigen, die mehr über die Themen und Ideen hinter der GenoTypen-Ernährung erfahren wollen, haben wir eine spezielle Leseliste vorbereitet.

Bluttypen

Die besten Quellen, um mehr über Bluttypen, ihre Rolle bei Krankheiten und ihre Verwendung für die Bestimmung einer optimalen Ernährung zu erfahren, sind Dr. D'Adamos umfangreiche Bibliothek zur Bluttypen-Ernährung, besonders *Eat Right for Your Type* und die *Complete Blood Type Encyclopedia* (beide sind bei G.P. Putnam Sons, New York City, erschienen). Oder besuche die Webseite www.dadamo.com.

Sekretorstatus

Das einzige gedruckte Buch, das momentan die Rolle des Sekretorstatus in Bezug auf Gesundheit und Krankheit behandelt ist *Live Right for Your Type* (erschienen bei G.P. Putnam Sons, New York City).

Zeigefinger-Ringfinger-Verhältnis (D2:D4-Verhältnis)

Das beste Buch zum Thema Fingerverhältnisse ist *Digit Ratio: A Pointer to Fertility, Behavior and Health* (Rutgers University Press, 2002) von John T. Manning, der ein führender Forscher in diesem Bereich ist.

Somatotypen

Im Bereich der Somatotypen gab es in den letzten Jahren nicht viele neue Werke. William Sheldons *Varieties of Human Physique*, das er 1940 geschrieben hat, ist immer noch die maßgebliche Veröffentlichung; sie ist manchmal in Bibliotheken zu finden und auf Aktionsseiten im Internet wie www.ebay.com erhältlich. Sheldons riesiger Wälzer *The Atlas of Man*, der 1954 veröffentlicht wurde, enthält Tausende von Fotografien jedes Somatotyps. Eine neueres Buch, *Somatotyping – Development and Applications* von J.E. Carter und Barbara H. Heath ist zwar etwas technisch, aber wirklich gut geeignet, um die objektiven Möglichkeiten zu erklären, wie ein Somatotyp bestimmt wird.

Genetik

Es gibt viele gute einführende Bücher über Genetik. Besonders die von Matt Ridley, wie zum Beispiel *The Agile Gene* und *Genome*, sind sehr zu empfehlen. Beide sind bei Harper Perennial erschienen. Eine nachdenkliche Untersuchung der Rolle von Religion in der Genetik findet sich in *The Language of God* von Francis S. Collins, erschienen bei Free Press. Probiere Richard Dawkins Meisterwerk *The Selfish Gene* (Oxford University Press) für die andere Seite der Medaille. Auf einem ganz anderen Level ist Tara Rodden Robinsons *Genetics for Dummies* (Wiley), einfach und unkompliziert.
Einige weitere Bücher, die Du interessant finden wirst: *The Triple Helix* von Richard Lewontin (Harvard University Press), *The Dependent Gene* von David S. Moore (Henry Holt and Co.), *The Elegant Universe* von Brian Greene (Vintage Books), und *Genes in Conflict* von Austin Burt und Robert Trivers (Harvard University Press).

Dermatoglyphen (Analyse der Fingerabdrücke)

Es gibt sehr wenige veröffentlichte Bücher über die wissenschaftliche Analyse von Fingerabdrücken. *Fingerprints, Palms and Soles* von Harold Cummins ist das erste Werk zu diesem Thema, das längst nicht mehr verlegt wird. Es ist manchmal in Bibliotheken zu finden oder auf

Auktionsseiten im Internet wie www.ebay.com. *Dermatoglyphics in Medical Practice* von Blanka Schaumann und Milton Alter, 1976 beim Springer-Verlag erschienen, ist eine weitere gute Quelle.

Haplogruppen and angestammte DNA

Zwei sehr gute Bücher zum Thema mitochondriale und Y-Chromosomen DNA-Abstammung sind *The Journey of Man* von Spencer Wells (Random House Trade Paperbacks) und *The Seven Daughters of Eve* von Brian Sykes (W. W. Norton & Company). Zwei weitere wichtige Werke zu diesem Thema sind *The Great Human Diasporas* von Luigi Luca Cavalli-Sforza und Francesco Cavalli-Sforza (Basic Books) und die *History and Geography of Human Genes* von Luigi Luca Cavalli-Sforza, Paulo Menozzi und Alberto Piazza (Princeton). Gute Informationen bezüglich angestammter DNA und Test-Kits sind auf der Webseite des National Geographic Genographic Project erhältlich: www.nationalgeographic.com/genographic/.

Ernährungsgenomik (Nutrigenomik)

Der Bereich der Ernährungsgenomik befindet sich noch im embryonalen Stadium. Es gibt noch keine Veröffentlichung eines überzeugenden, wissenschaftlichen, zugänglichen Werkes zu dem Thema. Denjenigen, die sich wirklich für diesen Bereich interessieren, seien *Nutritional Genomics*, herausgegeben von Jim Kaput und Raymond L. Rodriguez (Wiley-Interscience), sowie *Nutritional Genomics*, herausgegeben von Regina Brigelius-Flohe und Hans Georg Joost (Wiley-VCH) empfohlen.

Biometrie (Körpermessungen)

Ein guter Leitfaden, um mehr darüber zu erfahren, wie körperliche Messungen durchgeführt werden, ist *Handbook of Physical Measurements* von Judith Hall, Judith Allanson, Karen Gripp und Anne Slavotinek, erschienen bei Oxford University Press, USA. Dieses Buch enthält sogar einige Informationen über Fingerabdrücke- und Handflächenmessungen. Bezüge zum gonialen (Kiefer-)Winkel und die Oberschenkel-Zwischenraum-Messung und deren klinische Bedeutung können nur in dem äußerst selten erhältlichen Werk *Human*

Constitution in Clinical Medicine von George Draper, C. W. Dupertuis und J. L. Caughey, Jr. (erschienen bei Paul B. Hoeber, Inc. New York, 1944) gefunden werden.

Epigenetik und die pränatalen Einflüsse auf das spätere Leben

Epigenetik ist eine neue und sich schnell entwickelnde Wissenschaft, und zweifellos müssen die besten Bücher in diesem Bereich erst noch geschrieben werden. Sehr gut ist jedoch: *Evolution in Four Dimensions: Genetic, Epigenetic, Behavioral, and Symbolic Variation in the History of Life* von Eva Jablonka und Marion J. Lamb (MIT Press). *The Fetal Matrix: Evolution, Development and Disease* von Peter Gluckman, Mark Hanson (Cambridge University Press) bietet einen hervorragenden Überblick über die Auswirkungen der fötalen Umgebung auf Gesundheit, Krankheit und Sterblichkeit.

Unterstützung für den GenoTypen-Lebensstil

Wenn Du mit der Entdeckung Deines GenoTyps beginnst, gibt es viele nützliche Quellen, die die Umstellung leichter machen und Dich mit einer Community von gleichgesinnten Personen verbinden.

www.genotypediet.com

Besuche bitte die offizielle Webseite zur GenoTypen-Ernährung unter www.genotypediet.com. Dort gibt es Rezepte, Speisepläne, ein Schwarzes Brett, GenoTypen-Rechner und Hilfsmittel, die speziell für Deine Unterstützung auf der GenoTypen-Reise entworfen wurden. Diese Webseite wurde gestaltet, um Dir im Lebensprozess Deines vollen genetischen Potenzials Unterstützung zu bieten. Auf der Seite findest Du auch:

- die im Handel erhältlichen Nahrungsergänzungsmittel für die Geno-Typen-Ernährung, die von Dr. D'Adamo für die Unterstützung der idealen Gesundheit eines jeden der sechs GenoTypen entwickelt wurden.
- das biometrische Mess-Kit der GenoTypen-Ernährung, das alle wichtigen Werkzeuge enthält, die Du für die Durchführung der

Messungen zu Hause benötigst: eine Folie mit Farbe für Fingerabdrücke, Fingerabdruckkarten, eine Lupe, ein Lineal, ein Winkelmesser, Teststreifen und ein Maßband.

- Bluttypentest-Kit für zu Hause, mit dem Du Deine Bluttypen in fünf Minuten bestimmen kannst.
- Secretor Status Collection-Kit zum Einsenden, mit dem Du Deinen Sekretorstatus bestimmen kannst. Es ist ein Speichel-DNA-Test zum Einsenden per Post. Normalerweise erhältst Du Deine Ergebnisse in etwa drei Wochen.

Dr. D'Adamo's neustes Buch ist bereits auf Deinem Computer:

Es stehen heute zwei Software-Pakete für die GenoTypen-Ernährung zurVerfügung. Das SWAMI XpressTM steht auf dem amerikanischen Markt und das SWAMI GenoType© steht weltweit ausgebildeten IfHI-GenoTypen-Praktikern zur Verfügung.

Nachdem Du alle Einzelheiten und Hinweise in diesem Buch gelesen hast, kannst Du die neue Ernährungs-Software verwenden, die Dr. Peter D'Adamo geschrieben hat.

«**S**erotyping **W**ith **A**dvanced **M**odifying **I**nfluences» SWAMI GenoType© ist eine umfassende Informationsverarbeitung, abgestimmt mit den Daten jedes einzelnen Individuums und ist damit ein Inbegriff auf Deinem Weg zu Deinem individuellen Wohlbefinden.

Die IfHI-Therapeuten und Anwender (www.geno-typing.de) sind im Geno-Typing speziell ausgebildet worden. Sie stellen massiv verbesserte Therapie-Resultate bei ihren Klienten fest, wenn sie die richtige Stoffwechseltypen-Ernährung umsetzen.

Das SWAMI GenoType© umfasst die detaillierten Beschreibungen zu Deinem individuellen GenoTyp, aufgrund Deiner persönlichen epigenetischen Daten mit den dazugehörigen Einkaufslisten, Gerichten, Nahrungsergänzungsmitteln, Menübüchern mit Hunderten von Vorschlägen, einem Mahlzeitenplaner, einer Nahrungsmittel-App mit den «Do's, Neutrals and Dont's» für ausser Haus sowie Sport- und Bewegungshinweisen.

Für weitere Informationen zu Swami XpressTM kontaktiere:

D'Adamo Personalized Nutrition
North American Pharmacal, Inc.
213 Danbury Road
Wilton, CT 06897
001- 203-761-0042

Und für den deutschsprachigen Raum für SWAMI GenoType©
die Therapeuten in Deiner Nähe (www.geno-typing.at; www.geno-typing.de).

Unterstützung für GenoTypen-Praktiker

Für Gesundheitsexperten, die an der Anwendung des Konzeptes der GenoTypen-Ernährung und der Bluttypen-Ernährung in der klinischen Praxis interessiert sind, gibt es zahlreiche Quellen für Produkte, Testkits, Ausbildung und Zulassung.

Institute for Human Individuality (IfHI)
Das Institute for Human Individuality (IfHI) hat als vorrangiges Ziel die Förderung von Bildung und Forschung in den expandierenden Bereichen der Epigenetik und der biochemischen Individualität.
Center of Excellence in Generative Medicine
University of Bridgeport
115 Broad Street
Bridgeport CT 066604 USA
www.generativemedicine.org/ifhi

Europäisches Institute for Human Individuality
Organisiert europaweit Kurse in Geno-Typing
Greenfields Clinics UK, Tom Greenfield, ND, DO, MIFHI
86 Harley Street, London W1G 7HP or
37 Northgate, The King's Mile, Canterbury CT1 1BL
Tel. +44 1227 477 828
www.greenfieldsclinic.co.uk

IfHI Informationszentrum im deutschsprachigen Raum
Unterstützt von ND, DO, MIfHI Tom Greenfield
Silvia Neumann
Bethovenstrasse 1a
DE-67240 Bobenheim-Roxheim
info@4blutgruppen.de
www.4blutgruppen.de
www.genotyp.eu

Quellen zur Bluttypen-Ernährung

Um mehr über Dr. D'Adamos frühere Arbeiten zu Bluttypen und ähnlichen Produkten zu erfahren, kontaktiere:

North American Pharmacal, Inc.
213 Danbury Road
Wilton, CT 06840 (USA)
001- 203-761-0042
1-877-226-8973
www.4yourtype.com

Seine Bluttypen erfahren
Es ist einfach, sich an der Bluttypen-Ernährung zu orientieren, wenn man seine Bluttypen kennt (Blutgruppe, Rhesusfaktor mit cDe-Untergruppen). Im Gegensatz zu den USA kennt in Europa praktisch jeder seine Bluttypendaten.

Für all jene, die diese Daten nicht kennen, gibt es mehrere Möglichkeiten: eine davon ist das Blutspenden. Sie leisten damit nicht nur einen Dienst an der Gemeinschaft, sondern erhalten auch Ihre eigenen Bluttypendaten.
Wo Blutspendezentren des Roten Kreuzes sind, können Sie auf den Webseiten herausfinden:
www.drk-blutspende.de
www.roteskreuz.at/blutspende/
www.blutspende.ch

Das IfHI bietet auch in Europa in seiner Produktelinie ein Bluttypen-Testkit.
www.right4eu-germany.com
www.nutrieurope.ch
www.right4eu.sageshops.co.uk/gbp

Register

F

G

H

N

O